陈慎吾伤寒论讲义

（第2版）

陈慎吾　著

全国百佳图书出版单位

中国中医药出版社

·北 京·

图书在版编目（CIP）数据

陈慎吾伤寒论讲义 / 陈慎吾著 .—2 版 .—北京：
中国中医药出版社，2022.6
ISBN 978-7-5132-7054-0

Ⅰ.①陈… Ⅱ.①陈… Ⅲ.①《伤寒论》—研究
Ⅳ.① R222.29

中国版本图书馆 CIP 数据核字（2021）第 136136 号

中国中医药出版社出版

北京经济技术开发区科创十三街 31 号院二区 8 号楼
邮政编码　100176
传真　010-64405721
三河市同力彩印有限公司印刷
各地新华书店经销

开本 710×1000　1/16　印张 29.5　字数 448 千字
2022 年 6 月第 2 版　2022 年 6 月第 1 次印刷
书号　ISBN 978 – 7 – 5132 – 7054 – 0

定价　118.00 元
网址　www.cptcm.com

服 务 热 线　010-64405510
购 书 热 线　010-89535836
维 权 打 假　010-64405753

微信服务号　zgzyycbs
微商城网址　https://kdt.im/LIdUGr
官 方 微 博　http://e.weibo.com/cptcm
天猫旗舰店网址　https://zgzyycbs.tmall.com

如有印装质量问题请与本社出版部联系（010-64405510）
版权专有　侵权必究

《陈慎吾伤寒论讲义》(第2版)
整理委员会

主 任 委 员 陈大启

副主任委员 王凤岐　刘殿永

委　　　员（按姓氏笔画排列）

　　　　　　王凤岐　王文友　王彦恒　王焕禄

　　　　　　吉良晨　刘殿永　李广钧　李书义

　　　　　　李贞吉　李惠治　张长恩　陈大启

　　　　　　陈幼生　钮运铎　柴嵩岩

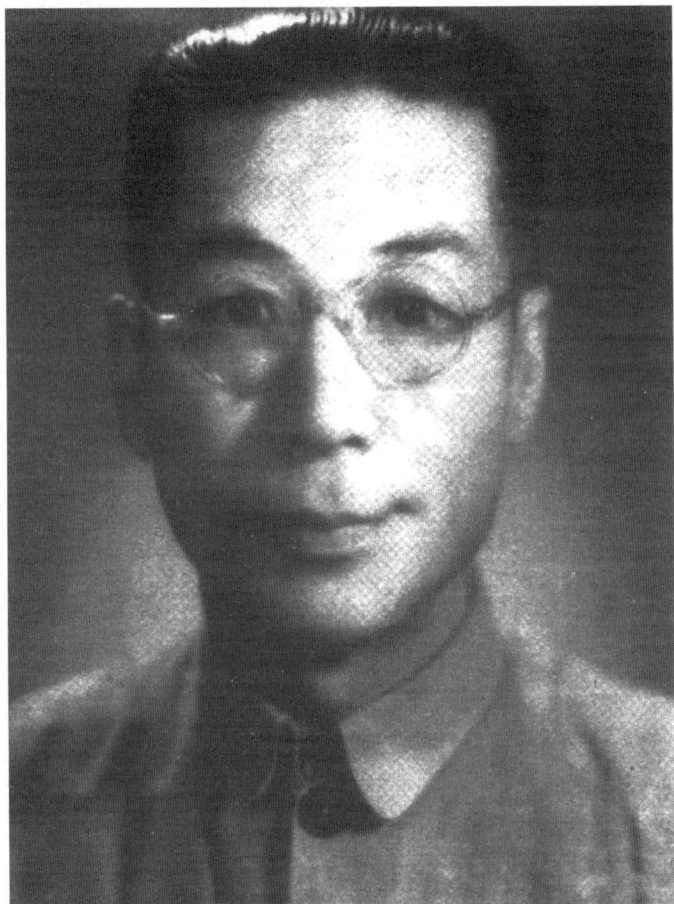

陈慎吾（1898—1972），名祖望，号慎吾，福建闽侯人。著名中医临床家、教育家和伤寒学家，第三、四届全国政协委员，中国农工民主党党员。

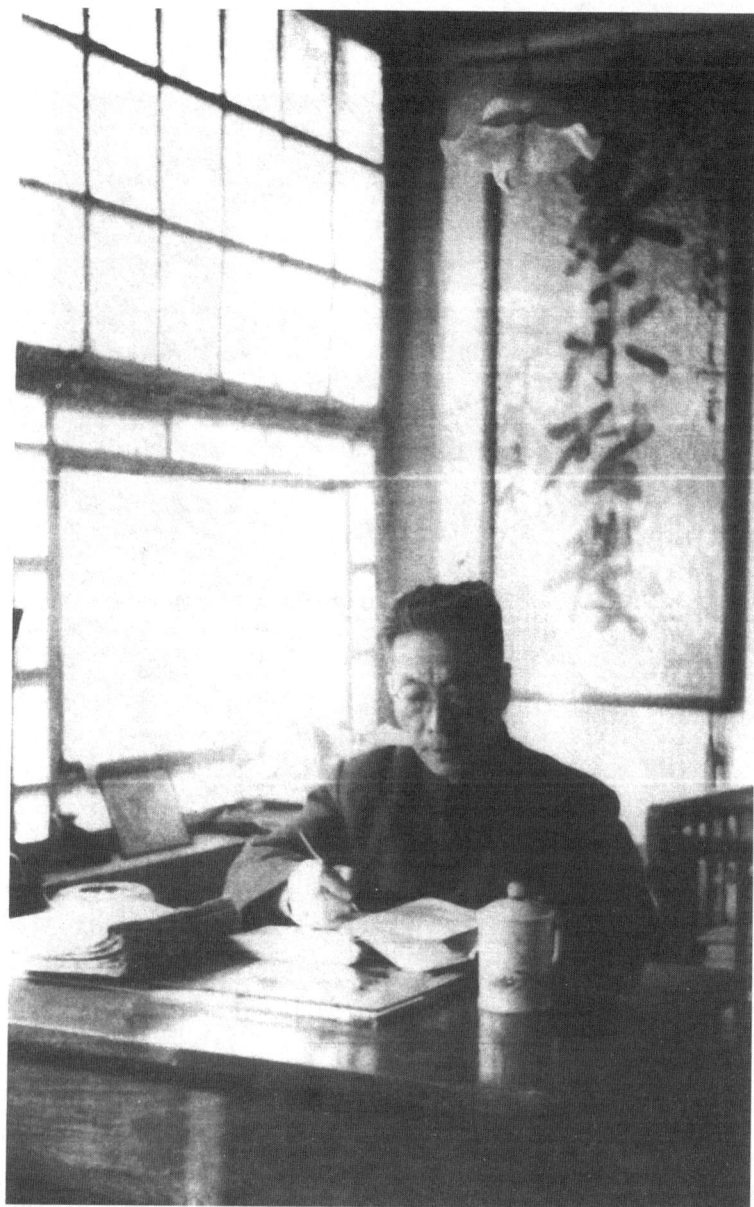

陈慎吾先生在专心备课

团结起来为发扬
祖国医学宝藏保
卫人民健康而努力。

闽侯陈慎吾

一九五五年四月

陈慎吾先生为北京中医研究所校友会成立题词

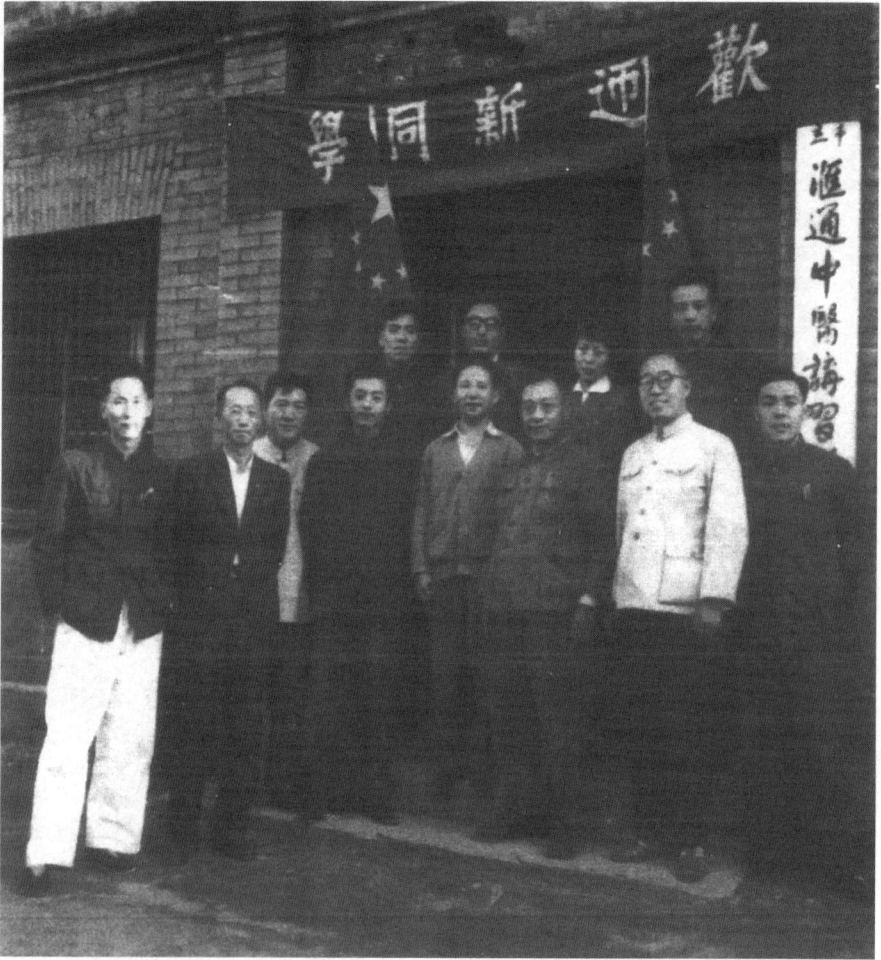

北京中医研究所第九、十班部分同学合影

注：前排由左向右：张克庄　贺　津　周道伟　陈大启　程竹篁　邹士游　王文友

后排由左向右：陈杰里　郑国权　赵凌云　杨秀范　富振中

北京中醫研究所

北京中医研究所所徽

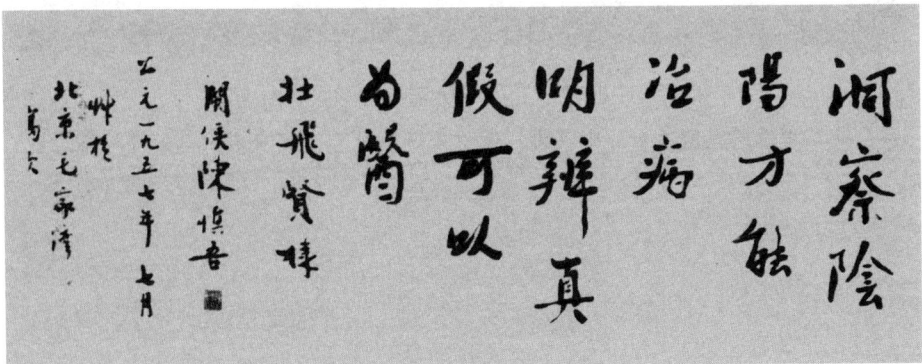

洞察陰陽方能治病 明辨真假可以为醫

杜飞贤棣

閩侯陳慎吾

公元一九五七年 七月

艸榻北京毛家灣寫文

陈慎吾先生墨迹（1957 年）

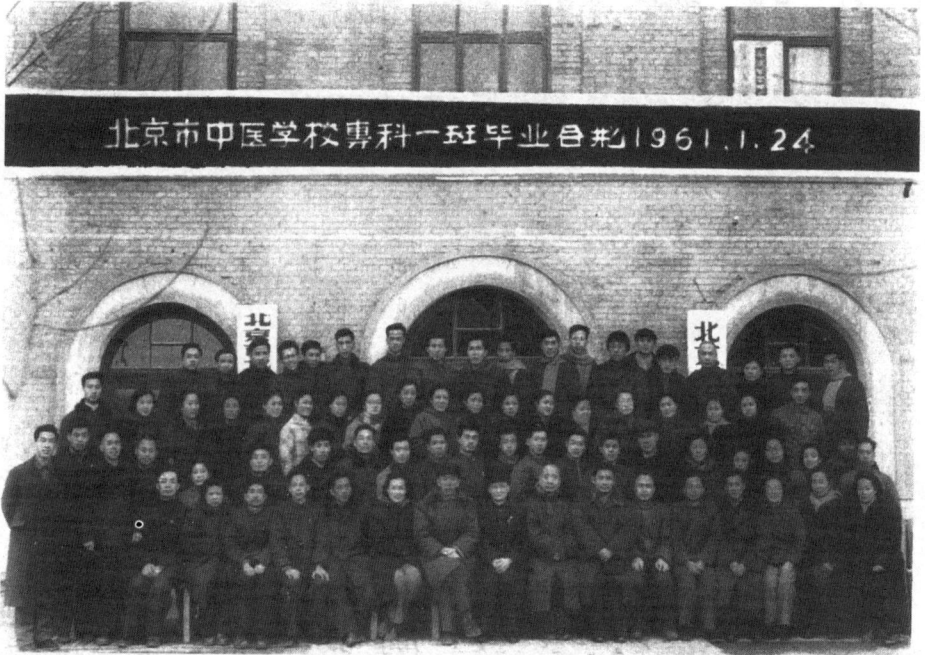

北京市中医学校专科一班毕业合影（1961 年）

注：北京中医研究所第十一班改为汇通中医讲习所，1958 年移交北京市中医学校

二版前言

作为本书的策划编辑，希望带领读者从"燕京医学"（北京中医学术流派）的角度，解读一下陈慎吾先生学术思想的独特地位。

作为北京中医学术流派的燕京医学，包括"宫廷御医学派"（赵文魁、袁鹤侪、韩一斋、瞿文楼等），"北京四大名医"（孔伯华、肖龙友、施今墨、汪逢春），"师承教育学派（胡希恕、赵炳南等），"学院传承流派"（陈慎吾、刘渡舟等）。

燕京医学立足京城，放眼全国，兼容并包，有容乃大。燕京医学不仅仅是首都北京的中医学派，也是全国各地中医学派的集粹。具体到学术上，燕京医学以四大经典为基石，尤其重视"伤寒温病融会贯通"。

陈慎吾先生作为"学院传承流派"的突出代表，核心学术思想是"保胃气、存津液"，他在北京中医学院（现北京中医药大学）担任伤寒教研室主任期间，留下多部深受读者欢迎的专著。

应广大读者的要求，并根据部分读者反馈，我们对《陈慎吾伤寒论讲义》一版的个别失误之处进行了修改和完善。如仍有疏漏之处，敬请各位读者继续批评指正。

策划编辑　刘观涛

2022 年 1 月 18 日

序

先父慎吾公（1898—1972），汉族，讳名祖望，号慎吾，祖籍福建闽侯。生于当地书香世家，幼年随伯父陈宝琛（爱新觉罗·溥仪之师）进京。承庭训，攻读经史子集，精于儒学，旁通岐黄。后因宗戚罹患，为庸医所误，遂立志业医以济世活人。后在姑父、北京同仁堂族长乐铎的支持下悬壶于京，行医开始即以号为名，意在体现其"不为良相，当为良医"之决心。

早在二十世纪五六十年代，曾有多人多次建议先父将其几十年研究心得和临床经验整理出版，但每次他都婉言谢绝，认为自己的学术不够成熟，有待进一步提高升华。他说："著书立说不难，只恐炉火不纯，贻误后人，悔之晚矣。"所以，直到1964年年底他才集中所有资料，准备锐意立说。不幸的是，凝聚他毕生心血的众多宝贵资料在"文革"中毁于一旦，其夙愿始终未能完成。本书的原稿为劫后仅存之物，实乃幸哉！

先父常说："《伤寒论》是一篇大文章，前后有阶段性、连贯性，其条文安排可以自释其义，故在未经证误之前，当依照原文排列次序进行研究为是。若断章取义，则有失经旨，割裂篡改，尤非所宜。"先父主张，《伤寒论》既是中医基础医学，又是临床医学，包括各种急性热病及其变化的治疗法则。其以"伤寒论"命名者，盖因伤寒传变最快，变证最多，治疗最难，善后调理等法比一般疾病完备，故举而为例，以概其余。其书系汉代以前临床经验的大总结，并无丝毫玄学掺入，直至两千年后之今日，仍不失为治疗万病之大成。学习《伤寒论》，不仅要掌握其中之"法"，而且须结合《金匮要略》，两本合读，必有左右逢源之妙。先父在研学过程中，对无方之条文多积极提示方药，以补救原文之不足。

先父实践仲景学说常以"按寸不及尺，握手不及足"为戒，必四诊合参，尤重视腹诊。同时，强调"抓主证""保胃气""存津液"，不仅善用经方，且倡导古为今用，由此扩大了经方的治病范围。

20世纪30年代，先父苦于中医事业后继乏人，遂于临诊之余致力于中医教育事业。从在家带徒授业到执教于孔伯华先生主办之北平国医学院、讲授《黄帝内经》《伤寒论》等课程，从创办"北平中医研究所"到秉唐宗海《中西汇通医经精义》之精神成立"私立汇通中医讲习所"，先父无不呕心沥血、精勤不倦，为此期间中医学之传承做出了积极贡献。

先父尊重科学，崇尚实践，虽身为中医，又兼容西医学。舍妹、妹夫均毕业于北京医学院，并且其本人也积极参加中医进修学校学习，其中西汇通思想从本书亦可窥见一斑。

先父遗作《伤寒论讲义》是其多年讲授《伤寒论》之资料汇集，该书承袭前贤之学说、摄取近现代研究《伤寒论》各学派之观点、旁参日本汉方医家之体悟，重伤寒而不否定温热学派，是他留给我们的一本历史时间较早、纪念意义较深而内容较为完整的《伤寒论》研究著作。原稿为本人及同门学长柴嵩岩、赵仲寿、付中立、蔺友良、杨庆昶及舍妹陈燕金所辑录，现经重新校对、整理，并将于先父诞辰一百一十周年之际面世。睹物思人，不胜唏嘘，唯以此书缅怀先父、励志后学！

男　大启谨志

戊子年仲秋

凡　例

本《伤寒论》讲义内容分原文、征引、讲义、附注、方剂、药物、治验、习题八项，其中经文、征引、讲义、附注、习题五项为每条必具有之细目，余则视需要而定。

【原文】仿《伤寒论集成》之例，根据赵刻宋本，旁参成无己本，兼用《玉函》《脉经》《千金》《千金翼》《外台》诸书互相对照。原文之前加编号以便查阅。

【征引】古今注家其说有据，其理可凭，以之印证经旨而与近代基础医学之理不相抵触者，辄征引之，并注明出处（书名或人名）。

注：原稿书名、人名均极简，可考者已补齐，存疑者则仍保留原貌。

此外，讲义、附注、药物各项亦多摭引古今贤哲至论明言，有补充分析、归纳、综合论述、比较之处，虽未及一一列举出处而各有所本，非出臆造。

【讲义】以解释本条经文为主，不做发挥，文字力求简明，词句不计工拙。

【附注】凡本条讲义，病证或文字上须待旁证，又不能在本条内随文作解者，或纵与本条无关而经旨学理上有新意，有随类引申之必要者，均引入本项说明之。

【方剂】经方药味、数量及煎服法皆据经文次序照录。

【药物】分药性、药能、药征、调剂等。药征为使用本药之标准。调剂及药物之配合尤为重要。

【治验】为证实方剂药物之功能并推广其用途，摘录前贤治验良方以作实助。

每条酌摘问题数则，借资练习，而为深入研究之阶梯。

本讲义为授课而作，以应同学之需要，仓促成编，挂漏必多，纰缪难免，敬希海内先进指正，当于再版时增补修改。

目录

第一部分 太阳病篇

第二部分　阳明病篇

辨阳明病脉证并治 ……………………………………………………… 244

第三部分　少阳病篇

第四部分　太阴病篇

第五部分　少阴病篇

第六部分　厥阴病篇

辨厥阴病脉证并治 ·· 378

第七部分　霍乱病篇

第八部分　阴阳易差后劳复病篇

第一部分

太阳病篇

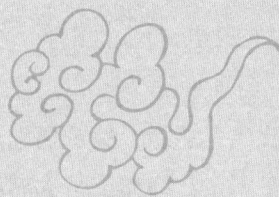

辨太阳病脉证并治上

1. 太阳病提纲

【原文】

太阳之为病，脉浮，头项强痛而恶寒。

【征引】

喻昌：太阳病之总脉总证，统中风伤寒为言也。

内藤：此后称太阳病者，指此脉、此证而言。

方有执：太阳者，六经之首，主皮肤，为受病之始。

《难经》：浮，脉在肉上行也。

滑寿：浮，脉在肉上行，主表也，尺寸俱浮，病在太阳之诊。项，颈后也。

程知：太阳见证，莫确于头痛，恶寒，故首揭之。

吉益东洞：太阳，阳气盛于表位，强痛，气盛而血窘窒。

【讲义】

本条为太阳病提纲，凡脉见浮，证见头项强痛、恶寒者即太阳病……太阳病为风寒侵袭皮肤肌表之表病，阴阳六经各有所主，凡称太阳即作此解。今表受风寒，人体之气血本乎自然疗能，集中表位出于应战，欲驱病毒于皮表之外。脉浮，血液向外充盈于浅层动脉之征。头痛，头部因气盛血充，血液郁滞，压迫头部神经，故痛。项强，项部充血致肌肉麻痹。头项强痛，可作头痛项强、头强痛、项强痛各种解释，盖头项充血甚，其痛亦必强。恶寒，因表受风寒故恶之，又因气血郁滞肌表，表愈热，愈觉寒。恶寒为表热证所习见，又为发热之前驱症，故发汗能使病毒自汗腺排除，热亦随汗而消失。

【附注】

《伤寒论》为东汉张仲景所著。仲师名机，字仲景，南阳人，学医于同郡张伯祖，尽重术而出其上，官至长沙太守，因族人多死于伤寒，遂成此书，济世而立万世法。

伤寒有广义、狭义两种。广义包括中风、伤寒、温病、湿温、热病多种，即《伤寒论》全书所论者是也。狭义仅指感冒而言，即第三条所论者是也。西医所说伤寒是指肠伤寒而言，与此完全不同。

自然疗能，即原形质之能力。人体本由细胞组织而成，其原形质各有其天职而发挥其专门能力，而为自己细胞、组织、器官系统全体之生活而活动，此种活动力能修复伤痕，能消灭病菌，如吐、泻、咳、发热等皆为排泄毒物于体外自然疗能之表现。唯此种能力愈用愈大，故动物此种功能远胜于人。彼醉心西医学之人士，稍有疾病，药剂杂投，使自身疗病能力减退，愈用而愈小，故城市人民不如乡村农民也。

【习题】

1. 详述太阳病之证候。

2. 太阳病的病位在何处？

3. 太阳病之治法如何？

4. 试述本条各症之原因。

2. 太阳中风提纲

【原文】

太阳病，发热，汗出，恶风，脉缓者，名为中风。

【征引】

方有执：太阳病，上条所揭脉浮、头项强痛而恶寒者是也，后皆仿也。发热，风邪干于肌肤而郁蒸也。汗出，腠理疏，玄府开而不固也。

张志聪：恶风，汗出而毛腠虚。

成无己：恶风，见风之至则恶，若居密室之内、幛帐之中则坦然自舒，不似恶寒，虽不当风，仍自觉寒。

汪琥：脉缓当作浮缓看，浮是太阳病脉，缓是中风脉。

钱天来：缓者，紧之对称，非迟脉也。

喻昌："中"字与"伤"字无别，即说伤风亦可。

山田正珍：名为，示其本只一气，非他邪也，随其证之不同，得名亦异耳。

【讲义】

本条为中风提纲。凡病见太阳病的脉证，兼见发热、汗出、恶风、脉缓者，即为中风。

太阳病因证治不同别为两类：一为有汗者，一为无汗者。有汗者恶风，名中风。无汗者恶寒，名伤寒。夫风寒均为一气，初无寒热之殊，亦无轻重之别，更不能区别风专伤卫，寒独伤营，强分殊失经旨。观大青龙汤 38、39 两条，其义自明。汗出，若人体虚实不同，邪（指风寒）从虚实而化。皮肤禀赋松懈不密之人感太阳病则汗出，是以质虚而化者名为中风。皮肤致密者则无汗，是以质实而化者名为伤寒。此二证为桂枝、麻黄两汤而设，于不可分之中分为两名，便于施治耳。中风系感受风寒邪气而见发热、汗出、恶风、脉缓之病名，即今之伤风感冒，非口眼歪斜、卒然倒地之中风（即今之脑血管病）也。发热，肌表感受风邪，郁而成热。就一般病证而论，汗出热当解，若本条发热汗出并见而热不减者，乃体温调节失常，散热机能不如造温亢盛之故耳。脉缓，因自汗出，肌表气血消散，脉管不受窘迫而现软弱缓和之象。中风之脉乃浮中见缓。恶风，太阳病原有恶寒，皮肤弛缓更兼汗出，如沃冷水，故畏风尤甚。

【附注】

人体有自然调节体温之能力，常保持在 37℃，上下不过半度，反此则病。夫调节能力赖造温、散温，此两机能平衡则温度正常，有过或不及均可生疾病。

【习题】

1. 详述太阳中风之脉证。

2. 试述太阳中风各脉证之原因。

3. 汗出与发热之关系？

3. 太阳伤寒提纲

【原文】

太阳病，或已发热，或未发热，必恶寒，体痛，呕逆，脉阴阳俱紧者，名为伤寒。

【征引】

方有执：或者，未字之讲。必者，定然之谓。言发热早晚不一，而恶寒定然即见。

《医宗金鉴》：呕逆，胃中之气被寒外表，不能发越，故上逆作呕。

刘栋：恶寒，恶风之剧者；体痛，恶寒之甚也；呕逆，干呕之甚者。

喻昌：仲师恐见恶寒、体痛、呕逆、又未发热易被误认为阴证，早于辨证之先揭此一语，虑何周耶。

柯琴：脉阴阳，指浮沉而言（伤寒应见全部浮紧为是）。

魏荔彤：伤寒、中风同一浮脉，伤寒浮紧，中风浮缓。

【讲义】

太阳病是风寒侵表之证。正气充足者，得病之初即能发挥抵抗力于表而见发热。正气不足者，已病之后抵抗力不能达表，未能如期发热（未发是现在尚未发，非将来不能发也）。无论其已否发热，必见恶寒，若兼见体痛、呕逆、脉三部俱紧者，即以伤寒名之，仍先具太阳病之脉证，故脉紧为浮紧。

【附注】

伤寒多病于天气寒冷之时，但无论在任何时令，体热必较空气为高而恶寒。恶寒时皮肤愈缩，汗孔愈闭，体温愈不得放散，热则愈高。如此迭为因果，遂成发热、恶寒、无汗之证。此即人体抵抗御侮之自然现象，皮肤汗腺收缩，浅层动脉亦同样收缩，同时气血复充盈于浅层动脉中，遂呈脉紧现象。表闭血充，则在肌表之神经受强力压迫，见体痛。胃气不能畅达于外，因逆而向上，遂作呕逆矣。发热原因前已详述，本节发热盖因散温机能衰减之故耳。中风有汗，伤寒无汗。本条虽表，明言以脉紧，故知无汗。

【习题】

1. 详述伤寒之脉证。

2. 分述各症之原因。

4. 伤寒传变之脉证

【原文】

伤寒一日，太阳受之，脉若静者为不传也；颇欲吐，若躁烦，脉数急者，为传也。

【征引】

钱天来：伤寒若一日之后，脉安静则邪轻而自解，不至传入他经，倘见证颇欲吐，是伤寒呕逆之证未解，况吐则邪入犯胃，乃内入之况。若口燥而烦热，脉数急者，如邪已郁，热势盛未解，故为传经之候。

丹波元简：躁烦者，烦躁也，非口燥烦热之说。

柯琴：欲、若，审其将然也。

张锡驹：数急，对静而言。

中西惟忠：《素问》之说（出自《素问·热论》）一日太阳受之，经各一日，至厥阴，凡六日。此推之于理者。仲师之于论皆施之于高者，推之于理者未必专符于高，合之于高者无不尽合于理。

刘栋：本条后人之言也。

【讲义】

伤寒，包括中风而言，隐寓表病之义。一日，初起之日也。太阳受之，指表而言，谓表病初起表先受邪。脉若只见初病之浮象，为不传变之征。若自觉证颇有欲吐之势，是向内之机已萌。若再加躁烦之情，则内热之变已生，印之于脉象数急，乃交感神经兴奋，心脏搏动加速，确为传变之征也。传者，传经也，乃邪由外入内，由轻而重。

【附注】

《伤寒论》以六经名篇，原无经络、脏腑之关联，亦如中风、伤寒之别，姑立其施治耳。六经者，太阳、阳明、少阳、太阴、少阴、厥阴也。发热恶寒，无论有汗无汗，病在表位者，皆为太阳病。发热汗出，不恶寒反恶热，病在里位者，为阳明病。寒热往来如疟，病在半表半里者，为少阳病。若全身机能衰弱，或误治而虚其正气者，为少阴病。里有虚寒而吐利者，为太阴病。里虚而寒热相错或上热下寒，或寒热胜负，或见消渴、吐蛔、下利、舌卷囊缩者，为厥阴病。以上所举数证略示六经病之部位性质有表里、阴阳、虚实、寒热之别，当于各篇分论之。传变者，如原为太阳病，今见阳明病，即为太阳传阳明。若见少阳病，即为太阳传少阳。若少阳更见阳明病，为少阳传阳明。后传之病见，原有之病罢，方为传变。若传后而原有之病仍在，谓之并病。同时数病俱见者，谓之合病。此传变、并病、合病之不同也。

【习题】

1. 试述伤寒传变之概要。

2. 伤寒传变，中风是否亦有传变？

3. 详述六经病之部位及性质异同。

5. 伤寒不传之证

【原文】

伤寒二三日，阳明少阳证不见者，为不传也。

【征引】

《医宗金鉴》：伤寒，二日阳明受之，三日少阳受之，此其常也。若二三日阳明证之不恶寒反恶热、口渴、心烦等与少阳寒热往来、胸胁满、喜呕等证不见者，此太阳邪轻，不传于阳明少阳也。

方有执：不传有二，一为不传而自愈，一为不传犹未解。要皆以脉证所见为准，拘日数论经则离道远矣。

【讲义】

传变既无定期，更无定位，本条之伤寒亦同上条，包括中风。二三日者，概论也。若数日内不见阳明之"不恶寒"与少阳之"寒热往来"等证者，为不传变之征也。

【习题】

1. 试述伤寒不传之征，举例明之。

2. 日传一经之说出自何书？

6. 温病提纲

【原文】

太阳病，发热而渴，不恶寒者为温病。若发汗已，身灼热者，名风温。风温为病，脉阴阳俱浮，自汗出，身重，多眠睡，鼻息必鼾，语言难出。若发汗者，小便不利；若被下者，直视失溲；若被火者，微发黄色，剧则如惊痫，时瘈疭；若火熏之，一逆尚引日，再逆促命期。

【征引】

《医宗金鉴》：发热不渴恶寒者，太阳证也。发热而渴，不恶寒者，阳明证也。今太阳始得之，不俟寒邪变热，转属阳明而即热渴不恶寒，知非太阳伤寒，乃太阳温病也。由于膏粱之人冬不藏精，辛劳之人冬伤于寒，内阴已亏，外阳被郁，周身经络早成温化，所以至春遇外邪即从内应，名曰温病。

程知：此证初起可用辛凉治标，一经汗下后，芩连栀膏只增其热。王冰云责其无水，须大剂六味地黄救肾水为主。盖阴生可以退火，血凉即能清热。冬时伤肾则寒水被穷，是温病之源。误治温病辛温发散，是风温之源。一逆，若汗、若下、若火也。再逆者，汗而或下，下而或火也。温乃阳盛阴亏之病，一逆已令阴竭，况再逆乎。

钱天来：此证无汗，初用大青龙之凉解，有汗用桂二越一，入阳明则白虎证矣。脉阴阳俱浮，关前为阳，关后为阴。

丹波：程氏主用地黄，钱氏主用石膏，验之温病，亦未能令虚实之分。虚者，从程氏；实者，依钱注也。

成无己：伤寒发汗已则身凉，若发汗已身灼热者，非伤寒，为风温也。风温各证乃气壅不利，若被下则伤脏气，若被火则火助风温成热。

山田宗俊："若发汗已"以下，王叔和文字。

【讲义】

太阳病必恶寒、不渴，阳明病不恶寒反恶热、有渴，温病不恶寒发热、必渴，故温病决非太阳病，乃阳明病之类。首句冠以太阳病者，借宾定主比较之意。太阳病，有汗名中风，无汗名伤寒。温病，无汗名温病，有汗名风温。温病与风温以有汗无汗别之。非温病发汗，误汗后见身灼热曰风温。若发汗已，示人温病不可发汗，发汗则津愈竭、热愈盛矣（灼，言硕炙也）。风温脉，三部皆浮。自汗出，因热盛而自汗，汗愈出而津液愈亏；神经缺养，运动迟钝故身重；热盛神昏，更因汗出疲倦而多眠睡。本证为造温极度亢盛，故散温不及；鼻代其职，故呼吸加重，息必鼾（鼾音翰，鼻声也）；津亏舌失养，故语言难出。此风温之脉证也。若被误下则变坏病，水分被夺，小便不利；影响脑神经而直视；膀胱括约肌失职而失溲；若被误施烧针、灸治或用姜附之治法，轻者则发溶血性黄疸而发黄色，重则如惊痫（痫，小儿病，惊邪风热，手足抽搐，口吐涎沫，癫狂病也），时见瘛（筋急而缩）疭（筋纵而伸）。若火熏焦黑之色，无论轻重，皆热盛津伤，血动筋不得养，运动神经反常，凡此皆为误治之坏证。犯一种误治之错尚可迁延时日，犯两种则死期定至。

本条虽未出治法，既言不可汗下温，则麻杏石甘汤、白虎汤等自可随证选用。

【附注】

渴是口津不足，其原因有热盛、水蓄不行、津伤。若白虎汤之大渴、烦渴者，热盛之渴也。此渴是主证，其余各汤之渴皆客证耳。五苓散、猪苓汤之渴与小便不利者，水蓄不行也。小青龙汤或渴，是表不解，心下有水停留也。小柴胡汤或渴，上焦不通，津液不布也。大陷胸汤之渴，水与热结也。茵陈蒿汤之渴，湿热内聚也。柴胡姜桂汤渴者，津伤而水不行也。妇人妊娠用桂枝汤者，亦津伤而气不化也。此外，若单纯津伤胃不和之渴，少少与之即愈。白虎、五苓、猪苓汤渴者是为小便不利，蓄水不行也。身重为有热之征，大青龙汤之身但重虽有表而里有热。大、小承气汤身重，内实之热也。柴胡加龙骨牡蛎汤一身尽重，烦惊之热也。白虎汤身重，里虽不实而全身皆热也。上述各汤之身重皆属客证。

陆渊雷曰：发黄色，身热愈高，血液被热灼所致。

【习题】

1. 太阳伤寒与温病之区别？

2. 温病与风温之区别？

3. 试述本条各症之原因。

4. 温病之治法如何？

7. 阴阳虚实提纲

【原文】

病有发热恶寒者，发于阳也；无热恶寒者，发于阴也。发于阳七日愈，发于阴六日愈，以阳数七阴数六故也。

【征引】

山田宗俊：此三阴三阳大纲，寒热虚实之根本，但"发于阳七日愈"以下，王叔和所补，可不取也。《玉函经》以此条为太阳篇开卷第一章，可谓有识。夫外邪而为寒热两途者，固非邪气有二，皆由其人之虚实而分阴阳二字，指其人固有之寒热虚实而言。太阳、少阳、阳明皆属实热，少阴、太阴、厥阴皆属虚寒，可以见矣。其发于阳之始，谓之太阳。发于阴之始，谓之少阴。

王焘：夫病发热而恶寒者发于阳，无热而恶寒者发于阴，发于阳者可攻其外，发于阴者宜温其内。发外以桂枝，温里宜四逆。

程钟龄：发于阳而发热者，头必疼，发于阴而发热者，头不疼。

成无己：阳法火，阴法水，火成数七，水成数六。阳病七日愈者，火数足也。阴病六日愈者，水数足也。

程知：七与六，不过奇偶二字解，特举之为例，以配定阴阳耳，宜活看。

【讲义】

阴阳，指正气。正气充足之人偶感风寒，正气必向外而与邪气抗争，故恶寒与发热并见。正气衰微之人若感风寒，正气不足或一时不能与邪气抗，故无热或不即发热。故曰发热恶寒者，邪中于正气充足之人也，无热恶寒者，邪中于正气衰微之人也。正气足则病实，正气衰则病虚，此阴阳虚实之要也，而汗、吐、下、和、温、清、补、涩之治法出矣。"发于阳七日愈"以下，古今理论虽多，事实虽有，但未尽如是，故不足为虑。

【附注】

川越氏曾谓，气者抗也。抗发神妙，此之谓正气。夫人身之气有先天后天之别。先天指天元之一气，曰元气。后天指乳谷之所养，曰精气。后世论气，名宗气、神气、大气……要旨不出元气、精气之外也，皆为正气。经文单曰气者，指精气、正气而言，如气上冲、少气、气上撞心、气逆欲吐者是也。若冠气以名者，指机能发病气而言，如胃气不和、心下有水气、噫气不除、腹中转矢气是也。

天地四时之气能养万物，亦能伤万物，其天地间别有一种害人之气谓之邪气也哉。六气虽有顺逆，而感之于人，要视人体强弱而定。如精气贯通，血液流畅，纵气候反常亦不能为害。若其人衣食不适、情欲不遂、劳逸不节，体力见一时之虚，纵令气候正常，亦不能无伤。气候反常更无论矣。语云邪气乘虚而入，若以邪气为受病之原，设同一气候甲得之而养，乙受之则病，又将何说？是邪气原无定形，因人之虚实而名也。

阴阳者，由性质、部位而定，有绝对相对之别。

如：
$$\left.\begin{array}{l}阳——积极——发扬——明显——热——气——火 \\ 阴——消极——沉伏——隐晦——寒——血——水\end{array}\right\}此绝对者$$

如：
$$\left.\begin{array}{l}阳——外——上——背——腑 \\ 阴——内——下——腹——脏\end{array}\right\}此相对者$$

盖腹背在外，皆为阳，则脏腑在内，皆为阴。背上腹下是阳中有阴阳也。脏腑皆在内为阴，而脏藏腑泄，是阴中阴阳也。故绝对者有定名，而相对者无定名也。

【习题】

1. 本条阴阳指何而言，试申其义。

2. 何谓正气？

3. 何谓邪气？

8. 传经之治法

【原文】

太阳病，头痛至七日以上自愈者，以行其经尽故也。若欲作再经者，针足阳明，使经不传则愈。

【征引】

柯琴：旧说伤寒日传一经，六日至厥阴，七日再行太阳，八日再传阳明，谓之再经。自此说行，而仲圣之堂无门可入矣。夫仲圣未尝有日传一经之说，亦未有传至三阴而尚头痛者。曰头痛者，是未离太阳可知，行经则与传经不同。其经是指本经，而非他经，七日乃太阳一经行尽之期，不是六经传变之日。岐伯曰：七日太阳病衰，头痛少愈，有明证矣，故曰传足阳明。而曰欲作再经，是太阳过经不解，复病阳明而为并病也。针足阳明之交，截其传路，使邪气不得再入阳明之经，则太阳之余邪亦散。

庞安时：针足阳明，补三里穴。

刘栋：本条后人所记。

【讲义】

太阳病非只头痛一证，举之以概其余。太阳伤寒行其经尽，七日自愈者，事实上盖常见之日传一经，周而复始者。事实所无，理亦无据。"行经"是本经自行，"使经"是他经相传。太阳伤寒传入阳明者，谓作再经。若见欲作再传之势，防其再传，则针足阳明穴，截其传路，使邪不入而愈。

【附注】

头痛、表不解者有桂枝汤、麻黄汤，表不解而兼水证者有桂枝去芍加苓术汤、五苓散，表已解而水证重者有十枣汤，里证中胃不和者有小承气汤、吴茱萸汤、理中丸，阴证除吴茱萸汤、理中汤外，尚有四逆汤。总之，头痛原因有三：表不解、水证、胃不和。四逆汤虽有头痛，非四逆本证。盖表不解而兼里虚证，先用四逆救里，非以四逆治头痛也（见 94 条）。吴茱萸汤是虚寒在胃，兼蓄水饮，寒气上冲而头痛（见 387 条）。理中汤与五苓散同治霍乱之头痛，但寒热虚实不同耳（见 396 条）。盖阳证除胃寒外，多无头痛。

【习题】

1. 行经与传经有何异同？

2. 试述传经之治法。

3. 何以知其将作再经？

4. 试述头痛之原因。

9. 太阳病欲解时

【原文】

太阳病欲解时，从巳至未上。

【征引】

成无己：巳为正阳，则阳气得以复也，始于太阳终于厥阴。六经各以三时为解，而太阳从巳至未、阳明从申至戌、少阳从寅至辰、太阴从亥至丑、少阴从子至寅、厥阴从丑至卯者，以阳行也速、阴行也缓、阳主于昼、阴主于夜。阳三经解时从寅至戌，以阳道常饶也。阴三经解时从亥至卯，以阴道常乏也。《内经》曰阳中之太阳通于夏气，则巳午未，太阳乘王也。

陆渊雷：时令与疾病因有甚大关系，重病痼疾多发于二分二至，死于二分二至。老人过节气则骨痛疲惫，此四季之关系疾病者也。通常热病多日轻夜重，其死多在黎明、薄暮或日中、夜半之时。阳明病之日晡所潮热，肺痨病之日晡骨蒸，此昼夜之关系疾病者也。其事固信而有征，其理则颇难索解。

刘栋：本条后人所记。

10. 太阳俟其自愈证

【原文】

风家表解而不了了者，十二日愈。

【征引】

方有执：风家，中风之病。表，外证。解，罢了。了了，南楚疾愈或谓之差，或谓之了了。

《医宗金鉴》：不了了，不清楚也。

柯琴：七日表解后，复遇一候，而五脏元气始充，故十二日精神慧爽而愈。此虽举风家，伤寒概之矣。

《医宗金鉴》：经中风凡勿药而俟其自愈之条甚多，今人凡有诊视，会不与药，反使自愈之证，多不能愈矣。

刘栋：本条连前共三条，后人所记。

11. 辨寒热真假证

【原文】

病人身大热，反欲得近衣者，热在皮肤，寒在骨髓也。身大寒反不欲近衣者，寒在皮肤，热在骨髓也（"近"字依成本补之）。

【征引】

成无己：皮肤言浅，骨髓言深，皮肤言外，骨髓言内。身热欲得衣者，表热里寒也，身寒不欲近衣者，表寒里热也。

程知：寒热之在皮肤者，属标属假，寒热在骨髓者，属本属真。本真不可得而见，而标假易惑，故直从欲不欲处断之，情则无假也。不言表里，言皮肤骨髓者，极其深浅也。

汪琥：或谓此节系叔和增入，详其文义，与阳盛阴虚，汗之则死，又桂枝下咽，阳盛则毙云云同，例宜从删。

【讲义】

凡诊病遇脉相反，虚实真假莫辨之际，依病人喜恶而定则无遁情。如程注，盖病有疑似，情无久匿。举此一例以概其余。

表热里寒——真寒假热——当温之——少阴病虚性兴奋是也。

表寒里热——真热假寒——当清其里——阳明病阳极似阴是也。

【附注】

本条有疑似之处，待考。"病人身大热，反欲得近衣"疑为发热恶寒证。发热恶寒，普通病证所习见，若无他证，常被认为寒在骨髓之真寒假热证。注家多认为后人之言，盖有因也。

【习题】

辨证依病人喜恶为定，其理安在？

12. 桂枝汤证之一

【原文】

太阳中风，阳浮而阴弱，阳浮者热自发，阴弱者汗自出，啬啬恶寒，淅淅恶风，翕翕发热，鼻鸣干呕者，桂枝汤主之。

【征引】

方有执：太阳中风乃掇（采取也）上节所揭（音竭，举也），犹上节掇首节所揭，而以太阳病为首同一意也。阳浮而阴弱，乃言脉状，释缓之义。

山田宗俊：此条非原文，似叔和语气。

【讲义】

太阳中风，即包括第 2 条之全文，本条脉证与第 2 条比较（因第 2 条首称太阳病，括第 1 条全文），第 2 条多头项强痛证，本条多鼻鸣干呕证。见证虽异，上冲则同，故第 2 条主证为本条主治也。阳浮阴弱，阴阳言脉之浮沉，举之见浮，按之则弱，即浮缓也。

阳浮者热自发，因表中风，气血自体内挟高温向外充盈浅表而脉浮发热。盖发热由于脉浮，脉浮来自发热也。阴弱者汗自出，气血向外，因皮表松弛，汗得自肌内伴热而出，脉管因汗出充血顿减，故汗出而脉按之弱，脉弱者，汗之所自出也。啬啬恶寒，啬啬者缩然之状，缩然恶寒也。淅淅恶风，淅淅雨声，又灌水貌，如沃冷水然，恶风。翕翕发热，翕翕合也，如合衣被然之发热。鼻鸣，感冒引起鼻腔充血、黏液分泌增多则流清涕，通路闭塞，气上出则鸣。干呕，有声无物曰干呕，有声有物曰呕，无声有物曰吐。胃气闭塞，压迫上冲之象。主之，正方正治，始终须本方主治之义。

【方剂】

桂枝汤方

桂枝三两（去皮），芍药三两，甘草二两（炙），生姜三两（切），大枣十二枚（擘）。

上五味，㕮咀三味，以水七升，微火煮取三升，去滓，适寒温服一升，服已须臾，啜热稀粥一升余，以助药力，温覆令一时许，遍身漐漐微似有汗者益佳，不可令如水流漓，病必不除。若服汗出病差，停后服，不必尽剂。若不汗，更服依前法，又不汗，后服小促其间，半日许令三服尽。若病重者，一日一夜服，同时观之，服一剂尽，病证犹在者，更作服。若汗不出，乃服至二三剂，禁生冷、黏滑、肉面、五辛、酒酪、臭恶等物。

㕮咀，古人制药不用刀切，唯于臼中捣，令之如口齿㕮细，而后用之。生姜、大枣质湿润，不能得而㕮咀，故曰切、擘。

服，用也。礼记：医不三世，不服其药。

啜，尝也、茹也。

漐音蛰，和润欲汗之貌。

如水淋漓，言过量也。

病必不除，言不如法则不效。

"若病重者一日一夜服，同时观之"之十二字，山田正珍谓叔和注文误入。

"禁食……"十五字，后人所加。

【征引】

柯琴：此为仲师群方之冠，乃滋阴和阳，调和营卫，解肌发汗之总方也。凡头痛发热、恶风恶寒、其脉浮而弱、汗自出者，不拘何经、不论何经、不论中风伤寒杂病，咸得用此，惟以脉弱自汗主耳。愚常以此汤治自汗盗汗、虚疟、虚痢，随手而愈。

雉：芍药、甘草、大枣三味，虽有小异，其所主治则相近也。

吉益东洞：头痛发热、汗出恶风者，正证也。头痛一证，亦当投此方。若由咳嗽、呕逆而头痛者，非此方之所治也。

汤本求真：余之经验，凡用芍药、甘草、大枣者，必诊得筋肉挛急，而于直腹筋为最明确，易于触知，可为三药之腹证。桂枝汤有此三药，其腹证亦当如是。惟因非瘀血性，其挛急必见于右侧，而左侧不见，或左比右为轻，气上冲亦必沿右侧发。

陆渊雷：中风有上冲证，又肌表组织血管弛缓，故治之以桂枝。天下事物盈于此必绌于彼。肌表及头面血管弛缓而充血，则内部脏器及下部肢体必有挛急而贫血者，故治之以芍药。芍桂相协，则全身无偏急偏缓之患。前贤谓桂枝汤调和营卫者，此也。

度量衡考：林忆以古三两为一两，古之三升为一升。李濒湖谓古之一两，今之一钱，古之一升，今之二合半。张景岳以古之一两为六钱，古之一升为三合三。徐洄溪谓汉晋升斗权衡，以今较之，不过十分之二。吉益东洞谓古之一两，今之二钱，一升合今一合五。汤本按瓦计，瓦系法国重量单位，即一方厘纯水在百度表四度时重量，合我国 2.68089327 分。钱天来云汉之一两今之二钱七分，一升今之二合半。汪苓友谓一升即今大白盏一杯。程扶生曰古以二十四铢为一两，一两为四分，六铢为一分（即二钱五分）。

按：各家衡量之比较，因时代不同，其说亦异。唯钱天来谓汉之一两，今之二钱七分（为新秤之三钱），古方载三服为一剂，只取三分之一，即古方一两，今用一钱为最宜。李濒湖说亦近似。汪苓友谓一大白盏为一升，取三分之一，即古方一升，今之大白盏三分之一耳。

【治验】

吉益东洞：一见外感衄血，与麻黄汤愈甚，与桂枝加桔梗兼用"黄解"而愈（第一黄解，黄连、黄芩、黄柏、大黄，第二黄解，即上方以栀子易大黄）。桂枝汤加桔梗，必有咽痛或黏痰难以咳出，或化脓证，因本方含有桔梗汤、排脓汤之方义。桂枝汤加半夏治咽痛或咳嗽，因含半夏散及汤之方义。

有持氏：痢疾初起，脉浮而有表证者宜发汗，用桂枝汤或葛根汤为宜。

中神氏：一妇患下痢数年，体瘦不食，肌肤甲错，以参、附、诃、罂治之不愈，与桂枝汤取汗而利止。

按：凡胃肠虚衰、气血不和、妇人病等，皆可随证引用此方。

吉益东洞：桂枝汤者，盖经方之权舆也。《伤寒论》始于桂枝汤，《杂病论》始于栝楼桂枝汤，非偶然也。仲师之方，凡二百余首，其用桂枝者殆六十方，以之为主者垂三十方，可见此方比他方变化为多也。

【药物】

桂枝 味辛甘，性温。发散药，含桂皮油、挥发油。

药能：发汗解肌，止汗解热，驱散风寒，亢奋强心，健胃祛痰，镇痛镇静镇痉，通瘀，利尿防腐，刺激皮肤。

药征：自汗、冲气，"表"恶风头痛，"里"心悸上冲、疼痛、奔豚、恶风、恶寒。

调剂：诸虚脱证有以上病征须用本药，又因本药有刺激作用，大量或常用之易诱起炎症，唯利用此点，使胃黏膜充血，而兴奋其机能。卒心痛，酒调桂末或加于姜末。又心腹胀痛，水煎服。

芍药 味苦酸，性微寒。收敛药。

药能：收敛气血津液，止利止痛，止拘挛。

药征：筋肉之触诊上，有凝结充实之感觉而见挛急者，或身体不仁。

调剂：本药为强性收敛药，发汗、祛痰、泄下、利尿诸方剂内，不应使用。

甘草 味甘，性平，炙温。缓和药。

药能：祛热，解毒，缓急迫，止疼痛，通便秘，治厥冷，烦躁冲逆等急迫之证。

药征：脏腑或筋肉因急剧紧缩所发疼痛及其他诸般急迫。

调剂：本药除上述药能外，可防止毒药吸收。故有本药的病征时，或与毒药调剂，皆配用之。

按：本药与大枣均为缓和之代表药物。大枣之缓和作用强，治牵引疼痛及祛水之能力则不及也。

生姜 味辛，性温。发散药。

药能：发汗，降水毒，利尿健胃，祛寒，治寒痛。

药征：上逆、呕吐、恶心。

调剂：本药刺激肠胃黏膜作用亦大，故胃内若无停饮，体内外燥热时禁用。

按：按本草所载，本药主治伤寒头痛、鼻塞、咳逆上气、呕吐等证，要皆水毒上逆所致，若不因水毒用之有害无益。又本药，陕甘乡民每遇感冒，尽服一碗发汗即愈，故又为发汗药。

大枣 味甘，性温。缓和药。

药能：健胃，祛水，缓痛。

药征：筋肉强急引痛，奔豚，咳嗽。

调剂：祛水剂，忌芍药时常用本药。

按：本药药征类似芍药，但芍药之解拘挛，其凝结充实之触觉较本药为强，而本药急引痛之知觉，较芍药为敏，且芍药无利水作用，与本药不同。

【习题】

1. 第二条之中风证是否可用桂枝汤主治？详述其理由。

2. 桂枝汤主治何病？

3. 桂枝汤方之药物有几？各药主要性能如何？

13. 桂枝汤证之二

【原文】

太阳病，头痛发热，汗出恶风者，桂枝汤主之。

【征引】

柯琴：此是桂枝本证。合此证者即用此汤，不必问其为中风伤寒杂病也。凿分风寒，不知辨证，致仲师佳方置之疑窦。

【讲义】

本条因太阳病，故知脉浮。未言脉缓，示人若见此证，虽脉浮而不缓，亦可用桂枝汤主治，迁证法也。夫脉者，别阴阳，定表里，分寒热，识虚实者也。虽脉有变，凭证施治，证若有变，随证加减，此《伤寒论》全书之大法也，尤当于本条无字中求之。

【习题】

1.《伤寒论》是否依病名论治？

2. 若证确脉变者，应如何施治？

14. 桂枝汤加味法

【原文】

太阳病，项背强几几，反汗出恶风者，桂枝加葛根汤主之。

【征引】

成无己：几音殊，短羽鸟也，短羽鸟不能飞腾，动则先引其颈。

张志聪：反汗出是本当无汗，今反汗出，肌腠不密也。

《医宗金鉴》：太阳病，项背强几几，无汗恶风者，实邪也，反汗出恶风者，虚邪也。

浅田：余多年之经验，项背强几几者，乃自腰部沿脊柱两侧向后脑结节处上走之筋肉群强直性痉挛之意。如病者自云肩凝或腰背挛痛，以指沿其横径强力按压而触知有凝结挛急，同时病者诉疼痛，则断为项背强几几，百无一失。

【讲义】

第1条之头项强痛因气血充盈，本条之项背强因水热充盈。太阳病，汗出恶风，桂枝汤证也，加之项背强几几，即于桂枝汤中加葛根以治之。李东垣谓葛根能鼓舞胃气上行，谓其有发散性也。《神农本草经》曰葛根能输送津液，是言葛根有缓和作用也。谓项背强，多无汗，今汗出，故云反。又，葛根多治无汗证，今汗出而用葛根，故云反也。盖汗出是全身，项背强是局部，以本方施治，一面止汗，一面散水，固并行不悖也。

【方剂】

桂枝加葛根汤方

葛根二两，桂枝二两（去皮），芍药二两，生姜三两（切），甘草二两（炙），大枣十二枚（擘）。

上六味，以水一升，先煮葛根减二升，内诸药，煮取三升，去滓，温服一升，复取微似汗，不须啜粥，余如桂枝法将息及禁忌。

按：本方除《玉函》外，各本皆有麻黄三两。仲师本论，太阳中风自汗用桂枝，伤寒无汗用麻黄。今证云汗出，故依《玉函》去麻黄。成无己、林亿说亦同。前贤用本方治疹、痘、眼病等。

【药物】

葛根 味甘辛，性平。发散药。含多量淀粉，清凉滋润。

药能：发散表邪，去热消渴，滋润筋脉，去胸膈烦热，生津止渴，疗金疮，治胁风痛，痘疹难出。

药征：项背强急或痉挛。

调剂：本药虽为发散药，然清凉滋润作用为强，故专主筋脉动急。若与麻、桂为伍，不仅能治项背强急，兼能治刚痉；若与连、芩为伍，以治脉促下利喘息；若与竹叶、防风为伍，以治产后中风之喘。奔豚汤用之，主滋津液，和李根皮则主清热利水；同补肾药作丸，能起阴有子。

生葛根汁服，避瘴解酒，解药力、干呕不止、心热吐血不止、衄不止；和藕汁治热毒下血；葛根半两水煎，治小儿热渴久不止。

按：大黄使肠蠕动，葛根止肠蠕动，甘草具包摄作用，葛根缓和包摄作用。

【习题】

1. 试述方剂加味之意义。

2. 试述葛根之主要性能。

3. 麻黄、葛根同为发散药，本证何以不用麻黄而用葛根？

15. 桂枝汤证之三

【原文】

太阳病下之后，其气上冲者，可与桂枝汤。方用前法，若不上冲者，不得与之（"方用前法"四字，《玉函》《千金翼》并云之。成本"得"作"可"）。

【征引】

钱天来：太阳中风，外证未解之时而误下之，则胃气虚损。邪气乘之，当内陷而为痞为结，下陷而成协热利。下后气上冲，则知邪未内陷，仍当从外解，可与桂枝汤。不须加减，悉与前方服法可也。若其气不上冲者，恐下后邪或内入，胃气已伤，将有逆变，当未可知，桂枝汤不可与也。姑待其变，然后随证治之可耳。

按： 上冲指头项强痛言，非气上冲心也。

【讲义】

太阳病是表证，宜助正气驱邪出表，不应折正气，便正不得伸，故表证以不应下为定法。若误下之，是虚其里也。里虚正不得伸，邪必里传，所谓邪乘虚而入者是也。若其人正气甚充足，不因下之而虚，正气犹能突破下药之力，上冲而与邪争，虽经误下，证仍在表而未变，即用原方原法可也。若气不上冲，是正气已被误下折服，或邪已内入不在表之证，不可更与桂枝汤以解表也。

【附注】

太阳病用下法，必兼见下证也。用汗、吐、下法驱除病毒，必于其病所在之处施治为宜。

【习题】

1. 太阳病以何为正治法？

2. 表证何以不能用下法？

3. 下后表证仍在，用何治法？

4. 太阳病下之后，何以知邪仍在表？

16. 坏病变证治法提纲

【原文】

太阳病三日，已发汗，若吐、若下、若温针，仍不解者，此为坏病，桂枝不中与也。观其脉证，知犯何逆，随证治之（《玉函》"不中与之"作"不复中与也"。成本无"之"字）。

【征引】

刘栋：三日已发汗者，初日行发汗之法，次日又行之，三日又行之也。温针者，用温针熨之古法也。

方有执：坏，言历遍诸治而犹不愈，则反复杂治之余，血气已惫坏，难以正名，名之也。中，去声，不中，犹言不当。

张志聪：太阳病至三日已发汗，表邪已去，假令里证未除，若吐、若下、若温针，里证仍不解者，此为坏病。自败曰坏，言里气自虚而自败也。

王肯堂：逆者，谓不当汗而汗，不当下而下，或汗下过甚，皆不顺于理，故云逆也。随证治之者，如后云汗后病不解，及发汗、若下之，病仍不解，某汤主之之类是也。随证治之一句，语活而义广。

纶：温针，楚法针穴，以白香芷作圆饼套针上，以艾蒸温之，多取效。此后人俗法也，行于山野，经络受风寒，若有效，只是温经通气而已。按古法，针则不灸，灸则不针。

【讲义】

太阳病在三日内固应解表，初用汗法后，或表已除，复见里证，或表证未除，兼见里证，或原有表里证，医见病未解，遂遍施各种治法。唯因用法不当，致伤其正气，故曰坏病。夫表证已除有里证者，当然不能用桂枝汤主治。若表证未除而气血已虚者，虽不见里证，亦不当与桂枝汤以解表，此大法也（详见后 93 条）。勿惑于日数，谓三日病应在表而为定则，依表证治之也。于此可知日数之不可凭，施治之无定法，然则应依何为治乎？曰：须观某脉证，由脉证测知所犯何错误。①汗后亡阳乎，躁渴谵语乎。②下后虚烦乎，结胸乎。③吐后内烦乎，腹胀满乎。④温针后吐衄乎，惊狂乎。以上各种即是因犯错误所发生的病证，应随证而医治之。

【附注】

本条大法：①治病凭脉证，不凭日数。②凭脉证之中仍侧重证的方面，故曰随证治之，而不曰随脉治之及随脉证治之。换言之，诊断须脉证遍察，处方则随证施治。③本条为坏病之总纲，太阳篇以次之变证皆出于此，故本条明释桂枝汤，实为坏病变证之伏线。④正气不足之人，虽有表病，也不可重在攻表。与，姑以本汤，一次与服，非始终以此为主治之方也。

【习题】

1. 表病在三日内是否应发汗？

2. 何谓坏病，坏病凭何施治？

3. 表病是否可用吐、下、温针等法？

17. 桂枝汤非发汗剂，但可用以发汗

【原文】

桂枝本为解肌，若其人脉浮紧，发热汗不出者，不可与之也。常须识此，勿令误也（《千金翼》《玉函》桂枝下有"汤"字，成本无"之"字）。

【征引】

方有执：识，与志同，记也。言当常用心记之，勿忘勿怠而不可失。

程知：识，即默而识之，有念兹在兹之意。

《说文》：肌，肉也。白为肌，赤为肉。肌有两义，曰肌肤，曰肌肉。

陈修园曰：桂枝汤非发汗剂，不汗出之大禁。

【讲义】

桂枝汤本为解散肌表，与纯然发表者不同。若脉浮紧，是浅层动脉充血，水毒郁闭，必见发热、汗不出，是伤寒病，非中风病。伤寒病须发汗，故不可与桂枝汤以解肌。此点常须鉴别清晰，深思细考，念兹在兹，勿误认桂枝汤为发汗剂也。

【附注】

桂枝汤原非发汗剂，如经文第 41 条"太阳病外证未解，脉浮弱者，当以汗解，宜桂枝汤。"又，57 条"伤寒发汗解，至日许后烦，脉浮数者，可更发汗，宜桂枝汤。"又，284 条"太阳病，脉浮者可发，宜桂枝汤。"桂枝汤之解肌作用调和气血，故能止汗，复能发汗。非如麻黄汤之通九窍、开毛孔，自汗腺一扫肺部及皮肤郁积之邪，其峻烈之发表作用与桂枝汤大相径庭矣。

【习题】

1. 桂枝汤有何功能？

2. 桂枝汤既非发汗剂，何以 41、57、284 等条用以发汗？

18. 酒客中风治法

【原文】

若酒客病，不可与桂枝汤。得之则呕，以酒客不喜甘故也（成本"之"作"汤"）。

【征引】

汤本求真：酒客如此，未必然也。

山田宗俊：呕是病证，吐非病证。

安：酒客，盖积饮素盛之人。误服表药，以耗其阳而动其饮，上逆而吐也。

川越：本条为后人之言。

【讲义】

酒客为平素嗜酒之人，得病又在酒后，不可不增减桂枝汤与之，否则药不得下。盖酒客内有温热，不喜甘药，宜去桂枝汤中之甘草、大枣，或随证加味治之。酒客中风，不用桂枝汤也。

【附注】

干呕证，或由气逆，或由痞结，或因寒水，或自寒虚。如 12 条，表不解，表虚自汗者，桂枝汤证也。40 条，表不解，心下有水者，小青龙汤证也。161 条，表解而里未和，胸膈有水者，十枣汤证也。332 条，膈上有寒饮，胸实不可吐下者，四逆汤证也。323 条，利不止，厥逆无脉，阴寒过甚，正气极度沉衰者，白通加猪胆汁汤证也。统观上述，凡阴阳表里寒热虚实，皆见干呕，多由湿邪所致也。

19. 喘家中风治法

【原文】

喘家作，桂枝汤加厚朴杏子佳（《千金翼》喘家下有"有汗"二字）。

【征引】

山田正珍：平素有喘者，谓之喘家。不可执成方投之，宜加厚、杏二物，兼治其喘。

成无己：气壅生喘，厚杏降气。

魏荔彤：凡病人素有喘证，每感外邪，势必作喘，谓之喘家。

钱天来：本方在太阳中篇。

方有执：佳一本作"仁"。

川越：本文为后人所加。

【讲义】

素常病喘者，谓之喘家。喘家中风用桂枝汤解表，加厚朴、杏子（即杏仁）以治其喘。兼证用加味以治之，法已见前14条。凡病有痼疾，加以卒疾，当先治其卒疾，是法也。今随症加味一并治之者，又一法也。病有缓急，不可执一。佳者，盖言遵古法。先治卒疾原无不可，但不如加味并治为优耳。

【附注】

厚朴主治胸腹胀满，旁治腹痛。杏仁主治胸间停水，旁治短气、结胸、心痛，形体浮肿（详见后23条）。

【习题】

1. 因卒疾而引起痼疾者，宜用何法治之？

2. 本方与桂枝加葛根汤有何异同？

20. 测病法

【原文】

凡服桂枝汤吐者，其后必吐脓血也。

【征引】

钱潢：其后必，乃未至而预料之词也。以不受汤而知之，非误用汤而致之也。各注家俱谓湿热蓄胃，以桂枝为热药，两热相遇，势必上逆而吐。热愈淫溢，蒸为败浊，必吐脓血，此一大禁。不知桂枝已随吐出，何曾满著胸中，前人以此条列为桂枝曰禁，岂不谬乎？

安：饮盛服表药，动饮而吐亦常有之，若吐脓血，未之见也。定知叔和有错。

魏荔彤：湿热家中风，桂枝汤内必佐五苓之治法，或用葛根芩连汤。

【讲义】

本条与前两条义有关联。盖言酒家、喘家服桂枝汤皆能致吐。由吐测知，其人胸中原有痈脓，知其后必出脓血也。

【附注】

脓血在内，非吐出不愈。其脓血之化生，非因服桂枝汤而然，曰酒客，曰喘家，明言病因甚久，非朝夕所致。以久蓄之脓血因服汤而吐出，是补助疗能之好现象。唯随证治病，用原方一成不变不甚相宜耳。18条宜桂枝汤去甘药免呕，19条以桂枝加厚朴杏子，使毒内解，并无禁用之意。若酒客中风见桂枝证而禁用之，则"随证治之"一语岂非衍文。

【习题】

吐脓血是否因服桂枝汤？

21. 太阳过汗，渐转阳证者

【原文】

太阳病，发汗，遂漏不止，其人恶风，小便难，四肢微急，难以屈伸者，桂枝加附子汤主之。

【征引】

《医宗金鉴》：太阳病大发汗，必腠理大开，表阳不固。如恶风，液伤于内。膀胱津少，故小便难。

皇甫谧：《灵枢·决气篇》液脱者，骨属屈伸不利，与桂枝加附子汤，以温经复阳。

川越：各证皆本于津液虚滞，四肢微急。言拘急之微，难以屈伸，以兼痛也。如四逆汤之四肢拘急，及通脉四逆加猪胆汁汤之四肢拘急不解，则皆偏于津液枯竭，正邪无纷争之势，所以无痛。今微急，津液虽虚滞，正气尚能与未解之表邪相争，所以痛也。本证有出太阳入少阴之机，故为太阳少阴间之一证。

柯琴：太阳因当汗，若不取微似有汗，而发之太过，阳无止息，汗出不止矣。

魏荔彤：此阳气与阴液两亡，更加风气缠绵，用四逆则不宜干姜之刚燥，用真武则不宜苓术之渗湿，用桂枝加附，固表驱风，而复阳敛液也。

【讲义】

太阳病之应取微汗者，误用过量之剂发汗，致表虚而汗漏不止。汗出多，热亦随去，故阳气与阴液俱亡。本证原为阳证，今已有阴证之转机。恶风是汗后腠理疏，不禁风袭。小便难是水分尽泄于皮肤，津液损伤，小便出不畅也。四肢微急、难以屈伸是运动神经失津液濡养于前，体温不足，造津输津能力锐减，又因失接济于后，且四肢距内脏最远，体温最难达到，故逆冷必先起于四肢，病变多先测验手足也。本证为因津伤而亡阳，故用桂枝汤调和气血，止汗以救阴，加附子兴奋全身机能以回阳。

【附注】

伤阴，（伤津）汗、吐、下皆能使血浆损失过多，体内营养液因感不足也。亡阳，体温放散过多，生活力因而衰减也。

阴生于阳，阳生于阴，故津伤而阳不亡者，其津续能再生，阳亡而津虽不伤，其津气由后继。医者治疾，不患津之伤，而患阳之亡。

伤津，阳明病津液干枯，津伤而阳不亡，撤其热而津自复。亡阳，少阴病津液干枯，阳亡而津不继，回其阳而津始生。上例一为有余，一为不足，皆足致疾。欲除其疾，务使平衡，所谓阴阳自和者必自愈，见后58条。

【方剂】

桂枝汤加附子（一枚，炮，去皮，破八片）方

上六味，以水七升，煮取三升，去滓，温服一升。本云桂枝汤，今加附子，将息如前法。

按：本方盖仲师示桂枝汤为古方，加附子为我作也。将，行也；息，止也。

【药物】

炮附子 味辛，性温，有大毒。

　　药能：治心脏衰弱，瘀血厥冷，下利体痛，倦怠脱力，麻痹寒湿，历节痛，温经止汗。

　　药征：腹壁软弱无力，无热恶寒，手足厥冷，大便滑或溏，口中和，脉微弱。

　　调剂：本药治新陈代谢机能极度沉衰与人参不同，盖人参须心下痞硬，而本药则腹部虚软，且本药振起复兴新陈代谢机能，较之人参特别猛剧，故本药用于一切阴证而有上述之征者，不然有害无益。

　　本药附乌头而生，如子之附母，故名。川产者佳。阴虚者津液亏甚，用附子刺激，其生活力兴奋暴起，津液未及滋生，先有竭涸之虞，故非阴阳兼顾，难免毫厘千里之失。

　　【习题】

　　1. 桂枝加附子汤主治"阴阳虚实"何种病证？

　　2. 何谓阴阳互根？

　　3. 附子有何功能，试略述之。

22. 表证误下之两变证

　　【原文】

　　太阳病下之后，脉促胸满者，桂枝去芍药汤主之。若微恶寒者，桂枝去芍药加附子汤主之（"恶"字依成本，《玉函》补之）。

　　【征引】

　　山田宗俊：脉促胸满是表分余热未解，延及胸膈而致之，故仍以桂枝主之。唯芍药非胸满所宜，故去之。小柴胡汤、麻黄汤、柴胡加龙骨牡蛎汤、猪苓汤、柴胡加芒硝汤、瓜蒂散诸方皆有胸满而无芍药，非其所宜可知矣。若兼微恶寒者，阳亡于外而不能护表之候，非表不解之发热恶寒也，故加附子以复其阳。

　　《医宗金鉴》：太阳表证未解而下，胸实邪陷，则为胸满气上冲，咽喉不得息，瓜蒂散证也。胸虚邪陷，则为气上冲，桂枝汤证也。今下之后，邪陷胸中，胸满脉促，似乎胸实而无冲。唯不得息之证似乎胸虚，又见胸满之证，故不用瓜蒂散以治实，亦不用桂枝汤以治虚。唯用桂枝之甘辛以和太阳之表，去芍药之酸收以避胸中之满。

钱：脉促者，非脉来数时一止复来之促也。急促，亦可谓之促也。

川越：本条与下之后其气上冲者有邪入深浅之分。本证因下，邪卒郁胸中，使里气不振，虽类似少阳，而少阳满于胸胁，旨趣不同。促为表脉之征，如葛根黄连黄芩汤之脉促可知。胸满由于表邪。微恶寒是里气渐不振，表示虚态，所谓发于阴者是也。夫既有胸满之发于表，微恶寒之发于阴，故谓之表里兼治之法。

刘栋：去芍药，专桂枝之力也。

【讲义】

太阳病应解表，今误用下法，若下后气仍上冲（见15条），是正气不因误下所屈服，仍能出与之抗，则仍用桂枝汤治。今见胸满证，是下后气欲上冲而不得，邪欲内入亦不能，二者相拒于胸。正气虽未因误下所尽屈，其势已不能如未下前，照常达表出与之抗，只在第二道防线相与周旋矣。脉促是表邪未解之征（见34条，脉促者表未解也），仍用桂枝汤以解表。因胸满，故去芍药之敛。桂枝汤可专致其力，则邪自出。若正气更虚一等，见微恶寒者，非但去芍药之阻力，且须加附子之助力，正气得伸，其邪始退。15条是正气充足之人，本节上半段是正气稍弱，下半段是正气已弱。寥寥数语，三层治法，次序井然。

【附注】

胸满，有因实毒在胸者，肺痈痰饮皆可致满。瓜蒂散证虽曰胸痞硬，当亦见满，皆其类也。有因虚寒作满者，吴茱萸因呕吐，猪肤汤有下利，同为虚候而致满之部位各有不同。其由表证而见者，有本条与36条桂枝麻黄之别。其由半表半里而见者，有柴胡加龙骨牡蛎汤之邪热内陷，小柴胡汤之胸满及胁也。结胸证之满，结实满痛也。

夫因实作满者，去其实则满自去；正虚作满者，愈去满则满愈深。由表见者解其表，由寒见者驱其寒。实而胸满多主证，余多客证。下后之脉，各有不同，脉促者，仍在阳位，脉见沉迟，已入阴分。

【方剂】

桂枝去芍药汤方

桂枝三两（去皮），甘草二两（炙），生姜三两（切），大枣十二枚（擘）。

上四味，以水七升，煮取三升，去滓，温服一升。本云桂枝汤，今去芍药，将息如前法。

桂枝去芍药加附子汤方

桂枝三两（去皮），甘草三两（炙），生姜三两（切），大枣十二枚（擘），附子一枚（炮，去皮，破八片）。

上五味，以水七升，煮取三升，去滓，温服一升。本云桂枝汤，今去芍药加附子，将息如前法。

【习题】

1. 本条表证尚在否？

2. 桂枝汤去芍药之意义如何？

3. 试述加附子之用途。

4. 微恶寒，其故安在？

23. 太阳病八九日之变证三种

【原文】

太阳病，得之八九日，如疟状，发热恶寒，热多寒少，其人不呕，清便欲自可，一日二三度发，脉微缓者，为欲愈也。脉微而恶寒者，此阴阳俱虚，不可更发汗、更下、更吐也。面色反有热色者，未欲解也，以其能得小汗出，身必痒，宜桂枝麻黄各半汤。

【征引】

山田宗俊：如疟状者，以休作有时言。潮热虽亦休作有时，无恶寒为异也。

中西惟忠：一日二三度发者，发热之中且恶寒，热多而寒少。其发作也，日至二三度与往来寒热颇异，故论曰如疟状，此以其二三度发言之也。

【讲义】

太阳病得至八九日，其变有三：一为欲解证，二为转阴证，三为桂麻各半之未解证。此为一头三足文法，自"如疟状"至"为欲愈也"属第一段。自"脉微恶寒者"至"更下更吐也"为第二段，属括弧式文法。自"面色反有热者"以次属第三段，"以其不能得小汗出，身必痒"又为括弧式。"宜桂枝麻黄各半汤"遥接"未欲解也"（论中类此笔法至多，最易误解）。

太阳病得之至八九日，为日已久，有邪气衰者，有正气衰者，有邪正俱略衰而终不能自愈者。第一段又分两义：①邪气衰者，正气并不太弱，故热多寒少。②病至八九日，有传经之类似证，如疟状、发热恶寒，但无他经之确实证。不呕，无少阳证。清便欲自可，无阳明证。由证观之，邪衰正未衰，又未传他经，更参之以脉，亦是邪衰（微）正未衰（缓）之象。证脉相合，为欲愈也。

第二段，脉微表示正气衰，恶寒是体温不足。邪衰于外则见微，上段微缓是也；正气不盛于表亦见微，本段脉微是也。同一微脉要体验兼见之脉证自能鉴别，如表证恶寒是表闭热郁的现象，本条脉微而恶寒是体温不足也。阴指血，阳指气，气血虚者，必脉微而恶寒，不可更行汗吐下法，治法又当别论。

第三段，太阳病至八九日，邪衰正未衰，又未传变，理宜表解身凉，今面反有郁热之色，是表邪仍有未欲解者。唯其病状时表闭而恶寒，时表弛而热出，专用桂枝汤则宽，专用麻黄汤则猛，两方并用，减轻其量，取其微汗而解也。

本条文法图示如下：

其一

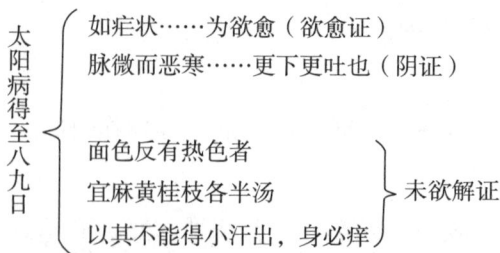

其二

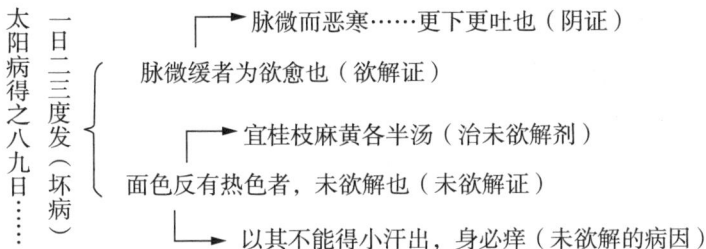

【附注】

太阳病在八九日当中，必遍施汗吐下法，故曰不可更发汗、更下、更吐也。欲解，在不解与已解中间，仍是未解，始萌动之兆耳。将解是已开始解，或解而未了了。热多寒少是正气旺盛，正能胜邪。寒多热少是正气不充，邪能胜正。脉微而恶寒是不寒无热，更兼脉微，正气衰弱可知，已转阴证之征也。清与圊同，厕别名。《说文》：厕，清也，以其不洁，当常清除之也。一日二三度发，寒热日二三发者，邪气微也。身必痒是汗液已分泌而停于汗腺之末梢，故令皮下作痒。宜，论中凡曰宜某汤者，以有限之方御无穷之病，方证有不能恰合者，比较最切近者用之，但须加减为宜耳。

【方剂】

桂枝麻黄各半汤方

桂枝一两十六铢（去皮），芍药、甘草（炙）、生姜（切）、麻黄（去节）各一两，大枣四枚（擘），杏仁二十四枚（水浸，去皮尖及双仁者）。

上七味，以水五升，先煮麻黄一二沸，去上沫，内诸药，煮取一升八合，去滓，温服六合。本云：桂枝汤三合，麻黄汤三合（并为六合），顿服，将息如上法。

【药物】

麻黄 味辛、苦，性温。发散药。

药能：解表，疗水毒之喘咳，诸疼痛恶寒，无汗黄肿。

药征：因水毒及瓦斯毒皮肤不能代肺排泄时所生之各证，喘咳有水音（听诊西医所谓有干性啰音）。

调剂：过剂有汗多亡阳之患。本药为肺之专药，不问其为内因外因，凡因表闭，即可用之。冷服能利尿，仲师用本药发汗，故皆温服也。本药发汗除瞳孔散大、短时视力疲劳外，别无副作用。

杏仁 味辛、苦、甘，性温。滋润药。

药能：主喘咳短气、结胸心痛、浮肿，降气行痰。

药征：胸间停水而喘咳，及以上各证。

调剂：杏仁、麻黄治水证之喘，其中分别：胸满不用麻黄，身疼不用杏仁。本药之逐水不能独立。在表合麻黄，在里合茯苓或葶苈子等。半夏主里水，治呕而咳；杏仁主表水，治喘而咳。本药有缓下作用，宜于实证，不宜于虚证，以其含有 50% 以上脂肪油故也。

【治验】

《类聚方广义》：痘疮热气如灼，表郁虽已见点，或见点稠密，风疹复出，或痘不起胀，喘咳咽痛者宜本汤。

《勿误药宝》：此方可适用于外邪之坏证，或类痈者，并宜于其他发风疹而痒痛者。一男子风邪后腰痛不止，医作疝疗，痛益甚，与本方发汗而愈。

《方极》：疟疾热多寒少，肢体惰痛者，五七发后，择桂枝麻黄各半及桂枝二麻黄一，温覆取汗则愈。若渴者，宜桂二越婢一汤，三方皆治疟良方。

【习题】

1. 太阳病得之八九日以次脉见微缓，何以为欲愈？

2. 脉微而恶寒，何以谓此阴阳俱虚，其理安在？

3. 桂枝麻黄各半汤主治何证？

24. 桂枝汤证之四

【原文】

初服桂枝汤，反烦不解者，先刺风池、风府，却与桂枝汤则愈。

【征引】

皇甫谧：风池在项上入发际一寸，大筋宛宛中。风府在颞颥后，发际陷中。风池，足少阳胆经穴。风府，督脉穴。风池、风府二穴并不属太阳经，而取之太阳病，可见仲师之立六经，固不拘经脉矣。

　　柯琴：此治中风之变，桂枝汤煮取三升，初服者，先服一升也，却与者，尽其二升也。热郁于心胸者谓之烦，发于皮肉者谓之热。麻黄证发热无汗，热全在表。桂枝证发热汗出，便见内烦，服汤反烦而外热不解，非桂枝汤不当用也，以外感之风邪重，内之阳气亦重耳。风邪本自项入，必刺风池、风府，疏通来路以出其邪，仍与桂枝汤以和营卫。

　　徐大椿：此非误治，因风邪凝结于太阳之要路，则药力不能流通，故刺以解其结。盖邪气太甚，不仅在卫且在经，刺之以泄经气。

【讲义】

　　太阳病初服桂枝汤，一服反烦不解者，是未服汤时无烦。今服第一服反见烦，盖病重药轻，药力不足以助正气驱邪离去，故烦。正气既不伸，其病当然不解。桂枝汤证是上冲证，桂枝证之重证上冲亦必甚剧，头部充血甚，药力不易达到，必须刺其充血部位后再服桂枝汤，尽其二服，药力借此到达则愈。

【附注】

　　烦是自觉证，因内热郁闭，正气不伸，邪但动摇不去。夫医家必须胆识兼备，固执成见者不可，见异思迁尤不可。夫用药后病势反加，在药轻病重时往往见之。医家病家遇此皆必认为误药，此时当详察见证，勿怯勿躁，苟前药不误，加重用之，指时可愈。偶一犹疑，变方易服，不愈再变，愈趋愈远，辗转不治，因此致败者比比皆是。所谓误人多方，成功一路，可不慎诸。

【习题】

　　1. 服桂枝汤反烦，其故何在？

　　2. 刺风池、风府有何作用？

25. 桂枝汤证之五（汗出太过与不及之变证）

【原文】

　　服桂枝汤，大汗出，脉洪大者，与桂枝汤如前法。若形如疟，一日再发者，汗出必解，宜桂枝二麻黄一汤。

【征引】

刘栋：其证日再发，如疟状者，较桂枝汤本证为重，乃各半汤之浅证也。

张志聪：标阳气盛，故脉洪大。

张璐：本方与各半药味不殊，轻重稍异而证治攸分，可见仲圣于差多差少之中，分毫不苟也。

《类聚方》：此因大汗后，故桂重麻轻。

柯琴：凡太阳发汗，太过则转属阳明，不及则转属少阳。此虽寒热往来，而头项强痛未罢，是太阳之表尚在。

《医宗金鉴》：本条上半条证若兼烦渴，是邪转入阳明矣。

【讲义】

服桂枝汤不如法致大汗出，经曰如水流漓病必不除是也。脉洪大，是阳盛于表。在汗出时急与桂枝汤，如前法服用，勿使伤津，气血调和，汗止则愈矣。此汗出太过之变，急与本汤亦能救治，若汗出不及，则未净之表邪有转入少阳之机，故形如疟。唯邪尚未离表，故不见寒热往来，而寒热一日再发。表闭则寒，表弛则热，表虚表实兼而有之，故在汗后于麻桂并用之中桂多麻少，使从微汗而解也。

【方剂】

桂枝二麻黄一汤方

桂枝一两十七铢（去皮），芍药一两六铢，麻黄十六铢（去节），生姜一两六铢（切），杏仁十六个（去皮尖），甘草一两二铢（炙），大枣五枚（擘）。

上七味，以水五升，先煮麻黄一二沸，去上沫，纳诸药，煮取二升，去滓，温服一升，日再服。本云：桂枝汤二分，麻黄汤一分，合为二升，分再服。今合为一方，将息如前法。

【习题】

1. 桂枝证大汗出，何以病不解？

2. 桂枝汤与桂枝二麻黄一汤用法不同之点安在？

26. 白虎加人参汤证之一

【原文】

服桂枝汤，大汗出后，大烦渴不解，脉洪大者，白虎加人参汤主之。

【征引】

成无己：大汗出，脉洪大而不渴，邪气犹在表也，可更与桂枝汤。若大汗出，脉洪大而烦渴不解者，表里有热，不可更与桂枝汤。可与白虎加人参汤生津止渴，和表散热。

《医宗金鉴》：大烦渴，脉洪大者，是邪已入阳明，津液为大汗所伤故也。

刘栋：此承上节以明治例。下篇伤寒脉浮，发热无汗，其表不解者，不可与白虎汤之条，宜相对照。

山田宗俊：烦渴，谓渴之甚也。烦字有主用有兼用，如烦、心烦、胸烦、内烦、微烦，以烦为主也。若夫烦躁、烦渴、烦疼、烦热、烦惊、烦满，皆不以烦为主，乃兼及客证也，判为二证非也。故烦字在上者，皆常说之词而轻，其在下者，皆主用之证而重。

【讲义】

服桂枝汤未能如法致大汗出，若热盛于表，即上条之桂枝证，解表自愈。若热不在表而盛于里，则成阳明证。由于脏腑受高热所熏，故烦。津液不能分泌，故渴。今表证难由汗而解，后因大汗出不已，胃中津液来源少而消耗多，津亏热盛，故见烦渴大作矣。脉洪大者，热血充分达肌表，即阳明篇所谓阳明脉大者是也。用白虎汤杀其热势，加人参恢复胃机能，救其津液之来源。

【附注】

上条脉洪大在汗出之时，故曰大汗出、脉洪大者。本条脉洪大是在汗出之后，故曰大汗出……脉洪大者。汗出时仅脉供大，不见里证，是热盛于表。汗出后脉洪大兼烦渴，是热已盛于里矣。

夫人体万殊，病变各异，有病因相同而病果不同者，有病因不同而病果相同者。随证施治者，治其病果也。病因虽亦重要，多备参考，不能以此为治也。

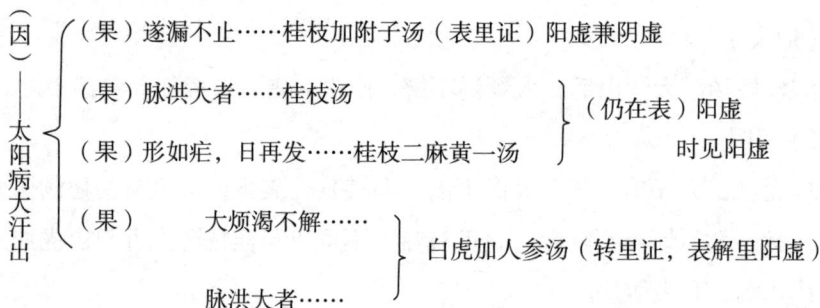

$$
\begin{array}{l}
\text{（因）} \\
\text{｜} \\
\text{太} \\
\text{阳} \\
\text{病} \\
\text{大} \\
\text{汗} \\
\text{出}
\end{array}
\left\{
\begin{array}{l}
\text{（果）遂漏不止……桂枝加附子汤（表里证）阳虚兼阴虚} \\
\text{（果）脉洪大者……桂枝汤} \\
\text{（果）形如疟，日再发……桂枝二麻黄一汤} \\
\text{（果）\quad 大烦渴不解……} \\
\text{\qquad\quad 脉洪大者……}
\end{array}
\right.
$$

（仍在表）阳虚 时见阳虚

白虎加人参汤（转里证，表解里阳虚）

上表乃同一病因，而其病有阴阳表里虚实寒热之不同。

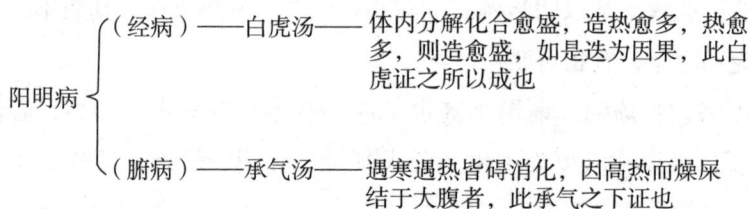

$$
\text{阳明病}
\left\{
\begin{array}{l}
\text{（经病）——白虎汤——体内分解化合愈盛，造热愈多，热愈} \\
\text{\qquad\qquad\qquad\qquad 多，则造愈盛，如是迭为因果，此白} \\
\text{\qquad\qquad\qquad\qquad 虎证之所以成也} \\
\text{（腑病）——承气汤——遇寒遇热皆碍消化，因高热而燥屎} \\
\text{\qquad\qquad\qquad\qquad 结于大腹者，此承气之下证也}
\end{array}
\right.
$$

本条白虎加人参汤乃阳明经病。阳明病应列于阳明篇，今见于太阳篇者，确有立义：①因前条服桂枝汤有脉洪大一证，今用脉洪大之白虎证与之比较。②示太阳坏病能转此证，非太阳病中固有白虎证也。

【方剂】

白虎加人参汤方

知母六两，石膏一斤（碎，绵裹），甘草二两（炙），粳米六合，人参三两。

上五味，以水一斗，煮米熟汤成，去滓，温服一升，日三服。

【药物】

知母 味辛、苦，性寒滑。解热药。

药能：消痰定惊，止渴安胎，消骨蒸，止下利。

药征：上清肺火，下润肾燥，以烦热口干为主，行其清火之能。

调剂：适于阳热证，但多服伤胃，滑肠令泻。

石膏 味辛，性微寒。

药能：治烦渴、烦躁、身热、咽痛、齿痛、脑充血。

药征：以口苦干燥、小便赤浊为主，烦渴及其他证为辅。

调剂：清解大热、滋润枯燥、镇压上逆非他药所及，但不大量用则无效。其性不强，质重善走，至胃有制酸之效，至肠有减少分泻之效，故用于小儿消化不良，又可止血消炎、镇静强心，唯阴证忌用。

注：本药系硫酸钙之含水结晶体，呈碱性，功效与西药之钙盐类似。胃吞酸时，用钙盐为制酸剂；黏液分泌过多，阻碍消化吸收时，以钙盐类溶解之。此皆作用于肠胃，古人以石膏为清胃药是也。糖尿病，血液呈酸性时，用以中和之。劳动过度，磷中毒，或热性传染病酸中毒时，亦可治之。

粳米 味甘，性凉平。滋养强壮药。

药能：清热和胃，止渴益气，止烦止泻，利小便。

药征：调肠胃，伤津者可参上述药能各证应用之。

调剂：施用大凉药而防泻利时用之，贫人患虚证，浓米饮代参汤。此虽常食之物，参以药投，其力甚巨。

人参 味甘，性微温（微寒）。强壮药。

药能：治心下痞坚，痞硬支结，兼呕吐不食，心痛腹胀，烦悸诸血，下利。

药征：胃衰弱，心下痞硬，续发以上诸症状者。

调剂：柴胡桂枝干姜证虽胃衰弱停水，然心下不痞，故不用本药。大柴胡汤证虽有心下痞，然其痞是实证，故亦不用本药。附子证有似本药主治之机能极度沉衰，然无心下痞；又本药不似附子之猛烈，亦有利无害也。

注：以其形态如人，今则徒有虚名，人形者已少见矣。产地中国、朝鲜、美国、日本。产于中国者，虽各地皆有，以吉林南、辽宁东之长白山及黑龙江宁安县之野生者为最佳。山西长子县旧潞安府、山海关以东、云南、安徽等地皆产之。大抵天然产者皆在山阴极湿润处，山阳则易遭动植物侵害，且见日则烂，得之甚稀。能助胃之消化力，至小肠始被吸收，入血中促血液运行，助血球产生，但久用则易脑充血及胃呆便秘。

【治验】

《活人辨疑》：化斑汤（即本方）治赤斑口燥、烦渴中喝。

《和剂局方》：白虎汤治伤寒大汗出后，表证已解，心胸大烦、渴欲饮水，及吐或下后七八日邪毒不解，热结在里，表里俱热，时时恶风、大渴、舌上干燥而烦，欲饮水数升者，又治夏日中暑，汗出恶寒、身热而渴。

《医学纲目》：孙兆治一人，自汗，两足逆冷至膝、腹满、人事不省，孙诊六脉小弱而急，问所服药，皆阴病药也，孙用五苓、白虎，病少差，再服痊愈。或问治法，孙曰，病暑始则阳微厥，脉小无力，最易误药，今用五苓利小便则腹减，白虎解邪热则病愈。凡阴病必四肢厥冷，今病胫冷而臂不冷，则非下厥上行，是以知其为阳微厥也。

《医学入门》：白虎汤治一切时气，瘟疫杂病，胃热咳嗽，发斑及小儿疱疮隐疹，伏热等证。

《痘证宝筏》：白虎汤治痘已发未发，或胃火偏盛，面红齿燥，口臭唇干，烦渴咬牙，夹斑夹疹，独用兼用皆宜。

南涯：一人患疫二十余日，谵语不识人，舌黑苔，遗尿，不大便，午后烦热，闷乱绝食数日，两脚痿弱，足微肿，与白虎兼黄解，不日痊愈，以遗尿有微肿，故不与承气汤也。

中神：一儿中暑，身热烦渴，四肢惰，与白虎二旬未愈，后经某医治，曰非不当也，病重药轻耳。倍前药与之，汗出而愈，故石膏不大量用则无效。

尾台：以白虎汤治麻疹，治牙齿疼痛，治目热痛，治霍乱，治癥疾，治狂证。或有宜酌加黄连者。

按：上述各病，均以见白虎证为限，非凡依病名为治也。

辁：白虎加人参汤之正证，为汗大出、微恶寒、身热、大渴引饮。白虎汤证脉当洪大，但在喝却多虚微状，是喝与伤寒所不同也。《素问》云：脉虚身热者，得之伤暑。《甲乙经》云：热伤气而不伤形，所以脉虚也。

龟井：消渴未经年月者，虽五十以上间有得治者，白虎加人参汤主之。又一男子，鼻不闻香臭者四年，且易气逆，与白虎加人参汤六十日痊愈。汤本氏谓，鼻病多石膏剂证，宜注意。

【习题】

1. 白虎加人参汤证是何种病，尚有表证否？

2. 本条与上条病因相同，证治不同，其故安在？

3. 白虎之烦渴是何原因？

4. 阳明经病之脉因何故洪大？

5. 白虎汤内加人参是何功用？

6. 略述知母、石膏、粳米、人参各药之功用。

27. 表不解，里有热证（桂枝证多者）

【原文】

太阳病，发热恶寒，热多寒少，脉微弱者，此无阳也，不可发汗，宜桂枝二越婢一汤。

【征引】

丹波元简：桂枝麻黄各半汤、桂枝二越婢一汤皆表虚经日不愈，以致邪郁者也。其证轻重不均，故有三方之设。盖桂枝证失汗数日，邪郁肌肉，故热多寒少，其滞稍深，故如疟状，发作有时，但本是表虚，故将麻葛之发。今则郁甚，有桂枝力不能及者，是以酌量麻桂二方。言日二三发者，其邪稍重，言日再发者，其邪稍轻，此三条其意互发。各半汤其证特详，余二条则略，发热恶寒，热多寒少，三证迭言，桂二麻一汤省去寒热，但言如疟状，桂二越一汤，言寒热而省去如疟状。

【讲义】

太阳病发热恶寒为当然见证，若热多寒少，则可分为三等：①邪衰于表者，如23条，未得小汗，邪郁于表，而在太阳病得之八九日之后，故用各半汤解表即愈。②正盛于表者，如25条，形如疟，日再发，虽邪滞稍深，仍以桂二麻一解表即愈。③表邪未衰，热盛于内者，如本条，则宜桂枝二越婢一汤表里双解。脉微弱者，此无阳也，不可发汗，为括弧式自注笔法。盖见微弱之脉象，且少少恶寒，为正气不足之征，不可发汗，迳由表治，当属阴证，与38、39两条自注笔法同。

【附注】

本条与23、25两条不同，与38、39两条近似，均属表不解内有热，其中自有区别。本条表证属阳虚而轻，38、39表证属阳实而重。26条发汗后表已解，内热见。本条未发汗，表未解，内有蓄热。28条汗下后，表未解，里有水。

【方剂】

桂枝二越婢一汤方

桂枝（去皮）、芍药、麻黄、甘草（炙）各十八铢，生姜一两二铢（切），大枣四枚（擘），石膏二十四铢（碎，绵裹）。

上七味，以水五升，煮麻黄一二沸，去上沫，内诸药，煮取一升，去滓，温服一升。本方当裁为越婢汤、桂枝汤合之，饮一升。今合为一方，桂枝汤二分，越婢汤一分。

按： 本方为全剂中之一服量，桂枝、麻黄均较原方稍轻四分之一，生姜、甘草各重二铢，大枣同量。

【治验】

尾台：风湿、痛风之初起，寒热间作，肢体疼重，或挛痛，或走注肿起者，以本方发汗。

按： 本方较大青龙汤多芍药，少杏仁，又，大青龙重用麻黄。本方以桂枝汤为主，大青龙以麻黄汤为主，二方之应用不难鉴别矣。

【习题】

1. 本条谓无阳，何以用石膏？不可发汗，何以用麻黄？

2. 本条之表证尚在否？是何病证？

3. 脉微弱是何征象？

28. 坏病表里双治法

【原文】

服桂枝汤或下之，仍头项强痛，翕翕发热无汗，心下满微痛，小便不利

者，桂枝去桂加茯苓白术汤主之。

【征引】

宫：此饮家也，苓桂术甘可参考。凡论中以某药为名者，皆一方之主，加减未有其主药者，况尚有头项强痛、发热无汗等证乎？去桂是后人所误。此证盖麻黄证之兼停饮者，称"仍无汗"，可见原本无汗，今用桂枝者，恐夺力于表，不能专其宣导之功也。

《医宗金鉴》：去桂当是去芍药，以桂枝去芍药汤有胸满证。

【讲义】

本条为表证误治致水毒内陷之变证。水毒原积表甚盛，以桂枝治之不能尽量放散，复用下法，在表者未解，内陷者复萌，误下伤正，气化不行，故曰仍头项强痛。翕翕发热，表不解，桂枝证也。心下满，误下之变也。微痛，满之所生也。无汗，水不外泄也。小便不利，气不下行也。水不下出作小便，复不外出而为汗，内郁心下，作满作痛。与桂枝汤解外，加茯苓、白术以利小便。水毒由表里双解，诸证自愈。

【附注】

（宫）说去桂为非，（鉴）说去芍为是，皆是见地，今从之。22条桂枝去芍药加附子汤，解表兼回阳，阳回寒自去；本条桂枝去芍药加苓术汤，解表兼利水，水去气自行。方义虽殊，取法近似，又皆属误下后之坏病。本证与小青龙汤证同为表不解，里有水。小青龙是表不解，心下原有停水，解其表则水自去。本证是误下后表未解，水毒内陷，内陷之水非表里双解不能尽去也。又，本方为苓桂术甘汤加生姜、大枣，两方主治可做比较。

【方剂】

桂枝去芍药加茯苓白术汤方

桂枝三两，甘草二两（炙），生姜三两（切），大枣十二枚（擘），茯苓、白术各三两。

上六味，以水八升，煮取三升，去滓，温服一升，小便利则愈。

【药物】

茯苓　味甘，性平。利尿药。

药能：驱胃内停水，止眩晕，益心脾，治惊悸、水肿。

药征：心下悸，筋肉痉挛。

调剂：有上述药征，不问其为表里阴阳虚实，均可配用本药。本药性缓和，与其他利尿药不同。原名伏灵，乃松树之神灵伏结而成，产地以云南为最，故名云苓。

白术 味甘、苦，性温。利尿药。

药能：治肾机能障碍，胃有停水，小便频数或减少，骨节烦疼，风寒犯肌，腹中冷痛，胃虚下利，舌本强，痰饮眩冒，风寒湿痹，吞酸嘈杂。

药征：小便频数或减少，及停饮之证。

调剂：本药性温，祛湿健胃者也。有里热及肠胃急性炎症时忌用。

【习题】

1. 试述本证与桂枝去芍药加附子汤证之异同。

2. 试述茯苓、白术功能之异同。

29. 虚家误汗坏病证治（调胃承气汤证之一，四逆汤证之一）

【原文】

伤寒脉浮，自汗出，小便数，心烦，微恶寒，脚挛急，反与桂枝汤欲攻其表，此误也。得之便厥，咽中干，烦躁吐逆者，作甘草干姜汤与之，以复其阳。若厥愈足温者，更作芍药甘草汤与之，其脚即伸。若胃气不和谵语者，少与调胃承气汤。若重发汗，复加烧针者，四逆汤主之。

【征引】

方有执：厥，四肢冷也。

山田宗俊：脉浮，自汗出，小便数，心烦，微恶寒，脚挛急，即少阴病。

汪：浮脉，自汗出，小便数者，阳虚气不收摄也。心烦者，真阳虚脱，其气浮游而上走也。咽中干、烦躁者，误汗损阳，津液耗竭，作假热之象也。吐逆者，阴寒气盛而拒膈也。

《医宗金鉴》：是当与桂枝增桂加附子汤以温经止汗，今更与桂枝汤攻发其表，此大误也。若重发汗者，谓不只服桂枝汤而更服麻黄汤也，或后加烧针，劫取其汗以致亡阳证矣，故又当与四逆汤急救其阳也。

【讲义】

伤寒脉浮，未言浮紧，脉浮自汗，未言浮缓，微恶寒，未言发热，又无头项强痛等证，而有小便数、心烦、脚挛急等证，虽似表证而实非表证。上举各证皆是正气不足之虚象。凡正气充足之人，气血周布于内外，无偏多偏少之虞。偶受外邪，气血外出抵抗，内部虽一时缺少而补充甚易，乃呈有余之象，所谓阳证是也，解表自愈。若平时气血已不充足，稍受冲动即见脉浮。气不足以护卫收摄而津液外泄，在表自汗，在下小便频数。真阳虚，其气浮游上走而心烦。体热不足，故恶寒。血不荣下，故脚挛急。若是者宜回阳扶正，不应发表泄邪。经云"补不足损有余"者，此也。今反用桂枝汤攻阴证之表，发虚家之汗，此为误治。得汤后阳愈虚而四肢厥，阴愈伤而咽中干、烦躁，较心烦为甚，吐逆是由胸及腹，病不减轻，反更加重。回阳救阴，择其急务，作甘草干姜汤与之，复其阳气。若见四肢厥冷，病去而足已温暖者，更作芍药甘草汤救其阴血。筋得血润而舒，脚即得伸矣。本条至此已将误治变证及救逆之法述写详尽。复由用甘草干姜汤后涉及阳回之变。凡阴证阳回之后，往往转为胃燥，则调胃承气汤少少与之。谵语是急性热病常见之证，因热盛伤脑神昏也。最后复论重汗亡阳与烧针伤阳，阴阳俱虚之重证，非四逆汤莫救矣。

伤寒脉浮……脚挛急 ｛
　（轻）与桂枝汤误攻其表（得之便厥，咽中干、烦躁吐逆者），作甘草干姜汤以复其阳 ｛
　　若厥愈足温者，更作芍药甘草汤，其脚即伸
　　若胃气不和、谵语者，少与调胃承气汤
　（重）重发汗后加烧针……四逆汤主之

【附注】

本条证治皆由虚家不可汗一语引申而去。欲攻其表，假设之词，示后之学者以救阳救阴治有缓急，转寒转热证无定变，一误不可再误。坏病多至无穷，设法御变，举一反三，神而明之。存乎其人"作"某汤者，谓此汤新作者也，足证论中各汤多是古方，仲圣之于方剂殆述而不作者欤。本条与21条宜对照参考。

【方剂】

甘草干姜汤方

甘草四两（炙），干姜二两。

上二味，以水三升，煮取二升五合，去滓，分温再服。

芍药甘草汤方

芍药、甘草各四两。

上二味，以水三升，煮取一升五合，去滓，分温再服。

调胃承气汤方

大黄四两（去皮，清酒洗），甘草二两（炙），芒硝半升。

上三味，以水三升，煮取一升，去滓，内芒硝，更上火微煮令沸，少少温服之。

四逆汤方

甘草二两（炙），干姜一两半，附子一枚（生用，去皮，破八片）。

上三味，以水三升，煮取一升二合，去滓，分温再服。强人可大附子一枚，干姜三两。

【药物】

干姜 味辛，性温。振奋药。

药能：振兴代谢机能，驱逐结滞水毒，温经，除胃冷寒邪，止呕吐、厥冷、烦躁。

药征：水毒上迫，见呕吐、咳嗽、眩晕、烦躁或厥冷。

调剂：水毒下降而有下利、厥冷等证候用附子。水毒上迫而有呕吐、烦躁等证候用干姜。换言之，附子主水毒下降而兼治上迫，本药治水毒上迫而兼治下降，故同为机能沉衰之候，调剂上有分别。附子之效在全身，干姜之效在局部，故肺胃肠寒用干姜，体温低降用附子。

芒硝 味辛、咸、苦，性大寒。泻下药。

药能：软坚，通大便，泻宿食，治腹满少腹肿痞。

药征：阳实里证而有坚块者。

调剂：本药为盐类下剂，若合植物性下剂大黄等，能治顽固之便秘。大承气及调胃承气所以合用者，即系此义。本药若少用，不惟不泻下，反呈利尿作用，夺取体中水分则更致便秘，此不可不注意也。唯其性大寒，且泻下作用有力，故适用于里证而阳实者。本药由朴硝结成，细芒如锋，故名。

大黄　味苦，性寒。泻下药。

药能：通利实证的结毒，推陈致新，泄血分实热，在胃中能助胃液促进消化，至肠能刺激蠕动，使便下，兼能止泻。

药征：便秘，慢性及急性下利，尿闭证，浮肿及蓄水。

调剂：历观《伤寒论》《金匮要略》配用本药，各依其主药而发挥其特能，如合厚朴、枳实则治胸腹满，合黄连则治心下痞，合甘遂、阿胶则治血与水，合水蛭、虻虫、桃仁则治瘀血，合黄柏、栀子则治发黄，合甘草则治急迫，合芒硝则治坚块。其他方中用本药者不一而足，而其用之征不外利毒。本药用于实证结毒无不就手奏效也。其刺激作用能引起骨盆腔内、腹腔内充血，而如月经过多、子宫出血等证，故肠及下腹部有充血性炎症者慎用，孕妇或致流产、早产。

本药产于东北、西藏、四川等处，阿富汗、波斯、土耳其亦产之。邪气在上非酒不至，单服利便。每服二分至三分，助消化五厘至一分。用本药一两六钱，粗末，沸水十三两，浸两天，去滓，入冰花糖二十四两，每服一至二钱，治小儿肚泻或便秘。

【治验】

尾台：老人平日小便数，吐涎沫，短气眩晕难以起步者。

王焘：治吐逆，水米不下。

吉益东洞：吐涎沫而不咳、遗尿、小便数者，此苓姜术甘所以能治遗尿也。

华冈：毒迫心下而盗汗，又治胸痛，左卧左痛，右卧右痛，又，气上迫而喘咳。本方能治气逆，毒自内外发证。

《朱氏集验方》：二神汤（即甘草干姜汤）治吐血极妙。盖久病或急劳，壅滞上气，血妄行所致，若藕汁、生地黄等凉剂治之则误。每遇患者，每服二钱，水一中盏，煎至五七沸，空心热饮，和其气血营卫自愈。

魏荔彤：治赤白痢，为末蜜丸。

注：以上为甘草干姜汤六则。

《朱氏集验》：去桂汤，即芍药甘草汤。治脚弱无力，行步艰难。

《内科摘要》：治小肠腑咳，发咳而矢气。

《医学心悟》：止腹痛如神，脉迟加干姜，脉洪加黄连。

《古今医统》：治小儿热腹痛，及痘疹肚痛。

尾台：治腹中挛急而痛，小儿夜啼不止。

吉益东洞：足跟刺痛。

中神：一人周身青筋，体痛不可忍殆三十年，与本方十剂愈。

太仓：疹治舌强牙肿，痛如刺，诊其腹皮拘急，与本方愈。

注：以上为芍药甘草汤八则。

《经验良方》：治胃热发斑，或服热药过多亦发斑，调胃承气主之。

《口齿类要》：治中热，大便不通，咽喉肿痛，口舌生疮，同上方。

《世效方》：治消，中渴而饮食多，同上方。

尾台：痘疮麻疹，痈疽疔毒，内攻冲心，大热谵语，烦躁闷乱，舌上燥裂，不大便或下利，或大便绿色者，宜调胃承气汤。又，反胃，膈噎，胸腹痛或闷满，腹中有增，咽喉燥者，热郁便秘消渴，五心烦热，兼用皆宜。

《十形三疗》：一小儿，小溲不通，号跳旋转，下则成砂石，大便秘，肛门脱出一二寸。戴人曰：此下焦塞也，不吐不下则何以开，不饮水何以利小便。以调胃承气汤一两加牵牛子三钱，河水煎服，又用瓜蒂末糊丸，芥子许六十丸吞下。上吐下泻，有脓有血，吐泻止，令饮水，其病若失，此石淋也。

汤本求真：本方治化脓性脑膜炎。

注：以上调胃承气汤六则。

尾台：霍乱虽因外感，盖伤食也，又有夹疝瘕者，其不吐不下，胸腹剧动者，先与备急丸、紫丸以吐下之，腹痛闷乱止而呕不止，药汁不入者，以小半夏加茯苓止其呕，随证与五苓散、人参白虎汤等。若干呕不止、冷汗、厥逆、转筋、腹痛、脉微欲绝者，宜四逆汤。本汤为救厥之主方也，然伤寒之热结在里者，中风猝倒、痰涎沸涌者，或霍乱未经吐下、内犹有毒者，老人食郁及诸卒厥闭塞不开者，纵令全身厥冷，冷汗脉微，必审其证，以白虎、泻心、承气、紫丸等解结通闭，则厥自复。若误用四逆，其祸立至。

按：本方为阴证正治之方，以四肢厥冷、下利清谷以及诸虚沉寒为主证，则不致误。

【习题】

1. 本条最初是何病证，宜用何方主治？

2. 误攻其表转何证？其故安在？

3. 用芍药甘草汤之意义为何？

4. 本证何以用调胃承气汤？其转变在何时？

5. 四逆汤主治何证？

30. 上节注文

【原文】

问曰：证象阳旦，按法治之而增剧，厥逆，咽中干，两胫拘急而谵语。

师曰：言夜半手足当温，两脚当伸，后如师言，何以知此？答曰：寸口脉浮而大，浮为风，大为虚，风则生微热，虚则两胫挛，病形象桂枝，因加附子参其间，增桂令汗出，附子温经亡阳故也。厥逆咽中干，烦躁，阳明内结，谵语烦乱，更饮甘草干姜汤，夜半阳气还，两足当热，胫尚微拘急，重与芍药甘草汤，尔乃胫伸，以承气汤微溏，则止其谵语，故知病可愈。

31. 葛根汤证之一

【原文】

太阳病，项背强几几，无汗恶风者，葛根汤主之。

【征引】

成无己：太阳病，项背强几几，汗出恶风者，中风表虚也，无汗恶风者，中风表实也。表虚宜解肌，表实宜发汗。

柯琴：葛根和桂枝同为解肌和里之剂，故有汗无汗，下利不下利皆可用，与麻黄专于治表者不同。本方列于麻桂二汤之间而为调和表里之剂也。

《绛雪园古方选注》：本方乃小变麻桂之法也。葛根麻黄二药治营卫实，芍药桂枝治营卫虚。方中虚实互复者，其微妙在先煮麻、葛，后内诸药，是发汗为先，固表于后也。

【讲义】

本条较第14条只差汗之有无。14条是桂枝汤证而项背强几几者，于桂枝汤中加葛根以治之。若有上证更兼无汗时，用上方加麻黄以发之，即本条之葛根汤是也。

【附注】

本方为麻桂合方分量加重，又去杏仁加葛根。以方测证可知，本方证为麻桂证较重，无杏仁证而有葛根证者。葛根治痉挛，杏仁治胸间停水或兼形体浮肿者。此种解释最为医学家所称道，虽然药物配合上不过多少之差别，意义上则并非如此单纯。以经文所列各证为主，而以药物之增减为参考，方无过失。

【方剂】

葛根汤方

葛根四两，麻黄三两（去节），桂枝三两（去皮），生姜三两（切），甘草二两（炙），芍药二两，大枣十二枚（擘）。

上七味，以水一斗，先煮麻黄、葛根，减二升，去白沫，内诸药，煮取三升，去滓，温服一升，复取微似汗，余如桂枝法将息及禁忌，诸汤皆仿此。

按：白沫当作上沫。成本无"诸汤皆仿此"。

【治验】

吉益东洞：痘疱初起至见点，本方兼用紫丸（巴豆、代赭石、赤石脂一，杏仁二，细末米糊丸，每服二三分）。自起胀至贯脓，用本方加桔梗；自落痂以后，用本方加大黄；若恶寒剧，起胀甚，一身肿胀或疼痛者，用本方加术、附。头疮，本方加大黄。小疮，本方加梓叶（按：梓苦寒治热毒，去皮取里白入药，梓根白皮煎汤，洗小儿一切疮疥皮肤病，梓叶疗手足火烂疮），毒重者以梅肉散攻之（轻粉、巴豆各一，干梅肉、山栀子各二，共为末，米糊丸或散，每服一分至三分）。诸顽肿恶肿，本方加术、附。瘰疬，便毒、疡疔疳疮，凡诸有脓加桔梗，疼剧加术、附。

《漫游杂记》：治流行痢疾。

南涯：微毒身体如松树皮者，本方加薏苡仁、大黄。

原南汤：喘息、失眠，颈脊如板，与本方愈。目生翳及各种目疾，用本方加大黄为宜。汤本氏谓三黄汤、苓桂术甘汤、桂枝茯苓丸、桃核承气汤，斟酌用之为宜。

按：凡人身生疮则发热，投药总以发散败毒剂为宜，古今同法。痘疮初起，催脓第一。因逐毒外出则无死证，用葛根者，逐毒第一也，加味者，解毒第二也。但见毒痘不可用定法，毒气内壅则表气难达，行将焦枯黑陷当用黄解，紫丸之类内壅通畅，痘势轻快速愈，此时仍用葛根汤频服扶正祛邪，乃痘疮、麻疹治法之概要也。斑疹伤寒忌发汗，盖忌麻黄而不忌本药也。

【习题】

1. 本方为发散剂，何以能治疮痈？试述其理。

2. 试述治痘疹通常法则及毒痘之治法。

32. 葛根汤证之二（表里兼病水在腹者）

【原文】

太阳与阳明合病者，必自下利，葛根汤主之。

【征引】

成无己：伤寒有合病，有并病。本太阳病不解，并于阳明者，谓之并病。二经俱受邪，相合病者，谓之合病。合病者，邪气甚也。"太阳阳明合病""太阳少阳合病""阳明少阳合病"皆言必自下利者，以邪气并于阴，则阴实而阳虚，邪气并于阳，则阳实而阴虚。寒邪气盛，客于二阳，二阳方外实而不主里，则里气虚，故必下利，与葛根汤以散经中之邪。

《医宗金鉴》：太阳与阳明合病者，谓太阳之发热恶寒无汗与阳明之烦热不得眠等证。均病表里之气，升降失常，故下利也。治法解太阳之表，表解而阳明之里自和。

方有执：必，定然之词。自，谓自然而然也。伤寒无他故，自然而然下利者，此经中之邪气盛，胃气弱，不化谷，不分清杂并走注。

【讲义】

阳明病者，里病也。又，肠胃病之属阳性者为阳明，属阴性者为太阴。阳明内实，乃热盛水分被夺，粪便燥结于肠所致。今因消化不良，肠内水分未及吸收即下走而利，表里证同时并见者，治以先表后里。葛根汤是先解表，使水分分消于表，不致偏盛于肠，下利不治而自愈矣。葛根汤之治太阳阳明合病者必自下利，非一般阳明病皆能治之。

【附注】

太阳与阳明合病必自下利，葛根汤主之。发表。

太阳与少阳合病必自下利，黄芩汤主之。和解。

阳明与少阳合病必自下利，大承气汤主之。攻里。

观以上治利之法各有不同。本证无项背强几几者，盖因下利，其水毒由下排除，项背自然减轻也。仍用葛根汤者，缓和也。本方加苓、术、附治脊髓炎、脊髓痨俱效。

【习题】

1. 本证无项背强几几，何以用葛根汤？

2. 葛根汤治下利是何功能？

33. 葛根加半夏汤证（表里兼病水在胃者）

【原文】

太阳与阳明合病，不下利，但呕者，葛根加半夏汤主之。

【征引】

钱：阳经有合病并病，阴经亦有之。如太阳病脉反沉，少阴病反发热，是少阴太阳合病也。阳明病脉迟，太阴病大实痛，是太阴阳明合病也。少阳病脉细而厥，厥阴病呕而发热，是厥阴少阳合病也。是虽无合病之名，而确有合病之实，且三阳皆有发热证，三阴皆有下利证。如发热而下利，是阴阳合病也。阴阳合病，若阳盛者，属阳经，则下利为实热，即论中所谓太阳阳明、阳明少阳、太阳少阳合病者是也。阴盛者，属阴经，则下利为虚寒，即论中所谓少阴下利反发热不死，少阴下利清谷，里寒外热，不恶寒而面赤者是也。盖阳与阳合，不合于阴，为三阳合病，则不下利而自汗出，乃白虎汤证也。阴与阴合，不合于阳，为三阴合病，则不发热而吐利、厥逆，乃四逆汤证也。诚以人之脏腑互根，阴阳相合，三阳既有合并之病，则三阴亦有合并之病也。

中西惟忠：夫三阳有合病之名者，以治法之有先后也。三阴不设其名者，以治法之一于救里，而无有先后也。故仲圣之设名也，莫不关于治法。

【讲义】

本条与上条皆是表不解而兼里证者，故曰太阳阳明合病。上条是水在肠而下利，用葛根汤解表分消。本条水不在肠而在胃，不作下利而上呕，曰利曰呕，同系水证，在肠在胃皆属阳明，唯下利本于生理之自然，呕逆异乎生活之习惯，故用半夏降逆止呕。余如上节证治及方义。

【方剂】

葛根加半夏汤方

葛根四两，麻黄三两（去节），甘草二两（炙），芍药三两，桂枝二两（去皮），生姜三两（切），半夏半斤（洗），大枣十枚（擘）。

上八味，以水一斗，先煮葛根、麻黄，减二升，去白沫，内诸药，煮取三升，去滓，温服一升，复取微似汗。

按：葛根汤有害胃之弊，往往引起食欲不振。若胃有停水，以本方为佳。

【药物】

半夏 味辛，性平，有毒。利尿、发散、降逆。

药性：驱痰降逆，开郁镇咳止呕，主治心疼、心悸、腹中雷鸣、恶心、头晕。

药征：因肺、胃、肠有停水而见上述之候者。

调剂：本药能除停水，但见一证便是，不必悉具。产地以湖北荆州为最良。痰病以半夏为主，湿痰以生姜汁、白矾（明矾，酸寒，燥湿止痒，杀虫止血，收敛）和之。风痰以生姜汁、皂荚汁（辛咸温，通窍、搜痰、杀虫）

和之。火痰以生姜汁、竹叶荆沥（牡荆根茎，炙取汁，通经去痰）和之。寒痰以生姜汁、矾汤入白芥子末（辛温，利气通经祛痰镇痛）和之。

【习题】

1. 试述本条之呕证与上条下利证之异同点。

2. 本方用半夏之意义安在？

3. 试述半夏之功能。

34. 表病误下后热利之证治

【原文】

太阳病桂枝证，医反下之，利遂不止，脉促者，表未解也，喘而汗出者，葛根黄芩黄连汤主之。

【征引】

和久田：此由误治致热内攻而下利，泻内攻之热则下利与喘自治矣，故用连、芩以解胸热，用葛以解表也。要之，遇项背强、胸中烦、悸有热者，不问其下利、喘、汗之有无，皆可用本方。因而知酒客、火证、热疮、烫伤、小儿丹毒等俱可运用之也。

成无己：桂枝证者，邪在表也而反下之，虚其肠胃，为热所乘，遂利不止。邪在表则见阳脉，邪在里则见阴脉。下利脉微迟，邪在里也，促为阳盛，虽下利而脉促者，知表未解也。病有汗出而喘者，为自汗出而喘，邪气外盛所致。喘而汗出，为因喘汗出，里热气逆所致也。葛根芩连汤主治，散表邪，除里热。

【讲义】

太阳病，桂枝汤证是热在表，理宜微汗而解，医反误用下剂，表热内陷，因而下利不止。幸其人正气尚充，表邪不因误下而尽陷，脉不迟微而急促。以脉印证，知表证未解更兼下利，乃太阳阳明合病，用上条葛根汤治之可也。今更见喘而汗出，是内热外迫之象，由肺上行而作喘，蒸水外出而成汗。水热之毒仍有由汗腺排出之意，故用葛根轻轻因势利导。其表即解，不必用麻、桂之协力也。内热充于上下，清热较解表为重，故加芩、连以清之，且葛根兼能缓和，芩、连兼以消腹部之炎，尤重在消肠之充血，协葛根以止利也。

【附注】

本条因误下而利，故上条曰必自下利。表里证同时并见者名太阳阳明合病，本条乃表证转里证者，故不曰合病也。

误用下药，气血内入以图营救，热亦随入而充于肠，内外不达，水分不能吸收，直下而作利，故名曰协热利。本条之证即协热利之类也（协热利者，热陷于肠也）。喘者，热陷于胸也。

本条之两"者"字，一是照应下条，一是回应上条，非自分二段也。前贤多以喘而汗出为表证已解，系由分两段看法而来。上段云表未解，下段必系表已解。夫下后表证骤除而见喘，是里气已虚，正气将脱之危象。肺气垂绝，法在不治，《内经》所谓"下之息高"是也，急用人参四逆辈或可挽其暴脱。

本条用葛根芩连，足证其表未解。盖表未解之喘并非危候，解表自愈。此麻黄、杏仁之所以治喘，本证之所以不用人参四逆辈也。

【方剂】

葛根黄芩黄连汤方

葛根半斤，甘草二两（炙），黄芩三两，黄连三两。

上四味，以水八升，先煮葛根，减二升，内诸药，煮取二升，去滓，分温再服。

【药物】

黄芩 味苦，性大寒。消炎药。

药能：消炎，去湿热，镇痛。

药征：因充血或有炎性机转而见胸胁满、呕吐、下利、心下（自心下而下及于骨盆）痞者。

调剂：本药与黄连大致相同，唯兼镇痛作用，在胃能增加消化，在肠刺激蠕动，入血能阻止体温增高。产山西、河北等处，合白术安胎，合芍药治下利，合柴胡退寒热，合猪胆汁除肝胆热，合桑白皮泻肺火。

黄连 味苦，性大寒。消炎药。

药能：消炎、除热、驱湿、止血、止利。

药征：烦悸、心下痞（自心下而上及于头）。

调剂：苦寒药皆能消炎，但多泻下者，唯本药既能消炎，又能去湿，故泻利时用之。可以降火去湿，即所以止泻。苦以坚之，本药当之无愧。产地以四川野生者最佳，能增胃液，使消化机能亢进，治胃酸少，又能杀痢菌。

【治验】

有持：下利初发，用桂枝、葛根等汤以解表证，但脉益促，热尚盛者，可用本汤。小儿热利，虽用下剂者多效。

汤本求真：此用于表证半解后，非谓全解后用也。又项背强急，心下痞塞，胸中实热，眼目牙疼痛或口舌肿痛腐烂者，若加大黄尤速。

勿误药宝：本方治表邪下陷之下利有效。治小儿疫痢屡效。加红花、石膏治口疮。

徐大椿：连芩甘草为治痢之主药。

【习题】

1. 喘而汗出是何原因？

2. 葛根、黄连、黄芩用于本证有何功能？

3. 下后见喘是何病证？宜用何治法？

4. 本条是否为太阳阳明合病？

35. 麻黄汤证之一

【原文】

太阳病，头痛发热，身疼腰痛，骨节疼痛，恶风无汗而喘者，麻黄汤主之。

【征引】

方有执：身疼腰痛、骨节疼痛，即 3 条之体痛而详言也。前言恶寒，此言恶风，乃更互言之也。

喻嘉言：盖恶风未有不恶寒者。

山田宗俊：此太阳伤寒之正证，表实者也。不言脉者，前已言之也。身体骨节疼痛，阴阳俱有之证。其无发热、头痛而脉沉微者，是为阴证，附子汤、真武汤之所主也。喘是表热延及所致之客证，非主证也，但以本病多兼之，故及之也。无汗在喘之上，与前条汗出而喘有别。

【讲义】

表病中分有汗、无汗两大类别。桂枝汤及其加减方皆属于有汗之类也，麻黄汤及其加减方属于无汗之类也。有汗为表虚，无汗为表实。表实主方麻黄八证中，头痛、发热是表虚表实共见之证也，身疼、腰痛、骨节疼痛皆因皮肤紧密而无汗，水毒迫于筋肉关节所致，水毒既不能放散于皮肤，转侵入呼吸器官而作喘。凡身疼、腰痛、骨节疼痛、无汗而喘之类证，表实之所独见也。云恶风者，言除太阳病原有恶寒之外，兼见恶风也。夫既称太阳病，复言头痛者，乃头痛较一般为剧也。不言脉紧者，详于前而略于后也。一汗之差，证治迥别，须当视此，勿令误也。

【附注】

发汗之目的，有为放散体热者，有为排除水毒者。放散体热时以麻黄协桂枝，如葛根汤、大小青龙汤及本方是也。排除水毒时则不以麻黄协桂枝，如甘草麻黄汤、麻杏石甘汤、越婢汤是也。前者有表热，后者皆无表热。

本方主治散热机能衰减而见诸痛证，故西医治神经痛药多有退热发汗之效。换言之，急性热病之神经痛乃高热无汗所致。

喘证因发汗可自去。若喘而汗出，则又是汗出由喘而生，先后排列不同，治法亦异。疼痛并用，有轻重之意存焉。

【方剂】

麻黄汤方

麻黄三两（去节），桂枝二两（去皮），甘草一两（炙），杏仁七十个（去皮尖）。

上四味，以水五升，先煮麻黄，减二升，去上沫，内诸药，煮取二升半，去滓，温服八合，复取微似汗，不须啜粥，余如桂枝法将息。

按：君药先煮者，专其力也，麻黄先煮去上沫者，沫令人烦也。

【治验】

汤本求真：用本方加桔梗治气管炎及肺内有凝痰，呼吸困难者，尤以小儿之急性肺炎多效。

孙思邈：本方主治胸胁腹切痛不可按，或吐衄下血。

柯琴：用治冷风哮与风寒湿痹亦效，非拘伤寒一证也。

尾台：治初生儿鼻塞不通、不能哺乳者。治痘疮见点时身热如灼，表郁难发及大热烦躁而喘，不起胀者。治哮喘痰潮，声音不出，抬肩滚肚而不得卧，恶寒发热，冷汗如油者，合生姜、半夏用之立效。

按：哮喘证由外感发者，宜本方、麻杏石甘汤及大青龙汤。因饮食便秘而发者，宜大柴胡汤、桃核承气汤、大黄牡丹皮汤等。

有持：本方为起死回生之神剂，诚不愧还魂之名也。小儿发热昏沉，务发其汗，十不误一。

喻嘉言：治小儿发热昏沉，务择伤寒名家循经救疗，则百不一失。

【习题】

1. 麻黄汤主治何病？其证为何？

2. 肺与皮肤之关系如何？

3. 麻黄汤为何药组成？略举各药之功能。

36. 麻黄汤证之二

【原文】

太阳与阳明合病，喘而胸满者，不可下，宜麻黄汤。

按：宋版可汗篇本条之前当有一条，文曰："脉浮而紧，浮则为风，紧则为寒，风则伤卫，寒则伤营，营卫俱病，骨节烦疼，可发其汗，宜麻黄汤。"

【征引】

山田宗俊：太阳者，承前章麻黄汤证言之，与葛根汤合病条同。阳明者，指其所交见阳明轻证一二而言也。喘而胸满是兼证，本条胸满不言胸胁苦满，明其未至于柴胡证也。

按：喘而胸满，因喘而胸满也，与喘而汗出同，故重在喘而不在胸满也。

钱潢：胸满者，太阳表邪未解，将入里而犹未入也。阳明病心下硬满者当不可攻，攻之遂利不止者死，况为太阳阳明合病乎。

【讲义】

太阳阳明合病与前条同，乃太阳与阳明之证并见者，表里同时而病也。喘而胸满，肺中水热壅闭之证。此水热是因表闭，亦即麻黄汤证之喘。因喘而见胸满者，解表自愈，况病在上不可使之下。经云伤寒呕多，虽有阳明证不可攻，与此同义，故宜麻黄汤解表。

【附注】

阳明病可下，与太阳合病则表未解不可下。阳明病腹满者可下，胸满则切不可下。喘而胸满因汗不得出，毒迫于肺，汗出则毒去，毒去则喘满自除。

34 条，喘而汗出，葛根黄芩黄连汤主之。本条喘而胸满，宜麻黄汤。两证一有汗一无汗。前者因误下热入，其喘因热，汗出亦因热，故宜以凉解；后者无汗，其水毒较重，壅聚胸部致喘而满，故宜发汗。同是喘证，以兼证不同，则治法有解热、排水之分也。

【习题】

1. 太阳与阳明合病，喘而胸满何以不可下？

2. 34 条之喘而汗出与本条之喘而胸满有何异同之点？

37. 麻黄汤证之三（小柴胡汤证之一）

【原文】

太阳病，十日以去，脉浮细而嗜卧者，外已解也。设胸满胁痛者，与小柴胡汤。脉但浮者，与麻黄汤。

【征引】

方有执：脉浮细而嗜卧者，大邪已退，血气乍虚而肢体倦怠也。

山田宗俊：少阴病，脉微细，但欲寐，与本条稍似而大异。彼在病发之始，此在十日以后，彼脉微细，此脉浮细，彼欲寐，而此嗜卧。自有差别，宜参考。

【讲义】

太阳病十日以去（以与已通）有外已解者，有外未解者，已解之中又分外已解而愈者、外虽解而转入少阳者，故本条以三"者"字分三段，以两汤分两证，以两脉分已解、未解。图示于后。

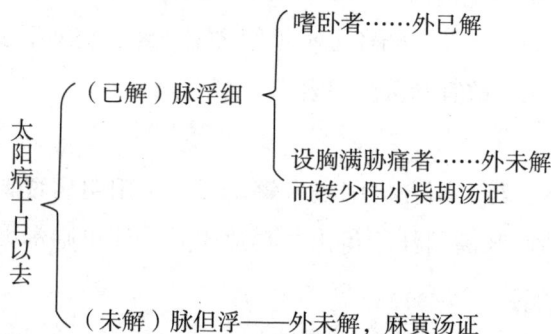

太
阳
病
十
日
以
去
{
（已解）脉浮细 {
嗜卧者……外已解

设胸满胁痛者……外未解
而转少阳小柴胡汤证
}

（未解）脉但浮——外未解，麻黄汤证
}

脉浮细，在表之充血已轻减。嗜卧，因正气胜邪后，身体疲劳。今十日已去，表证已无，虽有少许不爽，亦为外解之候，即 10 条所云"风家表解而不了了者，十二日愈"者是也。设太阳病已去……外解而内传，更见胸满胁痛之少阳证，辄与小柴胡汤可也。若太阳病十日已去，脉但浮者，为病仍在有，仍与麻黄汤，勿拘于日数也。

【附注】

脉但浮者一段，麻黄证当然包括在内，虽不言证，于无字中求之。本段重在十日以去，仍见麻黄证者，与麻黄汤并无妨碍也。

小柴胡汤方见后 98 条。

【习题】

1. 太阳病十日后之变化情况如何，分析述之。

2. 脉浮细、嗜卧是何病理？主何病证？

3. 胸满胁痛是何病证？

38. 大青龙汤证之一（表不解里有热）

【原文】

太阳中风，脉浮紧，发热恶寒，身疼痛，不汗出而烦躁者，大青龙汤主之。若脉微弱，汗出恶风者，不可服之，服之则厥逆，筋惕肉瞤，此为逆也。

【征引】

程知：本汤非为烦躁而设，为不汗出之烦躁设。若脉微弱，汗出恶风者，烦躁乃少阴亡阳之象，非汗不出而郁蒸者比也。

山田宗俊：此太阳表实兼阳明内热之候，非麻黄汤所能发，故与大青龙汤之峻发也。若脉微弱以下乃少阴亡阳之证，与通脉四逆汤之里寒外热、吴茱萸汤之烦躁、附子汤之身痛同类，皆真寒假热，非大青龙所主。误服则必见四肢厥逆、筋惕肉瞤等危候，是为逆治。此时惟真武汤可以侥幸万一。

喻昌：天地郁蒸，得雨则和，人身烦躁，得汗则解。大青龙汤证为太阳无汗而设，与麻黄汤证何异？因兼见烦躁一证，则非此法不解。

张锡驹：阳气者柔则养筋，血气盛则充肤热肉。今虚则筋无所养，内无以充，故筋惕肉瞤。盖仲圣凭脉辨证，只审虚实，不论风寒。脉象有力者为实，弱者为虚。不汗出而烦躁者为实，汗出多而烦躁者为虚。证在太阳而烦躁者为实，证在少阴而烦躁者为虚。大青龙汤为风寒在表而兼里热者设，故本汤中风伤寒互称，何曾拘于名乎！若本证为中风兼伤寒，何不用麻桂合方，而更用本方主治乎？

《活人书》：本方与麻黄汤相似，但病最重又加烦躁者。

【讲义】

太阳中风应见汗出脉缓，今见脉浮紧（伤寒脉）、发热恶寒（中风伤寒共见证）、身疼痛（伤寒证）、不汗出（伤寒证）、烦躁（中风较重的偶见之，伤寒未之见也）。若此者多为中风病，而伤寒证反多，足证经中所设中风、伤寒姑名之耳，不可截然分之也。本条可谓为麻黄证之重者，大青龙汤大发汗以解表清里，热去而烦躁诸证自愈矣。脉微弱（正气不足）、汗出恶风

（表虚不固）者不可服之。若误服之，则正气愈虚而肢体厥逆，津亏血少而筋惕肉瞤，此为逆治也。

【附注】

本条可解作麻黄汤证之重者，兼桂枝去芍药汤证，复兼石膏证者。本方较之桂枝二越婢一汤多杏仁，少芍药，且本方以麻黄汤为主，桂枝二越婢一以桂枝汤为主。两方虽皆有内热，但以有汗无汗别之，尤在重量悬殊，主治迥然。烦躁由于里热，此本证之异于麻黄、桂枝等证也。列表于后，以资参考。

论中之无汗、汗不出、不汗出及不发汗等句之意义各有不同：无汗是表有阻隔，无汗见于皮肤也。汗不出，汗已变成，滞于汗腺，唯不能出耳。不汗出，表有水气，但不能成汗而出也。不发汗，以发汗剂发之而汗不出也。

证名	造热	散热
桂枝汤证	微盛	不衰
麻黄汤证	不盛	衰减
大青龙汤证	甚盛	衰减
白虎汤证	甚盛	甚盛
少阴证	衰减	不衰

【方剂】

大青龙汤方

麻黄六两（去节），桂枝二两（去皮），甘草二两（炙），杏仁四十枚（去皮尖），生姜三两（切），大枣十枚（擘），石膏如鸡子大（碎）。

上七味，以水九升，先煮麻黄，减二升，去上沫，内诸药，煮取三升，去滓，温服一升，取微似汗。汗出多者，温粉扑之，一服汗者，停后服。若复服，汗多亡阳遂虚，恶风烦躁不得眠也。

按：温粉者，米粉温用也。

【治验】

吉益东洞：治一人患肿满，余诊其喘鸣息迫，烦渴，小便不通，与本方四十日无效。均疑之，余谓除此外无的方，复用大剂二十日，病家以急复来告，往观之，见前证益剧，恶寒战栗，漉漉汗出，举家骚然，以为命将尽。余曰：无关，此瞑眩也。犹用本方，则终夜大汗出，换衣六七次。翌日，肿满减半，小便利。十余日复常。

汤本求真：以本方速愈剧烈性肾脏炎。

中神：治一妇产后，浮肿，腹胀满，大小便不利，饮食不进。其夫医也，亲疗与下剂，无效。余诊其脉浮滑，按腹水声，谓其主人曰：子之术当也，然病不知，当易法。仲师所谓与大承气汤不愈者，瓜蒂散主之之类也。主人曰：善。与本方，夜大汗如流。翌日又与之，三四日后腹满如忘。与前方凡百余帖，复原。

喻昌：大青龙者，升天而行云雨也。小青龙者，鼓波而奔沧海也。治饮者，以小青龙为第一义。

按：各家以本方治麻疹、目疾、天行赤眼、风眼疼痛流泪、赤脉云翳、眉棱骨痛、头痛、耳痛，或本方加车前子。又治烂睑、风涕泪稠黏、痒痛甚者，本方加车前子，加枯矾频熏洗。又头剧痛如裂，夜不能眠，若心下痞，胸膈烦热，兼服泻心类。又小儿赤游丹毒，大热烦渴，惊惕或痰喘壅盛，兼用吐下剂；或直视口噤，先吐下，再用本方亦可。

方极：本方治喘咳，渴，上冲，身疼，恶风寒者。

【习题】

1. 大青龙汤主治何证？

2. 本方与麻黄汤比较有何异同？

3. 本方与桂枝二越婢一汤比较有何异同？

4. 本条名为中风，而证多伤寒，其故安在？

5. 若脉微弱，何以不可服本方？

39. 大青龙汤证之二

【原文】

伤寒脉浮缓，身不疼但重，乍有轻时，无少阴证者，大青龙汤发之。

【征引】

《医宗金鉴》：乍有轻时，谓身重而有时轻也。若但欲寐，身重无轻时，是少阴证也。

曹家达：上条乃伤寒之脉而其证剧者，此则中风之脉而其证剧者。与本方者，舍脉而取证也。

山田宗俊：本条承上条，论其有异证者，唯言其异，不言其同，故发热、恶寒、不汗出而烦躁含蓄其中。少阴证者，即前所谓脉微弱，汗出恶风者是也。

按：真武汤四肢沉重疼痛、桂枝附子汤身体疼烦不能转侧、柴胡加龙骨牡蛎汤一身尽重不可转侧者，皆此身重，不可不辨。

柯琴：脉浮紧者，身必疼。脉浮缓者，身不疼。脉浮缓下当有发热、恶寒、无汗、烦躁等证。因少阴发热恶寒、无汗、烦躁之证与大青龙同，法当温补，若反与麻黄之散、石膏之寒，真阳立亡矣。

《医宗金鉴》：身轻，邪在阳也。身重，邪在阴也。乍有轻时，谓身重而有轻时也。若但欲寐，身重无轻时，是少阴证也。今无但欲寐，身虽重乍有轻时，则非少阴证。

【讲义】

本条证少，是包括上条发热、恶寒、不汗出而烦躁等证而言，非仅伤寒脉浮缓、身重乍轻也。大青龙汤者，主治不汗出、表不解、水热毒并盛之证也。水盛于外者脉必浮紧，身必疼痛。上条水盛于内者脉不紧而缓，身不疼但重。（本条证）热盛后不汗出，必见烦躁（两条共见证），热盛能使身重，亦能驱水轻快于一时（本条证）。两条脉证虽异，而表不解、不汗出、烦躁则同。水热之部位虽殊，初无轻重之差则同，且本条承前立论。身疼因为水滞，身重亦为水滞，水充皮表，脉紧可汗，水充肌肉，脉缓亦可汗，此两条同而不同，不同而同者也。中风、伤寒命名之义于此两条亦可概见。无少阴证者，指上条脉微弱、汗出恶风而言者也。

【附注】

发者，发其汗也。水滞不作汗而为水毒，有强发其水而使汗出之义也。两条谆谆以无少阴证者为戒，则本汤不可用于正气衰弱之人可知也。

【习题】

1. 本条依何病证运用大青龙汤？

2. 无少阴证，指何证而言？

40. 表不解兼水证之一

【原文】

伤寒表不解，心下有水气，干呕发热而咳，或渴，或利，或噎，或小便不利、小腹满，或喘者，小青龙汤主之。

【征引】

孙思邈：此方之证为发汗后者。

汪昂：论中凡有里证兼表证者，则以表未解赅之。

中西惟忠：干呕、咳、渴、噎、喘皆心下有水气之状。

《医宗金鉴》：太阳停饮有二：中风有汗为表虚，五苓散证也。伤寒无汗为表实，小青龙汤证也。

山田：噎当作噫，程本亦作噫。

陆渊雷：西医之大叶肺炎、支气管炎、支气管螺旋体病、急性支气管炎、渗出性胸膜炎等，其证皆相似，本方皆主之。

按：上证以麻杏石甘汤主治为多。又，肺结核慎用麻黄剂。

【讲义】

伤寒表不解，必见无汗、恶寒、身痛等表实证。若兼心下（胃脘之部）有水气，此水气不能排泄于表，表气不利，胃气上冲而干呕作。夫表病原有发热，今重申之，此热必高，且发热与咳并论，谓此咳因热而发，乃心下之水气与热迫于呼吸器官所致，故曰发热而咳。自此以下之或见证，乃形容水气变动不居，若停水流入肠中而作利，不上润而作渴。若气上行而作呃逆，不下降以利小便。若水停膀胱则少腹满，水迫肺部则作喘。凡此种种，虽部位不同，见证各异，然皆以表证不解，心下之水气欲出无由，故用小青龙汤之辛散发汗驱水。主证一去，诸证霍然。

【附注】

表闭肺塞，水停心下，气阻不利，气滞水停，故曰心下有水气也。古云"肺为水之上源"者，此也。

按：大小青龙汤皆以青龙名之者。传古有四神，即青龙、白虎、玄武、朱雀是也。青龙汤君麻黄，色青；白虎汤主石膏，色白；玄武汤（即真武汤）主附子，色黑；朱雀汤（即十枣汤）因大枣，色赤。此命名由来。

【方剂】

小青龙汤方

麻黄（去节）、芍药、细辛、干姜、甘草（炙）、桂枝（去皮）各三两，五味子半升，半夏半斤（洗）。

上八味，以水一斗，先煮麻黄，减二升，去上沫，内诸药，煮取三升，去滓，温服一升。若渴，去半夏，加瓜蒌根三两；若微利，去麻黄，加荛花，如一鸡子，熬令赤色；若噎者，去麻黄，加附子一枚（炮）；若小便不利，少腹满者，去麻黄，加茯苓四两；若喘，去麻黄，加杏仁半升（去皮尖）。

按：若渴以下，乃后人所附益。

【药物】

五味子 味酸（五味具备，酸咸为多），性温。滋补、收敛、祛痰药。

药能：敛肺涩肾，固精止汗，强阴益精。

药征：咳逆而冒。

调剂：本药性温，虽有上述证候，如因实火者忌用。又，本药治冒作用类似泽泻，然泽泻治眩冒，本药治咳逆而冒，不难分别。产地以沈阳、吉林为最。李时珍谓滋补熟用，镇咳生用。国外英美药学家说，南产色红，北产色黑，皮肉甘酸，核中辛苦，都有咸味，义为健胃药。日本学说谓黑五味系别一种，并非北五味子，以干梗浸水，取其黏液涂发甚佳。

细辛 味辛，性温。催吐药。

药能：治阴证之蓄饮停水、咳逆上气、头痛、胁痛、逆满。

药征：咳满、上逆、胁痛或心下坚大。

调剂：本药催吐、祛痰，用少量有镇咳作用，若大量用则为吐剂。

按：本药根细而味极辛，故名。产自辽宁、吉林两省。

【治验】

《御药院方》：肺气不利，咳嗽喘满，胸膈烦闷，痰沫多，喉中有声，鼻塞清涕，头痛目眩，四肢倦怠，咽嗌不利，呃逆恶心。

吴谦：用治杂病之腹胀水肿，以本方发汗利水。

北山氏：用本方治表不解，心下有水喘咳，又可用于溢饮之咳嗽，寒暑必发之喘咳、吐痰沫、不得卧、喉如结、心下有水饮也。若上气烦躁，加石膏。又，胸痛、头痛、恶寒汗出，与发汗剂虽为禁法，然于喘而有汗证仍用本方。与麻杏石甘汤之用于汗出者同义，有谓此汗必臭可征。

按：《局方》中温肺汤剂多从此方加减而成。盖治咳者，以细辛、干姜、五味子为主，无不验也。

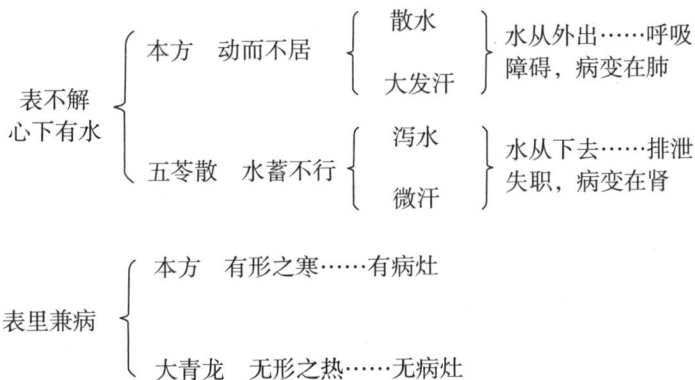

```
                          ┌ 散水 ┐
              ┌ 本方 动而不居 ┤      ├ 水从外出……呼吸
              │              └ 大发汗 ┘ 障碍，病变在肺
表不解        │
心下有水      │              ┌ 泻水 ┐
              └ 五苓散 水蓄不行 ┤      ├ 水从下去……排泄
                              └ 微汗 ┘ 失职，病变在肾

              ┌ 本方  有形之寒……有病灶
表里兼病      ┤
              └ 大青龙 无形之热……无病灶
```

【习题】

1. 小青龙汤主治何证，从表里阴阳寒热虚实详分述之。

2. 心下有水气作何解？

3. 本方与大青龙汤有何异同点？

4. 细辛、干姜、五味子之功能及特征？

41. 表不解兼水证之二

【原文】

伤寒心下有水气，咳而微喘，发热不渴，服汤已渴者，此寒去欲解也，小青龙汤主之。

【征引】

成无己：咳而微喘者，水寒射肺也，发热不渴者，表证未罢也，与小青龙汤发表散水。服汤已渴者，里气温，水气散，为欲解也。

钱潢：发汗不渴者，因心下有水气，故虽发热亦不渴也。服小青龙汤已而渴，则知心下之水气已消，胃中之寒湿已去，但以发汗之后，温解之余，上焦之津液尚少，所以反渴也。前以有水气，故发热不渴；今服汤已而渴，故知寒水去而欲解也。

【讲义】

凡伤寒心下有水饮之人，若见咳而微喘、发热不渴者，即以小青龙汤主治，不必尽如上条之繁复见证也。夫咳之剧者必微喘，此喘由咳所生。曰不渴者，对下渴字而言，不渴非言病证。如是可约为：凡伤寒心下有水饮之人，若见咳而发热者，以本方主治。再约之，本方为治伤寒因水而咳之主方也。若本不渴，服汤后反渴者，乃水去欲解之征。此段自"服汤已"至"欲解也"，为经中自注笔法，宜内括弧中。

【附注】

本条无表不解、干呕及或见各证，非详于前而略于后也，但举本方重在治咳。咳者，以心下有水气，与其谓本方重在治咳，不如谓本方重在驱心下水也。上条推广方义，证无不包，本条归纳方义，完全扫净。

【习题】

1. 小青龙汤主证如何？

2. 服小青龙汤后见渴者是何证候？

3. 太阳上篇共有方剂若干，列表以明其系统。

42. 桂枝汤证之六

【原文】

太阳病，外证未解，脉浮弱者，当以汗解，宜桂枝汤。

【征引】

方有执：外证未解，谓头痛项强、恶寒等证犹在也。

山田宗俊：此亦论太阳病发汗后当解而不解者也，故不言不解，而言未解，所以示其业经发汗也。

张：外证未解，曾服过发汗药可知。

【讲义】

太阳病，发汗施治后外证（头痛、项强、恶寒等）未能尽解时而见表虚之阳浮阴弱脉（中风浮缓脉），即当以微汗之法解之，不可用麻黄汤。因属表虚，故以桂枝汤最为相宜，从脉法也。

【附注】

太阳病通称表病，表病之证通称外证。惟经文每见麻黄汤解表、桂枝汤解外之句，似解表之名多属于麻黄汤证，亦用于桂枝汤证，而解外之名辄多属于桂枝汤证，罕见用于麻黄汤证，因无明文，存参可也。

"未解"有两义：①病证数目原有四五证，今只余少证，病证减少未尽解也。②病之情势已见和缓，程度减轻而未全解也。

不解，病无解之可能（未解），病减轻而未尽。

按：本条未详病证者，以桂枝汤证已为上篇所详述故也。外证未解者，或经汗后，或经时日，桂枝汤主证仍在，纵有伤寒证，若脉象浮弱，桂枝汤为宜，因见表虚之脉也。表病经汗、吐、下后，表证仍在者，以桂枝汤救逆为常法。如本条虽非纯桂枝汤证，若见表虚之脉，辄以桂枝汤微汗为宜，此又一法也。

【习题】

1. 何为外证？

2. 脉浮弱是表虚，何以当汗解？

43. 下后变证

【原文】

太阳病，下之微喘者，表未解故也，桂枝加厚朴杏子汤主之。

【征引】

张志聪：此与喘家作，桂枝汤加厚朴杏子用一义也。

山田宗俊：太阳病桂枝证，医反下之，其证不变，唯加微喘者，因表邪未解，而邪热延及上焦也。凡书汗后吐后下后者，皆以前证悉去而言之。本条不言后字者，前证不去也。

【讲义】

太阳病，下之后，其气上冲者，可与桂枝汤，方用前法。上冲是表不解之证，今下之微喘者亦上冲证，故曰表未解故也。虽曰下后表证未解，正气不因误下而衰减，但总为误下之坏病。

条数	34	63、171	43	19
病名	太阳病	太阳病	太阳病	太阳病
汤别	桂枝证	桂枝证	桂枝证	桂枝证
治逆	反下之	发汗后，下后	下之	未经施治
现在见症	喘而汗出	汗出而喘	微喘	喘
主治方名	葛根黄芩黄连汤	麻杏石甘汤	桂枝加厚朴杏子汤	桂枝加厚朴杏子汤
附注	表未尽解	表已解	表未解	表未解

【附注】

上冲与喘皆为正气抵抗表邪，使不内陷之表现。若仅见表证上冲，即用原方，更加新证之喘，即加厚朴、杏仁。本条与19条病因不同，凭证施治，故治法不变也。若喘而身疼痛者，是无汗而喘之表证，解表即愈。若喘因邪而势急，邪乘喘而威盛者，非本方所得而治。所谓下后大喘，须另法救治，不在此例矣。

【方剂】

桂枝加厚朴杏子汤方

桂枝三两（去皮），甘草二两（炙），生姜三两（切），芍药三两，大枣十二枚（擘），厚朴三两（炙，去皮），杏仁五十枚（去皮尖）。

上七味，以水七升，微火煮取三升，去滓，温服一升，复取微似汗。

【药物】

厚朴 味苦，性温。驱毒药。

药能：益气下气，除惊，去心烦满，消痰，去胸中呕不止，蓄食不消，去结水，止吐酸水，化水蛊，主治胸腹满，兼治腹痛。

药征：因食毒或食兼水毒而致胸腹满者。

调剂：由益气下气，除惊去烦观之，有作用于神经系统。由消痰去呕观之，有治水作用。由消食止酸观之，有去食毒作用。满有虚实之分，本药以去实满为主也。

按：厚朴生姜半夏甘草人参汤君以厚朴，可知本药能治虚满也。又，本药在本方中亦主胸满（实而恒存），异于桂枝去芍药汤证之胸满（虚而偶见），更异于人参证之心下痞硬（限于局部），本药普遍膨满是其别也。

【治验】

《本事方》：一武臣为寇所执，置舟中甲板下，数日得脱，乘饥恣食，解衣扪虱，次日遂作伤寒。医者汗下杂治，渐觉困顿，上喘急，高予与桂枝加厚朴杏子汤，一啜喘定，再服微汗，至晚身凉，脉和矣。医曰：生平未曾用古方，不知其神捷如是。予曰：仲圣之法，岂诳后人哉？人自寡学，无以发明耳。

【习题】

1. 太阳病下之微喘，何以为表未解之故？试详述之。

2. 19 条与本条何以同一治法？

3. 厚朴之功能如何？与人参有何异同？

44. 桂枝汤证之七

【原文】

太阳病，外证未解者，不可下也，下之为逆，欲解外者，宜桂枝汤。

【征引】

《医宗金鉴》：凡表证未解，无论已汗未汗，虽有可下之证而非在急下之列者，均不可下。

王肯堂：但有一毫头痛、恶寒，即为表证未解，不可下。

汪琥：逆者，为病在外而反攻其内，于治法为不顺也。

山田宗俊：此已经发汗而表未解者也。桂枝汤方后曰服一剂尽，病证犹在者，更作服，若汗不出者，乃服至二三剂。是所以更行桂枝汤也。

【讲义】

太阳病，若外证（恶寒、头痛等）未尽解时，虽有可下之证亦不可轻用下法，所谓"病在外者不可攻其内""病在上者不可使之下"是也。若误下之，不独变结胸、下利等证，即三阴坏病亦多由误下所致，故为逆治。当外证不解兼见下证时，仍求解外之正治，以桂枝汤为宜。

【附注】

本条与 42 条一从正面言治，当用汗法，一从反面言治，不当用下法，反复权衡，审辨至再。盖汗下之法使用至难，偶有误施，祸变立至也。

吾人临证，若不加审辨，动以"汗不厌早""下不厌迟"之说奉为圭臬，而于禁汗之证、急下之法视为迂论，更有轻用麻、桂、硝、黄败事者。汗下不效，皆不善取法之过也。愿共熟读本篇汗下变证，庶几无大过矣。

【习题】

1. 外证未解，何以下之为逆？

2. 42 条与本条异同安在？

45. 桂枝汤证之八（汗下后脉浮，仍宜桂枝汤）

【原文】

太阳病，先发汗不解，而复下之，脉浮者不愈。浮为在外，而反下之，故今不愈。今脉浮，故在外，当须解外则愈，宜桂枝汤（"故"下《成本》《玉函》有"知"字，柯本删"而反"以下十四字）。

【征引】

成无己：经曰柴胡证俱而以他药下之，柴胡证仍在者，后与柴胡汤。此虽已下之，不为逆，则其类矣。

周扬俊：本条虽汗下而误，桂枝证仍在，不为坏证。

【讲义】

太阳病包括中风、伤寒两种表病，无论大发汗或微取汗，总以先发其汗为正治。一汗不解，再汗可也，再汗不解，只见其表证仍在，乃至三四五次亦无不可。若一汗不解即用下法，脉浮者必不能愈。盖浮脉是病在外，病在外不可下，而反下之，故令病不能愈也。今汗下之后（"今脉浮"遥接"复下之"之后）脉仍见浮，故知病仍在外（与下之后其气上冲同义），当须解外则愈。解外之法，用于汗下之后者多以桂枝汤为宜。

【附注】

脉浮者，不愈之浮，是下之前脉象。今脉浮之浮是下之后脉象，柯本自"而反"以下删十四字，是说明桂枝汤宜用于误下之前。若自"脉浮者不愈"至"故令不愈"用括弧分开，则桂枝汤用于下后脉浮之证矣。

误下之前脉浮是外不解，用桂枝汤已见前 42 条，外证未解不可下已见 44 条，下后脉浮仍用桂枝汤是本条大意。15 条言证，本条言脉，其理同，故柯氏之说不如自"脉浮者不愈"至"故令不愈"一句用括弧分开更能推广桂枝汤之用，意义较为完备也。

【习题】

1. 本条是否坏病？

2. 本条在发汗不解时，何以复下之？

3. 发汗之先是何脉象？下之之先是何脉象？下之之后是何脉象？

46. 麻黄汤证之四（阳气重，见衄乃解）

【原文】

太阳病，脉浮紧，无汗，发热，身疼痛，八九日不解，表证仍在，此当发其汗。服药已微除，其人发烦，目瞑，剧者必衄，衄乃解。所以然者，阳气重故也，麻黄汤主之。

【征引】

成无己：脉浮紧，无汗，发热，身疼痛，太阳伤寒也，虽至八九日而表证仍在，当发其汗。

濑穆：服药已者，服麻黄汤已也，此自书文法也。服汤已渴者，此寒去欲解也，小青龙汤主之之类是也。

山田宗俊：以"微除"二字为"须臾"之误，"除"与"臾"古音相同。又，所以然者以下九字，叔和注文。

方有执：微除，言虽未全罢，亦已减轻也。

柯琴：麻黄汤主治句在当发其汗句下，前辈随文衍义，谓当再用麻黄以散余邪，不知得衄乃解句何处着落。

【讲义】

太阳病，脉浮紧，无汗，发热，身疼痛，伤寒麻黄汤证也。本条重在"八九日不解"句，凡太阳病至八九日，病变有二：①行其经将尽，病证轻减者。②有病证不解者。病证不解者表证必仍在，表证仍在者，勿拘日数，当发其郁闭在表之汗。服发汗药后，若病势轻微者，病随汗解，但必于汗出时见发烦目瞑等证，与战汗而解同理。病势严重者，必鼻黏膜因充血甚而破裂，久郁在表之高热得充分放散而解。所以然者，指服药后之情况。凡此种种皆因阳气郁闭在表八九日之久，所积甚重故也。麻黄汤主之是自注，言本证始终须以麻黄汤为主。

【附注】

战汗，凡病经日，服药中病，常作战汗而解，乃正气欲出不得，邪气又盛之故耳。《伤寒证治明条》曰：凡伤寒疫病战汗者，病人忽身战栗，急与姜末汤热饮以助其阳，须臾战定，当发热汗出而解。或病人恶热，尽去衣被，逆闭其汗不得出者，当以生姜、豆豉、紫苏等发之。有正气虚不能胜邪，作战而无汗者，此为难治。若过半日或至夜而有汗，又为愈也。如仍无汗而神昏，脉渐脱者，急以人参姜煎服以救之。又，老人、虚人发战而汗不行，随即昏闷，不知人事，此正气脱而不复苏矣。曾见疫病有五六次战汗者，不为害也，盖邪气深，不得发透故耳。

瞑眩，凡施汗、吐、下法未必如医家之预期。东洞氏谓"以余验之，有下剂反吐者，汗剧反下者"，盖由药力强烈反应以驱病毒于体外之现象。《尚书》云"若药不瞑眩，厥疾弗瘳"，洵为千古不磨之论也。据动物实验，麻黄能增高血压。西尾氏云服麻黄汤后，温覆则心脏机能亢进，脉搏增加，全身温暖，颜面及耳边尤甚，次即汗出。然则麻黄之发汗，必先血压亢进而头面充血。

本条之"发烦且瞑"及"衄"乃服汤后充血加甚之现象也。阳气重者，前贤谓热郁体内不能放散，与现代所论正同。

【习题】

1. 八九日不解指何证不解？

2. "服药已"是所服何药？服药后之情况如何？

3. 何谓战汗？其理安在？

47. 伤寒病自衄者愈

【原文】

太阳病，脉浮紧，发热，身无汗，自衄者愈。

【征引】

成无己：风寒在经不得汗解，郁而变热，衄则热随血散，故云自衄者愈。

方有执：此承上条，轻者得衄自愈者。汗本血之液，北人谓衄为红汗，达此义也。

山田宗俊：和兰之俗，凡伤寒热甚者刺络取血，其热乃解。若其自衄者，谓之天然刺络也。

张景岳：今西北人凡病伤寒，热入血分而不解者，悉刺两手腘中出血，谓之打寒。盖寒随血去，亦即红汗之类也。此情符自衄者愈之语，可见天下一理，万国同情矣。

《医宗金鉴》：太阳病从外解者，惟汗与衄二者而已。

【讲义】

太阳病脉浮紧、发热、身无汗，太阳伤寒之脉证也，应以汗解之。今以阳气盛而致衄，因衄而病解，亦即因充血而热盛，因衄而充血除，热亦随去，与发汗解热之理正同也。

【附注】

正气向外驱病毒，血必随之充满肌表，体热亦必随之聚于肌表，因无汗之故，热不能发散。郁滞既久，其热弥高，外出无由，转而向上，血热上冲，突破鼻之黏膜而为衄。夫发汗者，使热随汗去。自衄者，是热随衄减。汗本血液，血谓红汗。经云夺血者无汗，是血之与汗其源不二，功用相通，此伤寒证之所以能由衄解也。

【习题】

试述伤寒病自衄者愈之理由。

48. 二阳并病之治及其类似证

【原文】

二阳并病，太阳初得病时，发其汗，汗先出不彻，因转属阳明，续自微汗出，不恶寒，若太阳病证不罢者，不可下，下之为逆，如此可小发汗。设面色缘缘正赤者，阳气怫郁在表，当解之熏之。若发汗不彻不足言，阳气怫郁不得越，当汗不汗，其人躁烦，不知痛处，乍在腹中，乍在四肢，按之不可得，其人短气但坐，以汗出不彻故也，更发汗则愈。何以知汗出不彻？以脉涩故知也。

【征引】

周扬俊：（躁烦以下种种证候，不过形容）"躁烦"二字，非真有病，故曰按之不可得也。

张锡驹：并病者，前病未解，后病已至，具两经之证。

庞安时：《伤寒总病论注》云：古本字多差误，以从来所见病人证候中测验，"汗出不彻故也"以下应添"宜麻黄汤"四字。

喻昌："更发汗"以下，宜"桂枝加葛根汤"。

张璐：桂枝二越婢一汤。

姚：桂枝汤。

《医宗金鉴》："小发汗"，麻桂各半汤或桂枝二越婢一汤。

山田宗俊：属阳明以上，阳明篇之文，续自微汗出以下，叔和敷衍之文。

【讲义】

二阳并病，指太阳与阳明并病而言。其传变过程，由于初得太阳病时服发汗剂发其汗，彼时汗虽出而未达解热目的，反亡津液，因内传而转属阳明矣。其后为内热熏蒸之故，症状连绵不断。微汗自出，不恶寒矣。此时若太阳病罢，即可适用下法，治阳明病可也。若太阳病证不罢者，为表里兼病，既有表证，不可议下，下之即为逆治，因有里证，又不可大发汗，大汗愈伤津，阳明愈燥。如此病证可小发其汗，解表存津，此治二阳并病之法也。设热虽盛而不内传，证见面色正赤连绵不断者，乃热闭在表，蓄积不出，当以汗解之。汗之不愈，熏之可也。此属表郁，非转阳明，因颇相似，不可不辨。解之熏之者，欲其汗外达也。若发汗外达不畅，仅言热郁不得外越，其证当汗而不能汗，则其人因热扰而躁烦，因汗闭而痛无定处，乍在腹中，乍在四肢，按之不可得，其人呼吸迫促，但坐不得卧。以上各证皆以汗出不透达之故也，更发汗则愈矣。何以知汗出不彻，以脉涩血流不畅，有所阻碍故也。

【附注】

本条辨气不类经文。彻，通也，达也，除也。缘缘，连绵貌，自浅而深，自一处而满面之谓也。熏之，《外台·伤寒门》引崔氏方：疗伤寒蒸法，以薪烧地，热后淋水，取蚕砂，若桃叶、桑柏叶布地，厚二三寸，铺席卧其上，温覆取汗，汗出便止，温粉扑之，勿令遇风。

又，张文仲方，桃叶熏身法：水一石，煮桃叶，取七斗，以席自围，衣被盖上，安桃汤于床下，取热自熏，少时当雨汗，去汤粉之。此隋唐以前所行熏法，发汗而汗不出者，往往用之。

汗的分泌受体外的气候、空气中水量、体温、感情作用等所影响，激动时汗腺分泌增加。

【习题】

1. 何谓二阳并病？

2. 汗出不彻，何以转属阳明？

49. 身重心悸，尺脉微不可汗

【原文】

脉浮数者，法当汗出而愈，若下之，身重心悸者，不可发汗。当自汗出乃解，所以然者，尺中脉微，此里虚。须表里实，津液自和，便自汗出愈。

【征引】

山田宗俊：本条"法当""所以然者"且脉分三部皆叔和之言。

程知：诸脉浮数，邪在表也。身重心悸者，不惟损其胃气，虚其津液，而营血亏乏可知。寸主表，尺主里，尺中脉微，里虚也。麻黄汤为表里俱实者设，本证宜用和表实里之法治之，使表里两实，则津液自和而邪无所容，不须发汗而自汗出愈矣。

钱天来：身重者，因邪未入里，误下而胃中阳气虚损也。凡阳气盛则身轻，阴气盛则身重，故童子纯阳未杂而轻盈跳跃，老人阴盛阳衰而肢体龙钟，是其验也。误下阳虚与误汗阳虚无异。本条心悸与发汗过多，又手冒心之心下悸，同一里虚之所致也。

魏：须用表和里实之法，建中汤、新加汤之属可斟酌用。要再升阳透表，温中和里而已。

【讲义】

脉浮数为表热之象，经曰诸脉浮数，当发热而淅淅恶寒，邪在表也。夫邪气在表者当汗出而愈，定法也。若误下虚其里而见身重、心悸者，虽有表证未解，不可强发其汗，当先令其气血充实，有自汗之能力，疾病方能解。所以然者以下，言不可发汗之脉及自汗解之理。尺微者，里虚也（身重、心悸属不可汗之证，尺微属不可汗之脉）。夫疾病之差，须表里气血充实。气血充实者，津液自调和，津液和者，必能自然作汗，驱除病毒外出而愈矣。

【附注】

身重属气虚，心悸属血虚。气血俱虚者，虽有表证不可发汗，设强汗之，必内伤津液，外虚表气，致表里俱虚矣。当自汗出乃解者，宜培其自汗出之能力也。故强人病表发其汗，虚人病表建其中也。尺中，尺位也，后世称寸关尺为寸口、关上、尺中。

【习题】

1. 浮数尺微之脉主何证象？

2. 当汗而误下，易致何变？

3. 气血俱虚者，强发其汗，易致何变？

50. 脉迟血少不可汗

【原文】

脉浮紧者，法当身疼痛，宜以汗解之。假令尺中迟者，不可发汗。何以知然，以荣气不足，血少故也（疼痛，《玉函》作身疼头痛，《脉经》作身体疼痛，张璐本"知然"间补一"其"字）。

【征引】

山田宗俊：本条"法当""假令尺中迟""荣气不足"皆非经文辞气。

《本事方》：一人病伤寒，发热头疼烦渴，脉虽浮而无力，尺以下迟而弱，因与建中汤加当归、黄芪，令饮，翌日脉当如故。五日尺部方应，遂投麻黄汤，啜二服发狂，须臾稍定，略睡得汗。临证必须顾其表里虚实，待其时日，若不循次第，暂时得安，亏损五脏，以促寿限，何足贵也。

王焘：黄帝问岐伯曰：当发汗而其人适失血及大下利，如之何？岐伯曰：数少与桂枝汤，使体润漐漐之汗出，连日如此，自当解也。

【讲义】

脉浮紧者，伤寒脉也，于法当有身疼痛之证，治以发汗之剂为宜。假令尺中迟，为血少，不可发汗，恐伤津也。盖尺中主里主血，脉迟津少血滞。何以知然以下，解脉迟不可汗之故，以荣气不足、血少也。

【附注】

本条与上条皆说明气血虚者不可发汗，唯上条言下后里虚，本条言原自血少，上条以证示脉，本条以脉断证，凡此皆在禁汗之例也。

【习题】

1. 血少何以不可发汗？
2. 尺中迟者伤寒，宜用何治法？

51. 麻黄汤证之五

【原文】

脉浮者，病在表，可发汗，宜麻黄汤。

【征引】

山田宗俊：本条与下条惟言脉以附方，非仲圣之言明矣。且夫脉之浮者虽多属表，岂一麻黄之所总耶。

程知：麻黄汤为伤寒主方，不必泥定"紧"之一字，始为合法。脉浮无紧，似不在发汗之列，然视其证，一一为表病，不防略脉而详证。无汗可发汗，宜麻黄汤。

【讲义】

"脉浮者，乃正气达表之征，主病在表"。"脉沉者，脉微者，乃正气不能达表之征，主病在里"。虽证属伤寒，必以里气不虚、脉象浮、病在表者乃可用麻黄汤发汗。

【附注】

本条虽未言证，必具麻黄汤证也。盖麻黄汤证未有不见脉浮者，非脉浮即非属麻黄汤证也。若但凭麻黄汤之所以偾事也。

夫麻黄汤之脉象必见浮紧者，方可与之。今但言浮，岂非与前言脉象不合乎。盖本条立论重在正气，正气不虚则见浮脉，即可发汗。正气虚者之浮脉虽属伤寒，亦不可径发其汗。须先急其里，后治其表也。麻黄汤脉紧已详本篇，不在本条讨论范围之内，故只言浮而不及紧也。或问曰：麻黄汤证具，当有不浮紧之脉乎？脉不见浮，麻黄汤证当能存在乎？曰：然。虚人得麻黄汤证，表实里虚也，脉必不浮紧。本证因误治，脉自不浮。总之，凡麻黄汤证具，更以脉浮示正气在表，为使用之目标，信不误也。

【习题】

1. 脉浮者固属病在表，何以即用麻黄汤发汗？
2. 本条是否凭脉施治？

52. 麻黄汤证之六

【原文】

脉浮而数者，可发汗，宜麻黄汤。

【征引】

程知：脉浮数者虽与浮紧稍异，然邪壅遏在表可知，则不必表病具备。自不妨略证而详脉，无汗可发汗，亦宜麻黄汤。

山田宗俊：以上两条当是叔和之文，否则"宜麻黄汤"四字为后人所补入。

【讲义】

本条与上条均系承前立论，言用麻黄汤时，脉象必须不沉而浮，不迟而数，方属表证，宜用之发汗，否则不宜用也，非仅见浮数脉象即宜麻黄汤也。

【附注】

尺中脉微为里虚，尺中迟者为血少，皆不可发汗，故麻黄汤皆视为禁例也。本条非无其脉证，又脉浮数，不必尽属麻黄汤证，但示麻黄汤证概属表证也。

【习题】

1. 凡脉浮数者，是否均宜麻黄汤？

2. 何种脉象不可服麻黄汤？试举其例。

53. 桂枝汤证之九

【原文】

病常自汗出者，此为荣气和。荣气和者，外不谐，以卫气不共荣气和谐故尔。以荣行脉中，卫行脉外，复发其汗，荣卫和则愈，宜桂枝汤。

【征引】

山田宗俊：本条及下条皆以荣卫言之，合于辨脉法中说，而不合于全论之旨，为叔和语。

张锡驹：卫气者，所以肥腠理、司开阖，卫外而为固也。今不能卫外，故常自汗出，此为营气和而卫不和也。卫为阳、营为阴，阴阳贵乎和合。今营自和，而卫气不与之和谐，故营自行于脉中，卫自行于脉外，两不相合，宜桂枝汤调和之则愈。

徐大椿：营气和者，言营气不病，非调和之和。自汗与发汗迥别，自汗乃营卫相离，发汗使营卫相合，自汗伤正，发汗驱邪。复发者，因其自汗而更发之，则营卫和而自汗反止矣。

【讲义】

病常自汗出，此津液充足，非关于血，乃表气不固，不能行其卫外之职。以荣自行于脉中，卫自行于脉外，阴阳不相维系，所谓荣卫不知，宜以桂枝汤复取微汗，内外气血通畅，阴阳无偏则愈。

【附注】

本条常自汗出，下条发热自汗出，便可用桂枝汤，不必头痛、恶风具备。只此自汗一证，即不发热亦可用之，是桂枝汤之用愈自汗矣。

古人谓精气之行于经者为营，浮气不循经者为卫。考之生理，营指血浆，卫指体温。体温之来源在内脏，而随血以温四末，血之行于脉中也可见，故曰营行脉中；体温之随血运行也不可见，故曰卫行脉外。病常自汗，由于肌腠不密，汗腺分泌过当。桂枝汤之治自汗，由于收摄浅层血管，弛缓内部组织血管，此即调和气血之作用也。

营卫代表血气，而不谓血气者，盖血气言其体，营卫言其用。营者，营养也，血为营养人体者也。卫者，护卫也，气能行于周身而卫外者也。又气能行血，血能助气，其功用相须而成也。本条病属卫外失职，常自汗出。营本无伤，血仍健运，治以桂枝汤，使气血无偏，汗止则愈。夫气血偶伤，虽能偏盛于一时，阴阳互根，终必俱伤于来日，故表虚不已自成里虚。先是病气，后将病血矣。

【习题】

1. 何谓营卫？二者有何关系？

2. 何谓营卫和？

54. 桂枝汤证之十

【原文】

病人脏无他病，时发热自汗出而不愈者，此卫气不和也，先其时发汗则愈，宜桂枝汤。

【征引】

山田宗俊：以上 48 ～ 54 七条，叔和补入之语，宜删。

汪琥：脏无他病者，谓里和能食，二便如常也。

程知：发热自汗，时作时止，缠绵日久而不休，比较太阳中风之发无止时不同，非关营弱卫强，只是卫气不和，致闭固之令有乖。病在卫即当治卫，虽药同中风，服法不同，先其时发汗，使功专于固卫，则汗自敛，热自退而病愈。又，脏病亦有发热汗出者，骨蒸劳热类是也。

【讲义】

病人脏无他病，谓其病在表，非关内脏也。太阳中风病之发热汗出乃常见之证，无歇止时。今时有发热自汗出，间歇不愈者，桂枝汤证也。有是证用是方，时有是证，则先其时用是方，迎而治之，此又一法也。卫气不知者，自注句，非如上条之营卫不知，乃卫气自身不和也。桂枝汤既能调和营卫，通畅气血，复能调治卫气自身不和，解除表热也。

【附注】

本条言桂枝汤有敛汗退热之效。时发热自汗出者，言外必有不发热不汗出时，非太阳中风也明矣。

【习题】

1. 先其时发汗，是何意义？

2. 桂枝汤连前共十条，试分述其证治。

55. 麻黄汤证之七

【原文】

伤寒脉浮紧，不发汗因致衄者，麻黄汤主之。

【征引】

筐：经言衄家不可发汗，亡血家不可发汗，而此用麻黄汤，何也？曰：久衄之家亡血已多，故不可汗，今缘当汗不汗，热毒蕴结而或衄血，当分其津液乃愈。盖发其汗则热越而出，血自止也。

山田宗俊：此承前条，论衄后不解者，出其方治也。

【讲义】

伤寒证曾服发汗剂，汗不能出而致衄属阳气重，故衄后仍脉浮紧，表证未解也，即以麻黄汤主之。

【附注】

46 条 服麻黄汤致衄	衄乃解	正弱邪强
47 条 自衄	愈	正强邪弱	（不须汗）
55 条 不发汗因致衄	衄未解	正弱邪强（须麻黄汤取汗）
88 条 衄家、亡血家	虽有表证	正虚（不可汗）

"者"字承脉象，作一句。"不发汗因致衄"乃夹叙法于正文之中，言病之经过情形也。《伤寒论》笔法严谨，明其法者自能左右逢源，胶柱鼓瑟则满篇荆棘矣。46 条衄乃解，言服后证未解，衄后方稍解，若表仍在，仍以麻黄汤主治之。47 条自衄者愈，言未服药，经日衄后，浮紧之脉与发热之

证俱去而愈也。本条虽已见衄，麻黄汤之证必仍存在，夫凭证施治为经中大法。若但凭不发汗而致衄，不问脉证径行麻黄汤，实违经旨。何以知其证犹在？以脉浮紧故知之。若衄后漫与麻黄汤，谓病已解，亦将举以与之乎。随文作解，意义全非，一项未达，其祸立至，可不慎诸。

【治验】

瑾：一人伤寒四五日，吐血不止，医以犀角地黄汤而反剧，其脉浮紧而数，遂用麻黄汤，一汗而愈。或问：仲师言衄家、血家不可发汗，而今用麻黄汤，何也？瑾曰：久衄亡血已多，故不可汗。今因当汗不汗，热蕴而吐血，故以汗解其郁热，热去乃愈，血自止也。

按：江瑾氏宜引本条经文为尤当。

【习题】

1. 本条衄后与 46、47 两条之衄后相同否？

2. 衄后何以用麻黄汤？

3. 本条与 88、89 两条如何辨识？

56. 桂枝汤证之十一及不大便六七日之病变

【原文】

伤寒不大便六七日，头痛有热者，与承气汤。其小便清者，知不在里，仍在表也，当须发汗。若头痛者必衄，宜桂枝汤。

【征引】

曹家达：伤寒不大便六七日，头痛有热，且小便赤者，可与承气汤也。小便虽赤，恶寒犹未止者，仍未可下之，况小便未赤乎。

山田宗俊：有热，唯有热而无恶寒之谓，所谓烦热是也。若头痛者必衄六字，文义不贯，疑是前条注文，宜删。言伤寒不大便六七日、头痛烦热、小便赤涩者，虽未及潮热谵语、手足濈然汗出等，然已转阳明无疑，宜与承气以下之。虽有头痛之似表证，然恶寒已罢，则非表证之头痛，乃属里之头痛，如十枣汤之头痛亦然。若小便反清者，是热当在表而未入里之候，即有不大便、烦热等证，先宜以桂枝发之，俟其小便浑赤，下之可也。

成无己：不大便六七日，头痛有热者，故宜当下。若小便清者，知里无热，则不可下。经曰小便数者大便必硬，不更衣十日无所苦，况此不大便六七日。小便清者，不可责邪在里，是仍在表，与桂枝汤以解外。若头痛不已，为表不罢，郁甚于经，迫血妄行，上为衄也。

程知：欲攻里则有头痛之表证可疑，欲解表则有不大便之里证可疑，表里之间，何从辨之，以热辨之可也。热之有无何从辨之，以小便辨之可也。有热者小便必赤，热已入里，头痛只属热壅，可以攻里。其小便清者无热可知，热未入里，不大便只属风秘，仍须发汗。

《玉函》："与承气汤"作"未可与承气汤"。

【讲义】

伤寒不大便至六七日为太阳转阳明之期，若肠胃燥热而头痛，此非关表证，乃为有热。有热者，内有热也，与发热之发于外者有别。证属阳明，择承气汤中之相宜者与之。阳明里热，小便必浓而赤。今小便清，知无里热既无里热，则头痛仍为表证，不大便非主证可知。表证当须发汗，宜桂枝汤。

"若头痛者必衄"，评郁热在表之头痛，剧者必衄，乃夹叙笔法。盖说明里热波及之头痛必不致衄。

【附注】

本条为桂枝汤、承气汤之鉴别法。

头痛有表证里证之分，郁热有太阳阳明之别。表证头痛固宜解表，不大便有热之头痛又宜清里。小便赤者，为尿中之水分过少，皆属有热，阴证中津液极亏者亦常见小便赤，当于他证验之。

【习题】

1. 不大便、头痛、小便清，其主何病？

2. 有热与发热之别？

3. 本证何以不用麻黄汤？

57. 桂枝汤证之十二

【原文】

伤寒发汗已解，半日许复烦，脉浮数者，可更发汗，宜桂枝汤。

【征引】

方有执：伤寒发汗者，服麻黄汤以发之之谓也。

《医宗金鉴》：是表邪已尽，退而复集也。可更发汗，其不用麻黄汤者，以其津液前已为发汗所伤，不堪再任麻黄，故宜桂枝更汗可也。

山田宗俊：注家如方有执、喻昌、濑穆等氏多以"复烦、脉浮数"为再感之病，非也。凡论言复利、复恶寒之类，皆非云再感也。

陆渊雷：以上十六条（42～57条）申明解表余义，以下至本篇末俱论太阳传变之证。

【讲义】

伤寒服发汗剂后，表证已解，经过半日许，未净之余邪复集而烦，脉象浮数，表示正气仍欲驱邪从外而解，可更发汗以助之，宜桂枝汤。

【附注】

桂枝汤本可治烦，服桂枝汤亦能见烦（见24条）。本条之半日许复烦是在服药之后，所服究为何汤？虽方有执氏以麻黄汤为正，然亦不敢谓决非桂枝汤也。无论先所服者为何汤，于更发汗时多以桂枝汤为宜。

重感于外必首见恶寒、头痛等证，今见内烦，非重感可知。发汗已解而复烦颇似栀子豉汤证，以其脉象浮数，故知病仍在外，可更发汗，宜桂枝汤。脉不浮数者，不可与之。

【习题】

1. 伤寒发汗已解，半日许复烦，其故安在？

2. 本证是否重感？何以知之？

58. 凡病阴阳自和者必自愈

【原文】

凡病，若发汗，若吐，若下，若亡血、亡津液，阴阳自和者，必自愈。

【征引】

魏荔彤：上三"若"字作"或"字看，下一"若"字作"当"字看。

山田宗俊："凡病"二字，广赅三阳诸证言之。"若亡血、亡津液"六字，上文汗、吐、下之所致。如用麻黄汤致衄，用抵当桃核承气以下血，所谓亡血也。如下条大下后复发汗致小便不利，所谓亡津液。一说以呕血、便血为亡血，以自汗、盗汗为亡津液，非也。此等恶证岂有自愈之理乎？阴阳指表里言之也，言既有共病，而施其治虽有致一时之虚者，然以表里既和之故，不必俟补而其虚自复也。方有执、刘栋并云：阴阳以脉而言非也。

张锡驹：此论汗、吐、下三法不可误用也。盖汗、吐、下三法皆所以亡血亡津液者也，用之不当，不惟亡血亡津液，而亡阴亡阳也。用之得宜，虽亡血亡津液而亦能和阴和阳也，故曰阴阳自和者必自愈。

【讲义】

"凡病若发汗，若吐，若下"是说明三阳病为有余之病，亡血、亡津液是说三阴病（为不足之病）之来历。"阴阳"总括表里气血寒热虚实而言，病者偏也。治病者，救偏也。阴阳自和者，谓不偏也。阴阳不偏必自愈。经曰"虚虚实牵着，补不足损有余"，是其义也。

【附注】

本条大义重在病愈之理，不在治愈之法，谓阴阳自和者必自愈，为不易之理耳。至于如何和其阴阳，乃以次各条所示者也，故本条可视下次各条应变之总纲。

阴阳之和有用去毒之法者，有用补虚之法者，有两法合用者，有先后分用者，但无论如何，总以使体热津液无偏多偏少之虞为自和。

【习题】

1. 何谓阴阳自和？

2. 本条"阴阳"二字系何所指?

59. 津回自愈

【原文】

大下之后,复发汗,小便不利者,亡津液故也,勿治之,得小便利必自愈。

【征引】

《医宗金鉴》:大下之后,复发其汗,重亡津液,小便当少,以水液内竭故也,勿利其小便,须俟其津液回,小便利则愈。

按:阳明篇,阳明病汗出多而渴者,不可与猪苓汤,以汗多、胃中燥,猪苓汤复利其小便故也。宜与本条互参。

喻昌:言下后复发汗,有俟津液自回之法。若强责其小便,则膀胱之气化不行,有增硬满、喘、胀者矣,故宜以不治治之。

【讲义】

大下之后复发其汗,以此小便不利者为水液内竭,亡津液之故也,勿治之。言不可见小便不利而利其小便,须恢复其机能,小便自然得利。换言之,得见小便自利之时,亦即津液恢复之日也。

【附注】

本条与60条同为58条举例作解。本条是伤津未至亡阳,下条是亡阳已转虚证。津伤而阳不亡者,其津自能再生;阳亡而津不伤者,其津无以后继。

【习题】

1. 本条由何证候知是亡津液证?

2. 依何病理推测必能自愈?

60. 下后复汗,内外俱虚证

【原文】

下之后,复发汗,必振寒,脉微细,所以然者,以内外俱虚故也。

【征引】

宫：内外，阴阳表里也，可行干姜附子汤证也。

山田宗俊："所以然者"四字，叔和所加。下之虚其内，发汗虚其外，其邪虽解，表里之阳俱虚。

柯琴：内阳虚，故脉微细，外阳虚，故振栗恶寒，即干姜附子汤证。

常：素无热人可与芍药附子汤，有热人可与黄芪建中汤。

魏荔彤：宜择用四逆汤之属。

【讲义】

下之，虚其里；汗之，虚其表。下后复汗，皆足伤津，大汗不已必致亡阳。振寒为体温不足之证，脉微细为气血俱虚之候，所以呈此脉证者，以内外气血俱虚之故也。

【附注】

本条为太阳病误治而转少阴之坏病。振寒与寒栗而振同，盖恶寒至身发抖也。脉微属气虚鼓动无力，脉细属血虚经络不充。必者，十之八九，必然之谓。

【习题】

1. 本证何以致内外俱虚？

2. 气血俱虚见何脉证？

61. 下后复汗，干姜附子汤证

【原文】

下之后，复发汗，昼日烦躁不得眠，夜而安静，不呕不渴无表证，脉沉微，身无大热者，干姜附子汤主之。

【征引】

成无己：既下又汗，表里俱虚。阳主于昼，阳欲复虚不胜邪，正邪交争，故昼日烦躁不得眠。夜阴旺，阳虚不能与之争，是夜则安静。不呕之渴者，里无热也。身无大热者，表无热也。又，无表证而脉沉微，知阳气大虚，阴寒气盛，与干姜附子汤退阴复阳。

曹家达：本证已经汗下，余邪未净，惟以汗下大亡其阳，故其余邪不能肆然自擅其权，必待昼日阳旺之时，从而发动，是以昼则烦躁，夜则贴然。今治专扶阳而不敢攻其邪者，正胜而邪自退矣。

山田宗俊：本条无振寒有烦躁，乃真寒假热。不呕不渴，示其里无邪热之辞。盖对烦躁之似里热而言，如桂枝附子汤条不呕不渴，桂枝麻黄各半汤条不呕是也。烦躁专属阳证，而今无少阳主证之呕，阳明主证之渴，太阳主证之身热，而其脉沉微，其非阳证之烦躁明矣。

【讲义】

上条证见真寒者易知，本条证见假热者难辨。烦躁之证多属于阳，唯因见于汗下之后，又仅见于白日，似非阳证，必于不呕（非少阳）、不渴（非阳明）、无表证（非太阳）反面证明非三阳证，于脉沉（在里）微（虚象）、身无大热（表无热）正面证明确系阳证矣。

汗下后，昼日烦躁确属于阴证者为真寒假热证，更为阳气浮越将去之重证，非药少不专，非大力莫挽，故以干姜附子汤直从阴中急回其阳为主。

【附注】

57条脉浮数而烦，本条脉沉微，身无大热而烦，属表属里自有分别。昼日烦躁不得眠，夜而安静，属阴证。昼日明了，暮则谵语，属阳证，见154条妇人热入血室。今证非瘀血，又非热病。通常热病多日轻夜重，本证是日重夜轻，虽非定则，但可存参。

身无大热，非太阳发热，亦非阳明大热，更非少阳之往来寒热，乃阳虚于内之假热耳，又与麻杏石甘汤、大陷胸汤、白虎加人参汤等证之无大热有别。各汤证虽皆表热不壮，而脉象之滑数洪大与本证之沉微不难辨识。

呕证虽有寒逆而呕者，当于他证验之，自会遁情。渴证未有不热而渴者，若阴遏阳浮，面赤口燥，虽津亏似阳，其分别在渴不能饮，饮则真寒立见矣。

【方剂】

干姜附子汤方

干姜一两，附子一枚（生用，去皮，切八片）。

上二味，以水三升，煮取一升，去滓，顿服。

按：四逆用甘草调中，重在治厥。调中者，壮四肢之本也。本方重在虚阳上泛，寒极发躁，故用直捣之师而无取扶中为治。柯韵伯氏谓：茯苓四逆固阴以救阳，干姜附子固阳以配阴。二方皆从四逆加减而有救阴救阳之异：茯苓四逆比四逆为缓，固里宜缓也；干姜附子比四逆为峻，回阳当急也。一去甘草，一加茯苓，而缓急自别，加减之妙，见用方之神。

经方见于《伤寒论》中者一百十三方，用附子者二十一方，其中熟用者十三方，皆佐以麻、桂或三黄、细辛辈，而不与干姜为伍，生用者八方，一如四逆、白通及加胆汁、通脉及加胆汁、四逆、人参茯苓四逆及本方，皆佐干姜，用法自明矣。

【治验】

《局方》：本方治暴中风冷，久积痰水，心腹冷痛，霍乱转筋，一切虚寒皆治。

《三因方》：治中寒卒然晕倒，或吐涎沫，手脚挛搐，口噤，肢厥，或复燥热。

按：本证宜慎辨阴阳。

《张氏医通》：腰痛属寒者，其腰如冰，其脉必紧，得热则减，得寒则增。

《痘证宝鉴》：治痘出中风证，眼直斜视，牙关紧闭，不可用驱风药，宜本方解之。

《名医方考》：治寒痰反胃。

《卫生宝鉴》：脉沉数烦躁而不饮水者，此名阴盛格阳，本方加人参。

《易简方》：阴证伤寒，大便自利而发热者，尤宜服之。

按：此发热必不甚高，大便必清淡如米泔，不臭，所谓真寒假热也。

《圣济总录》：小儿冻足，以附子二枚、干姜二两为散，入绵中作束。若有疮脓，即以腊月猪脂涂之。

【习题】

1. 烦躁属热属寒从何验之？

2. 本证无大热与石膏剂之身无大热从何辨之？

3. 呕证渴证有阴证否？从何辨之？

4.经中用生附子者有几方？

62. 新加汤证

【原文】

发汗后，身疼痛，脉沉迟者，桂枝加芍药生姜各一两人参三两新加汤主之。

【征引】

成无己：汗后身疼痛，邪气未尽也。脉沉迟，荣血不足也。与桂枝汤以解未尽之邪，加芍药、生姜、人参以益不足之血。

《医宗金鉴》：发汗后，身疼痛，脉浮紧或浮数，乃表邪未尽，仍宜桂枝汤。今脉沉迟为营卫虚寒，新加汤是温补营卫方也。

张志聪：新加汤者，谓集用上古诸方治疗表里之证，述而不作，如此汤方，则仲师新加者也。

【讲义】

发汗后，谓表证已除。身疼痛者，乃过汗伤津，血液缺乏，筋肉不得营养。脉沉主里，表证脉必浮，迟主血少。新加汤者多加芍药疏通血流，桂枝、生姜刺激胃肠，协助人参振兴造津之机能。桂枝汤有调和气血之功能，而本汤为调血生津之总方。

【附注】

桂枝汤非专主表，故不可以本方含有桂枝汤而谓身疼痛为表证未解也。重用芍药者，非为解表。如32条见胸满者去芍药，46条八九日不解身痛者，无芍药，可见芍药之治身痛，有表证亦常不用，余邪未净而反去之。本方重用芍药以治身痛，为疏通源流，去其拘挛，非为解表也。29条芍药甘草汤疏通津液，其脚即伸。本条新加汤兼疏通津液、止疼痛。古方滋阴重在健胃培本以生津，故滋阴不避桂枝之刺激。津回水不行亦足为病，去旧以生新，故滋阴不避姜、夏之辛燥。若概用清凉阴柔之品，津液未生，胃气先损，津液方回，又成蓄水矣。

【方剂】

新加汤方

桂枝二两（去皮），芍药四两，甘草二两（炙），人参三两，大枣十二枚（擘），生姜四两。

上六味，以水一斗二升，煮取三升，去滓，温服一升。本云：桂枝汤，今加芍药、生姜、人参。

【治验】

吉益南涯：一老人不大便数日，上逆目眩，与备急丸（干姜、大黄、巴豆等分，蜜丸，每服二分五厘）利后，身体麻痹，上逆益甚，大便复秘，复与承气数剂。下利倾盆，身体疼痛，不能卧，大便复结，作地黄剂服之，上逆尤剧，面色如醉，大便益不通。南涯氏诊其心下痞，少腹无力，与本方三剂，冲气低，大便通，二三日后冷痛止而得卧，二旬后复常。

大仓：一妇三十许，发热二三日，热顿退，口鼻清冷，肢厥，头冷汗，时呕逆，心下痞，脐旁拘急甚，经两日不见，与本方。蒸蒸发热，疹随汗出，兼与浮石丸（大黄、浮石、桃仁等分糊丸，一方有芒硝），每服一钱，日三服，三四日经利疹收愈。

按：浮石亦名海浮石，味咸，性平，出于大山与海岸者成分虽略有不同，但均含矾土石灰、氧化铁、锰、钾、钠等。效能消老痰结核，清肺降火，治诸淋及咳痰。

人参之虚满为恒存不变，与桂枝去芍药汤及苓桂术甘汤之胸满逆满似是而非，二方为气冲之余波，乃一时不定症状，盖上冲之"剧时显著""降时减弱""全降时消失"。又，二方只心下膨满而不痞也。

【习题】

1. 本方主治身疼痛是否表解？何以知之？

2. 沉迟脉主何证？

3. 人参在本方内有何功能？

63. 麻杏石甘汤证之一（饮热迫肺）

【原文】

发汗后，不可更行桂枝汤。汗出而喘，无大热者，可与麻黄杏仁甘草石膏汤。

【征引】

张全善：经文常言发汗后乃表邪悉解，只余一证而已，如言不可行桂枝汤。

山田宗俊：本条与葛根黄芩黄连汤较，彼在下后，此在汗后，彼喘而汗出，此汗出而喘，彼以喘为主，此以汗为主，所以治法有异。若无汗而喘，且有大热者，麻黄汤证也。麻黄之所以能发汗者，惟在其辅佐之任，非一味之力也。

【讲义】

发汗后，谓表已解。表已解仍见汗出者，不可如前 53、54 两条证再用桂枝汤。其人水热素盛，蕴蓄胸部，内热外迫，蒸水作汗，胸水动摇，上逆作喘，其热在内，外发不甚，只宜清里，与麻杏石甘汤也。

【附注】

本条汗出而用麻黄，无大热而用石膏者，何也？盖麻黄协桂枝则发汗，力专于表，麻黄合杏仁则治喘及疼痛，麻黄合石膏能清热止汗。表无大热，力专于里矣。

【方剂】

麻黄杏仁甘草石膏汤方

麻黄四两（去皮），杏仁五十个（去皮），甘草二两（炙），石膏半斤（碎，绵裹）。

上四味，以水七升，先煎麻黄，减二升，去上沫，内诸药，煮取二升，去滓，温服一升。

【治验】

钱天来：麻黄乃肺经专药，虽为太阳发汗，实为散肺郁火之药。杏仁利气，能泄肺。石膏清凉，能清肺。麻黄不与桂枝同用，只能泄肺邪，而不致大汗泄也。

《千金方》：贝母汤，本方加贝母、桂心、生姜、半夏，治上气咽喉窒塞，短气不得卧，腰背痛，胸满不得食，面色萎黄。

锐：用小青龙表解而喘犹盛者，水热相结也，本方主之。

丹波元简：本方与治水饮之小青龙加石膏、越婢加半夏、厚朴麻黄等汤实系一辄，则知是饮热相搏之证。注家止为肺热者亦未是也。盖麻黄石膏开疏水壅。

尾台：哮喘，胸中如火，气逆涎潮，太息呻吟，声如拽锯，鼻流清涕，心下硬塞，巨里动如奔马者，宜本方。当须痰融声出后，以陷胸、紫丸之类疏导之。又，肺痛发热喘咳，脉浮数，臭痰脓血，渴欲饮水者，宜加桔梗。

陆渊雷：本方主证为烦渴喘咳，凡支气管炎、支气管喘息、百日咳、白喉有上述主症者，本方悉主之。

按：白喉者，初起时证见发热恶寒、烦渴喘咳、咽喉肿痛，有苍白色之假膜，本方能取速效。世之所谓白喉忌表之说非真白喉证，盖指少阴咽痛。西医谓坏死性咽炎及麻疹、猩红热之假膜性喉炎，证与白喉相似，治亦相同。

【习题】

1. 本方与 34 条葛根黄芩黄连汤之区别安在？
2. 麻黄与桂枝杏仁石膏三药配用各主何功用？

64. 发汗过多，桂枝甘草汤证

【原文】

发汗过多，其人叉手自冒心，心下悸，欲得按者，桂枝甘草汤主之。

【征引】

中西惟忠：按之则少安，故欲得按也。

山田宗俊：汗后亡阳之证种种不同，皆由其素常表里有强弱之分，脏腑有虚实之异。本条所说，盖其人中焦之阳固有不足，又从而大汗，其阳愈虚之故也。悸者，心动也，后世医家谓之怔忡。凡人有所惊怒，心气为之不宁，惕惕然跳动，是谓之悸也。悸与脉动，其大小迟数毫无所爽，以心为一身动脉之源也。此种情形为一时所致，惊怒止而悸自愈。乐而欢笑，哀而哭泣，非病证也。若其由发汗、吐下致心下悸、脐下悸者，则非心动之悸，欲呼为动气者是也。盖以其人脏气平生不足，后为汗吐下所伤，动而不能镇压腹底潜行之大动脉也。

按：大动脉，即心血下行之一大干，其道在脊骨之前，脏腑之后，至于下焦肾脏之下，分歧而入两脚者是也。凡胖满充实之人，腹动极微，或全不应手。羸瘦虚弱者，腹动颇大，焉有不应者。

【附注】

发汗过多，虚其表阳，理气趋表，其必虚，故过汗直接虚其表，而间接虚其里也。里气虚而心下悸动，其人叉手自按，桂枝甘草汤主治之证也。

本证以桂枝治其上冲，挽其虚弱，以甘草缓其急迫，动气安而心悸止。不用附子者，尚未至大汗亡阳之甚，而见微恶寒、脉微细或沉微或沉迟也，以证测脉，当见数疾。水证心悸，盖因水蓄则胃胀，胀则压胃背之动脉，动脉为之激，故致心悸。然其所以致水饮停蓄者，亦必由中焦阳气之虚而然，其原因并无二致也，故苓桂术甘之治水仍包括桂枝甘草汤之方义也。唯本证虽心悸亢进而血压不升，此其异于实证之悸也。

【方剂】

桂枝甘草汤方

桂枝四两（去皮），甘草二两（炙）。

上二味，以水三升，煮取一升，去滓，顿服。

按：本方贵在单捷，与芍药甘草汤及甘草干姜汤有异曲同工之妙。

【治验】

《证治大还》：桂枝汤治生产不快，或子死腹中，桂枝一握，甘草三钱，水煎服。

【习题】

1. 心悸主何病理？

2. 水证心悸之病理与本方证有何异同？

65. 发汗后，苓桂枣甘汤证

【原文】

发汗后，其人脐下悸者，欲作奔豚，茯苓桂枝大枣甘草汤主之（《玉函》《金匮》作贲豚）。

【征引】

山田宗俊：此下焦之阳从来不足，而复为发汗所伤也。奔豚，病名也，气自小腹上冲心胸。本条较上条为虚悸殊甚，愈虚愈悸也。

魏荔彤：乃申明上条阳虚之变证。汗出过多，阳浮于上。阴阳二者，相维而不相离。阳既上浮，阴即下动，其脐下悸者，阴气欲上乘而作奔豚，岂可不急温中固阳以御之乎。阳盛于中，阴自安于下。

柯琴：脐下悸时，水气尚在下焦，欲作奔豚之兆而未发也。

【讲义】

发汗后，是用发汗剂发其汗之后。盖发汗之剂本助正气以向上向外驱除病毒，今发汗后表证虽解，上冲之势未平。下焦素有水饮之人，水随冲势上犯而致脐下悸动，乃将作奔豚之兆，非已作奔豚也，以苓桂枣甘汤主治之。

【附注】

同在汗后，悸动有心下、脐下之分者，乃由脏之虚实部位不同，悸动有高低之异也。奔豚为水气病之名，《金匮》云：奔豚病，从少腹起，上冲咽喉，发作欲死，复还止。苓桂枣甘汤证者，水在下焦者也。治奔豚欲作，非已作。若已作，当用桂枝加桂汤。

【方剂】

茯苓桂枝甘草大枣汤方

茯苓半斤，桂枝四两（去皮），甘草二两（炙），大枣十五枚（擘）。

上四味，以甘澜水一斗，先煮茯苓，减二升，内诸药，煮取三升，去滓，温服一升，日三服。

作甘澜水法，取水三斗，置大盆内，以勺扬之，水上有珠子五六千颗相逐，取用之。柯氏谓此水状似奔豚，性则柔弱，又名劳水。

按：本方即苓桂术甘去白术、加大枣、倍茯苓也。彼治心下逆满，气上冲胸；此治脐下悸，欲作奔豚。盖水停中焦，故用白术，水停下焦，故倍茯苓。茯苓治水主心下悸，而多方皆伴小便不利也。

【治验】

《证治摘要》：本方治脐下悸欲作奔豚，按之腹痛冲胸者，累用累验。

《时还读我书》：古方之妙，殆不可思议，本方治澼囊累年不愈，为予数年所实验，应如桴鼓，妙不可言。

陆渊雷：澼饮澼囊，皆指胃扩张病（汤本）胃停水者。

中神：一人患奔豚病，发则牙关紧闭，不省人事，诊其脐下悸，按之痛，与本方加大黄而愈。

浅田：一妇人少腹有块，时冲逆心下，面青身微肿，下污水，药入则吐，与本方愈。

【习题】

1. 心下悸，脐下悸，何故不同？

2. 何谓奔豚？

3. 本方证是水在何部？

66. 汗后腹虚满，厚姜半甘参汤证

【原文】

发汗后，腹胀满者，厚朴生姜半夏甘草人参汤主之。

【征引】

成无己：吐后腹满与下后腹满皆为实，言邪气乘虚入里为实，汗后外已解也，腹胀满知非里实，由脾胃津液不足，气滞不通，壅而为满。

按：或谓吐下为虚，盖指阳明篇 257 条吐后腹胀满，调胃承气汤主之。又，248 条大下后六七日不大便，烦不解，腹满痛者，此有燥屎也，宜大承气汤。两条而言，山田氏谓下后腹胀满者为实邪，吐后胀满者乃药毒贻害。

【讲义】

发汗后，表证已解，胃素不健者，则津液不生，气壅作满。腹部胀满者，厚朴（去满）生姜半夏（行水消胀，去旧生新）甘草（缓急）人参（健胃）汤主之。

【附注】

胀满由于胃衰弱，饮食不能化液生津，留滞过久，充满虚气，故不可下。西医所谓胃扩张是也。兼证必常见呃逆或呕逆、矢气、舌苔垢腻、边尖常红。

【方剂】

厚朴生姜半夏甘草人参汤方

厚朴半斤（炙，去皮），生姜半斤（切），半夏半升（洗），甘草二两（炙），人参一两。

上五味，以水一斗，煮取三升，去滓，温服一升，日三服。

【治验】

喻氏以此治泄后腹胀，果验。

《用方经权》：平生敦阜之病（谓脾胃病也），噫气或吞酸，心下坚满膨胀者。

按：敦，厚也。阜，高也。《素问·五常政大论》：土曰敦阜。

【习题】

1.腹何故胀满？

2.本方治何种疾患？

67. 苓桂术甘汤证

【原文】

伤寒若吐、若下后，心下逆满，气上冲胸，起则头眩，脉沉紧，发汗则动经，身为振振摇者，茯苓桂枝白术甘草汤主之。

【征引】

方有执：动经，伤动经脉，振振奋动也，战振身摇也。

钱天来：伤寒本当以麻黄汤发汗，若吐下之，于治为逆。心下者，胃脘之间也。逆满，气逆中满也。

《医宗金鉴》：脉沉紧，其人必素有寒饮，相夹而成。若不头眩，以瓜蒂散吐之，亦自可除。今乃起则头眩，是为胸中阳气已虚，不惟不可吐，亦不可汗也。

张璐：至若吐下后，重发汗太过，亡阳厥逆烦躁，或仍发热心悸，头眩身眲动，振振欲擗地者，又属真武汤证，非此汤可能治也。

王肯堂：凡伤寒头眩者，莫不因汗、吐、下虚其上焦之气所致。眩者，目无常主。头眩者，头旋眼花也。

皇甫谧：上虚则眩，下虚则厥。

丹波元简：逆满，上虚而气逆不降，以为中满。气上冲胸者，时时气上撞于胸胁间也。二证迥别。

【讲义】

伤寒若吐若下后虚其胃气，平素有水之人因胃虚而饮动，饮溢心下而逆满，气动膈上而冲胸。古人所谓寒邪上涌，夹饮为患者是也。起则头眩者，头部阳气虚也。脉沉紧者，沉为在里，紧为有寒，主里水也。"发汗"至"振振摇者"另为一段。本证若误汗伤及在表血管，名曰动经。伏饮内动，表气复虚不能制之，入经必呈身摇振振之象。凡此皆水毒侵袭之部位不同，所见之症状各异，苓桂术甘汤皆主治之。

【附注】

本证为水停胃部，取本方利水以健胃。

本方应用至广，如痰饮水走肠间，沥沥有声；短气；经不行于四肢痿废；心下留饮，背冷如掌大；留饮之四肢历节痛，脉沉者；喘满咳唾，背痛，腰痛，目泣身动。凡属胃水之冲气皆验，又适用于神经衰弱之病而见本方之证者。

【方剂】

茯苓桂枝白术甘草汤方

茯苓四两，桂枝三两（去皮），白术、甘草各二两（炙）。

上四味，以水六升，煮取三升，去滓，分温三服。

【治验】

汤本求真：本方出自桂枝甘草汤，能治耳聋耳鸣。由余之经验，目痛生赤脉不能开，属于结膜炎，或同性角膜炎。

按：凡癫、痫、惊、狂、健忘、不寐、头眩、心悸、咽塞、经脉跳动、足弱、善惊、怵惕、耳疾、目疾，本方皆主治之。

本方为治眩晕之圣剂，仲圣虽言起则头眩，宜善为推用，但心下逆满者用之，不必拘于起卧也。若不治者，泽泻汤证也。

吉益东洞：治目翳疼痛，上冲头眩，睑肿泪多者，加车前子奇效。雀目证、乱视证、睛劳证、兼芎黄散皆效。

又，一女患头疮，愈后失明，与本方愈。汤本氏曰：头疮为外治事，不行内治，往往变为目疾，皮肤科医者不可不知也。

《生生堂》：一人腰痛便血，面色鲜明，立即眩昏，与本方加五灵脂愈。

按：五灵脂为寒号虫之矢，有驱瘀血性，应今桂枝茯苓丸，为正治。

浅田：一人脐下悸，时迫心下，眩冒欲倒，头如戴石，上盛下弱，不得徒步，与本方，积年沉疴脱然而愈。

【习题】

1. 本方以何药治其气上冲胸？

2. 本方属水在何处？

3. 本证多见何脉？

4. 本方能治何类病证？

68. 虚人发汗后之芍药甘草附子汤证（真寒象）

【原文】

发汗病不解，反恶寒者，虚故也，芍药甘草附子汤主之。

【征引】

山田宗俊：太阳已经发汗，病当解，若不解反恶寒者，其人表阳素弱，汗出亡阳也。病不解谓病不愈，非表不解也。

成无己：发汗病解不恶寒，今汗出营虚，恶寒则卫虚，与本汤以补营卫。

【讲义】

发汗病不解，谓太阳病经发汗后表证已无，而身疼不除，恶寒反见者，乃发虚人汗之故也。反者，不应然而然也，以芍药甘草汤主治之。

【附注】

下后复汗，昼日烦躁，亡阳重证，干姜附子汤主之。发汗后，身疼痛，脉沉迟，亡津液证，新加汤主之。本条因发汗解表，津液阳气俱伤之证，而不似上两证之重也。麻黄八证，疼痛独多，今云不解，指疼痛而言也。本条发汗并不太过，唯以其人本虚，不禁解表之汗，故发汗表虽解，而病不解，是以虚家不可汗也。本条为芍药甘草汤证而兼阳气虚者，故知必有脚挛急也。

【方剂】

芍药甘草附子汤方

芍药三两，甘草三两（炙），附子一枚（炮，去皮，破八片）。

上三味，以水五升，煮取一升五合，去滓，分温三服。

柯琴：少阴亡阳之证，未曾立方，本方恰合。

丹波元简：本方为四逆汤去干姜代芍药，阴阳双救之意。

【治验】

《张氏医通》：治疮家，发汗而成痉者。

尾台：痼毒沉滞，四肢挛急，难以屈伸，或骨节疼痛，寒冷湿痹。又，本方加大黄治寒疝腹中拘急，恶寒甚，腰脚挛痛，睾丸硬肿，二便不利，有奇效。

浅田：本方不仅治发汗后恶寒，并治芍药甘草汤之属于阴寒者。又，附子代以草乌，而治虫积痛。又，活用于疝病或痛风、鹤膝风等。以棉包足，有效于冷证。凡下部之冷，专于腰以下者，苓姜术甘也；专于脚部者，本方也。又，湿毒之后足大冷者，亦可用之。若有余毒，可兼用伯州散。

按：伯州散为反鼻霜、津蟹霜、角石霜等分细末，日二三服，每服五分至一钱，治恶毒难以发出者。本散为亢奋性之温药，故内脏有急性炎症者不可服。

汤本求真：本方适应证为腰部神经痛、坐骨神经痛、关节强直等。

【习题】

1. 本条之虚字是指何而言？

2. 本条之病不解，是何病不解？

3. 芍药甘草附子汤主治何证？

69. 虚汗或下后茯苓四逆汤证（假热象）

【原文】

发热，若下之，病仍不解，烦躁者，茯苓四逆汤主之。

【征引】

《医宗金鉴》：大青龙汤证不汗出之烦躁，乃未经汗下之烦躁，属实。本条病不解之烦躁乃汗下后之烦躁，属虚。然脉之浮紧沉微，自当别之。

汪琥：虚烦虚躁乃假热之象，只宜温补。

【讲义】

发汗或下之，病仍不愈，后增烦躁。假热一证与上条同，为虚人而设，但较上条为重，故用四逆回其阳，以茯苓、人参去其烦躁。一见真寒，一见假热，此处最易误解也。

【附注】

本证虽易误认，然手足必微厥或有烦渴，亦必喜热饮而恶寒饮。设脉洪大亦必散，浮数亦必虚。大青龙汤条"汗多亡阳遂虚，恶风烦躁"一段可与本条合参。

本条虽较上条为重，但较61条为轻。上条专力回阳，61条阴阳兼顾，本方则于阴阳兼顾之中务培其本者也。

人参、茯苓皆治心烦及心虚、惊悸，合用有安定精神之效。茯苓，前贤称为益阴。夫渗利之品，非直接益之，乃去旧生新之义。盖脾胃喜燥恶湿，燥必暖，阳以旺，湿必寒，阳以衰，水停津不行。茯苓之在本方乃佐姜、附祛湿逐寒，使人参遂其健胃之功，与理中之术同一义也。

【方剂】

茯苓四逆汤方

茯苓四两，人参一两，附子一枚（生用，去皮，破八片），甘草二两（炙），干姜一两半。

上五味，以水五升，煮取三升，去滓，温服七合，日二服。

【治验】

《圣济总录》：治霍乱，脐上筑悸，平胃汤即本方。

尾台：治四逆加人参汤证而心下悸，小便不利，身瞤动烦躁者。又，治诸久病，精神衰惫，干呕不食，腹痛溏泄，恶寒，面部四肢微肿，产后失调多有此证。又，治慢惊风，搐搦上窜，下利不止，烦躁怵惕，小便不利，脉微数者。

浅田：四逆加人参汤证汗出、烦躁不止者，非此方不救。又，一妇经水漏下，一日下血块数个，精神昏聩，肢厥，脉沉微，冷汗如流，与本方愈。

【习题】

1. 本条与上条异同之点安在？

2. 本条与 61 条之烦躁有何区别？

3. 本条与 38 条大青龙汤之烦躁有何区别？

70. 调胃承气汤证之二

【原文】

发汗后，恶寒者，虚故也。不恶寒但热者，实也。当和胃气，与调胃承气汤。

【征引】

成无己：汗出而恶寒者，表虚也。汗出不恶寒但热者，里实也。

程知：汗后不恶寒反恶热，其人大便必实，由汗后亡津所致。病不在营卫而在胃矣。当和胃，与调胃承气汤。

柯琴：虚实指胃言，汗后正气夺则胃虚，故用附子、芍药，邪气盛则胃实，故用大黄、芒硝。

【讲义】

表证当以汗解，发汗之后表解，不当恶寒而恶寒者，乃正气虚之故也。若汗后表解，不恶寒但热者，乃胃气热实，当与调胃承气汤和其胃气。

【附注】

同一汗后，病变有虚实之不同者，以其人正气素有虚实寒热之不同故也。以上自 58 条至本条，共计十三条，皆论太阳病之变证，而结以调胃承气汤者，寓有凡病须保胃气之深义焉。胃气和者，正气无不充，阴阳无不和者矣。明乎此，则和阴和阳自有蹊径。

汗、吐、下后病变表

条数	前治法	见证	方名	备考	
58	若汗下亡血亡津液	阴阳自和	自愈	总纲	
59	大下之后复发汗	小便不利，亡津液	得小便利必自愈	亡津液	
60	下之后复发汗	振寒脉微细	干姜附子汤	内外俱虚	
61		昼日烦躁不得眠，夜而安静，身无大热		亡阳重证	
62	发汗后	身疼痛，脉沉迟	新加汤	亡津液	
63	发汗后	汗出而喘，无大热	麻杏石甘汤	上焦水盛于肺部	
64	发汗过多	叉手自冒心，心下悸，欲得按	桂枝甘草汤	心部血虚	
65	发汗后	脐下悸，欲作奔豚	苓桂枣甘汤	下焦水动	
66	发汗后	腹胀满者	厚姜半甘参汤	胃衰气滞津亏	
67	若吐若下若汗	心下逆满，气上冲，起则头眩脉沉紧，发汗则身振摇	苓桂术甘汤	中焦水动	
68	发汗	病不解，反恶寒	芍药甘草附子汤	发虚人汗，致阴阳俱亏	
69	发汗若下	病仍不解，烦躁	茯苓四逆汤	同 68 证，较重	
70	发汗后	恶寒者	随症治之	虚	总结
		不恶寒，但热	调胃承气汤	实	

【习题】

1. 同属汗后或汗下后，何以见证不同？

2. 胃气何故重要？

3. 以上各方证之属于表里阴阳虚实者，试按类分述之。

4. 试述阴阳和与水火气血之关系。

71. 五苓散证之一

【原文】

太阳病，发汗后，大汗出，胃中干，烦躁不得眠，欲得饮水者，少少与饮之，令胃气和则愈。若脉浮，小便不利，微热消渴者，五苓散主之。

【征引】

汪琥：本条当作两截看，"太阳病"至"胃气和则愈"系胃中干，烦躁作渴，只须饮水和胃，非五苓散证也。"若脉浮"至"消渴者"，此系水热结于膀胱，乃五苓散证也。

魏荔彤：大汗出，谓如水流滴也。胃中津液受伤而致烦悸不得眠，恐人误认为传里之躁烦误下也，于是标出欲饮水者一证，此非传里之烦躁，乃亡津液之烦躁。

《医宗金鉴》：若脉浮，小便不利，微热消渴者，是太阳表邪未罢，膀胱里饮已成。今邪热熏灼，燥其现有之津，饮水不化，绝其未生之津，津液告匮，求水自救，所以水入即消渴而不止也。用五苓散者，以其能外解表热，内输水府，则气化津生，热渴止而小便利矣。

方有执：消，言饮水而小便不利，水似内消也。渴，言能多饮也。

张锡驹：胃中干乃胃无津液，故与水以润之。小便不利，消渴，乃脾不转输，水津不布，故用五苓以散之。若胃中干，误与五苓以散之，利其小便，则愈干矣。

王肯堂：烦渴用白虎汤，其用五苓散渗津液何哉？曰：白虎乃表证已解，邪热传里而烦渴者用之。今脉尚浮，身有微热而渴，乃表邪未全解，故用桂枝和肌表，白术、茯苓以润虚燥也。

【讲义】

太阳病发汗后有两种病证。其一为亡津液者，表证已解，胃中因过汗致津液干，因干而生烦躁，因烦躁而不得安眠，所谓胃不和则夜不安是也。此证与水即能回津而愈，唯胃中干，欲得饮水自救（凡生理上一时发生障碍，急而救济时最易矫枉过正，饥者易多食，渴者易多饮），仍须少少与饮。若任情暴饮，及至自觉不渴时则已过量，复生他变矣。其二为有水病者得太阳病，发汗后若脉仍浮，是表未尽解，水在下不行则小便不利，水不化液生津则唾液干、口腔燥、微热而渴。饮水入胃，愈不化愈渴，而成消渴状。以五苓散去其体内积水之障，代谢复兴兼以解表，诸证自除。

【附注】

五苓散是肾脏泌尿发生障碍致小便不利，水毒充满胃腑不能吸收，故用本方散之。体内积水去，热渴自除也。大汗出是发汗之注释，非发汗后又大汗出也。本方用桂枝由汗腺排水毒与热，更用泽泻以治烦渴，以苓术由泌尿驱除水毒与热。凡肾脏炎症、糖尿病等兼见表证者多可用本方。

【方剂】

五苓散方

猪苓十八铢（去皮），泽泻一两六铢，白术十八铢，茯苓十八铢，桂枝半两（去皮）。

上五味，捣为散，以白饮和服方寸匕，日三服，多饮暖水，汗出愈，如法将息。

按： 白饮者，白米汤也。

【药物】

猪苓 味甘，性平，利尿药。

药能：解热去湿，去肿胀，止渴利尿。

药征：小便不利而渴，脉满急痛，淋肿脚气，浊，带下。

调剂：本药利尿作用颇似茯苓、泽泻，然解热止渴作用尤强，唯不如茯苓能治心悸及筋肉痉挛，不如泽泻能治眩冒。本药用于实证，凡亡津而无湿者忌用，故入补药不如茯苓也。

泽泻 味甘，性寒，利尿药。

药能：去温热消渴，治头眩，耳虚鸣，止泄利。

药征：眩冒而渴，小便频数或不利。

调剂：本药性寒，有去湿热及治渴之特能，虽与苓术同为利尿药，但仅适于阳虚证，不适于阴虚证，与白术之适于阴虚证、不适于阳虚证正为相反。茯苓适于表里阴阳虚实各证。此三药之不同也。

【治验】

《和剂局方》：辰砂五苓散，治伤寒表里不解，头痛发热，心胸郁闷，唇舌干焦，神思昏沉，狂言谵语，如见鬼神及瘴疟烦闷不省者；如中暑发渴，小便赤涩，调以新汲水下；小儿五心烦热，焦躁多哭，咬牙上窜，欲成惊状（即脑膜炎），每服半钱，以温热水下。

《三因方》：己未之年，京师大疫，汗之则死，下之亦死，与本方愈。本方治伏暑饮热，暑气流入经络，壅溢发衄，或胃气虚，血渗入胃，停饮不散，吐出一二升许者。

《伤寒百问》：本方治不服水土，黄疸如橘子色，以茵陈煎汤下。中酒恶心，心下痞闷，小便赤，大便利。

《伤寒直指》：治湿证小便不利。经曰：治湿之法，不利小便则非其治。又治尿血便毒。

《医宗金鉴》：春夏之交，人病如伤寒，自汗体重痛，小便不利，此名风湿，本方宜。小儿吐呓欲作痫者，五苓散最妙也。

北山：消渴经年，胸胁支满，头眩，本方加甘草煎服而愈。

曾：小儿惊风、泄泻，本方治之。

吉益东洞：一人饮水多，日瘦，腹皮麻痒，小便频数，与本方。又，一男患消渴，饮多，小便亦多，与本方愈。

汤本求真按：二病或糖尿病或尿崩证乎。本方亦治目疾，而以发热消渴、目多眵泪、小便不利为目的。

【习题】

1. 本条第一二段是何病证？

2. 亡津作渴，何以停水亦渴，其故安在？

3. 五苓散多主治何病证？

72. 五苓散证之二

【原文】

发汗已，脉浮数，烦渴者，五苓散主之。

【征引】

成无己：脉浮数者，表邪未尽也。

方有执：已，谓汗毕，非病已也。水不化津，以四苓利之，外证未除，桂枝以和之，故本方为两解里者也。

《医宗金鉴》：小便利而烦渴者，为初入阳明胃热，白虎汤证也。小便不利而烦渴，为膀胱水蓄，五苓散证也。

【讲义】

太阳病已发汗，表证未解而见脉浮数，与上条脉浮微热之证同。烦渴者，因肾排泄失职，肠胃蓄水故。水津不布，唾液分泌失职，故渴。与上条之小便不利、消渴证同，主治以五苓散亦同也。

本条与上条脉证似异而实同，由脉数知有微热，由烦知小便不利也。本方之烦渴见于汗后表未解，白虎汤证之烦渴已无表证，且伴以自汗之证，洪大或滑数之脉也。

【习题】

1. 本条与上条之脉证是否相同？

2. 白虎汤证之烦渴与本方有何区别？

73. 五苓散证与茯苓甘草汤证之鉴别法

【原文】

伤寒汗出而渴者，五苓散主之。不渴者，茯苓甘草汤主之。

【征引】

《医宗金鉴》：伤寒发汗后，脉浮数，汗出烦渴，小便不利者，五苓散主之。今惟汗曰汗出者，省文也。

山田宗俊：此亦承上二条，略其脉证，举其所兼之异证以示其治也。异证者何，所谓汗出是也。言脉浮或浮数，小便不利，微热汗出而渴者，五苓散主之。若此证而无渴者，其病轻一等，宜用茯苓甘草汤，以其表证未全解，仍用桂枝以发之也。小便不利，兼见渴者，皆停饮所致，非邪热传里也。

【讲义】

伤寒汗出而渴，言五苓散非专适用于中风，亦适用于伤寒，唯须汗出之后，重在表不实耳。"渴"字是五苓散与茯苓甘草汤两方之鉴别点。渴，有里热烁伤津液者，阳明证也；有里寒不化津液者，少阴证也。五苓之渴，水毒瘀滞阻碍津液之分泌，因生热者也。茯苓甘草汤证，证如五苓而津液之分泌失常较轻，热亦较轻者也。

【附注】

茯苓甘草汤，重用生姜，必有呕证。经云呕家本渴，今反不渴者，以心下有支饮故也。以药测证，本方证为上冲心悸而呕、小便不利者。本方与苓桂术甘汤及苓桂枣甘汤仅一味之差，而主治不同，药量有别，列表于后（见下页），以资比较。

【方剂】

茯苓甘草汤方

茯苓二两，桂枝二两（去皮），甘草一两（炙），生姜三两（切）。

【治验】

东洞：一人患痫七年，发则颠仆，不知人事，与本方。

方名	五苓散	茯苓甘草汤	苓桂术甘汤	苓桂枣甘汤
药物	桂枝 十八铢	桂枝 二两	桂枝 三两	桂枝 四两
	茯苓 半两	茯苓 二两	茯苓 四两	茯苓 八两
	白术 十八铢	生姜 三两	白术 二两	大枣 十五铢
	猪苓 十八铢	甘草 一两	甘草 二两	甘草 二两
	泽泻 一两六铢			
主治病证	汗后，脉浮，小便不利，微热消渴者	如上证而不渴者	伤寒若吐若下后，心下逆满，气上冲胸，起则头眩，脉沉紧，发汗则动经，身摇	发汗后，脐下悸，欲作奔豚

锐：心下悸，概属痫与饮，本方加龙骨、牡蛎绝妙。又，此证有不寐者，酸枣仁汤、归脾汤不能治也，用此方屡奏奇效。又，一妇自心下至膈上动悸颇甚，势如城郭撼摇，遂眩晕不能起，夜悸烦而目不合。如是数年，再易医不愈，后与本方加龙骨、牡蛎，半年痊愈。

《杂病辨要》：痘疮初点，稀朗红润而心下悸者，急当治其悸，否则小便不利，水气满于皮肤而结痂必迟，治悸宜本方。

汤本求真：观此可知肾脏与心下悸（胃内停水）与痘疮之关系如何密切。

【习题】

1.渴证原因有几种，试分述之。

2.上表列四方，以何方悸动最甚？何方上冲甚？何方热较盛？

74. 五苓散主水逆证

【原文】

中风发热，六七日不解而烦，有表里证，渴欲饮水，水入则吐者，名曰水逆，五苓散主之。

【征引】

魏荔彤：有表里证，表证指头项强痛、恶寒发热、汗出是也。里证即烦渴饮水，水入即吐是也。用桂枝以驱除表邪，多饮暖水，使汗出表解，小便利，水不逆而里解。

山田宗俊：此承上诸条，略诸脉证，举异示治，水逆示其病因之词，义与火逆同。注家皆因其吐水，故名水逆。果然，则火逆之证为吐火乎。

按：五苓与猪苓两汤证大同小异，其所异者，但由五苓夹表证，猪苓则无表证也。

方有执：伏饮内作，故外者不得入，饮水入则被拒，谓之水逆。

吴仪洛：五苓散，逐内外水饮之首剂。若津液损伤，阴血亏损之人，作渴而小便不利者，用本方利水劫阴，则祸不旋踵矣。

【讲义】

中风是表证而汗出者，发热是肌不解，表气郁滞，六七日是里传之期。中风表证不解，内烦复见（里气郁滞），此皆水毒在表里为患，气化不行之证。口津不泌，故渴欲饮水，胃已蓄水不能复纳，故水入则吐，名曰水逆证。五苓散者，治水逆之主方也。

【附注】

71、72、73 三条皆言五苓散证为汗后之病变，本条虽未言汗出而冠以中风，当亦有汗。有汗之表不解，故不可以表实发汗之法治之。71 条治验中有疫病不可汗一则，是不可以表实之法汗之，固不禁用桂枝也。71 条示水不行，津不布。72 条示气郁滞，热必生。73 条示五苓散功在利小便而解内热。凡一切水病局部有热者，去其水则热自除。本条乃示五苓散为表里行水行气、解郁除热之主方也。

【习题】

1. 何为水逆证？

2. 五苓散证水在何处？

3. 五苓散证属何病因？

4. 五苓散与苓桂术甘汤证治之区别？

75. 发汗致虚之耳聋

【原文】

未持脉时，病人叉手自冒心，师因教试令咳而不咳者，此必耳聋无闻。所以然者，以重发汗，虚故如此。

【征引】

山田宗俊：此为叔和语，与平脉法辞气相似。

张璐：虚证耳聋与少阳传经耳聋迥别，亟宜固阳为要也。叉手冒心加之耳聋，阳气虚极矣。与小柴胡愈甚，必大剂参附庶可挽回也。

钱天来：误汗亡阳，则肾家之真阳败泄，所以肾窍之两亏无闻，犹老年肾惫将衰，亦两亏无闻，其义一也，治法宜固其阳。

汪氏引《补亡论》：素无热人，可与芍药附子汤。素有热人，可与黄芪建中汤。

魏荔彤：轻则桂枝甘草，重则加参附。

【讲义】

未持脉时病人叉手自冒心，桂枝甘草汤证也。"师因"至"而不咳者"，耳聋之证也。"所以"至"虚故如此"，明其致聋之因也。

【附注】

本条词气固非经文，但以此为虚家耳聋，与少阳耳聋之辨识亦属重要。

【习题】

1. 耳聋之原因如何？试举一二为例。

2. 耳聋之治法如何？试举数方。

76. 喘之起因二种

【原文】

发汗后，饮水多必喘，以水灌之亦喘。

【征引】

山田宗俊：本条为麻杏石甘汤之注文。

钱天来：中风发汗后，欲得饮水者，少少与之。多则胃虚不运，水冷难消，必致停蓄，水寒侵肺，呼吸不利，故肺胀胸满，气逆而喘也。若以冷水灌濯，则营卫先已空疏，使寒邪入膝，水气侵肤，内通于肺，亦为喘也。本证宜小青龙去麻黄加荛苈。

柯琴：汉时治病，有火攻水攻之法，本证宜五苓。

【讲义】

本条接 71 条申述余文，发汗后之情形当然包括大汗出。胃中干欲得饮水者，应少少与饮之。若饮水多，胃不及下降，肠一时不及吸收，水势上侵，故必喘也。以水灌之亦喘者，连下 149 条（病在阳应以汗解，反以冷水灌溉之，热不得去益烦，虽烦而热仍在表，不在胃，故不渴，服文蛤散。若仍不愈，仅清热止渴似嫌不足，须行水去热之五苓散主治之）。水攻不得，其宜皮肤见冷而紧闭，其热反夹水上攻肺而作喘。

【附注】

古人治热郁不得外越，针药不能取效，久治无汗之证乃用水攻，是使气血达表则汗出而解。五苓散证者，非热郁不得越，乃水滞生热，利小便自解。若以水灌之，反闭其表而作喘矣。

【习题】

1. 饮水多之喘与以水灌之之喘是何原因，试分述之。

2. 以水灌之是何治法？

77. 不可更汗证

【原文】

发汗后，水药不得入口，为逆。若更发汗，必吐下不止。

【征引】

山田宗俊：本条为水逆注文。

成无己：发汗后，吐逆发汗，亡阳也。更发汗，胃气大虚，故吐下不止。

程知：发汗后见此证者，因未汗之先，其人已是中虚而寒。

钱天来：误汗则胃中阳气虚损，胃本司纳，胃虚冷则主气上逆不能纳，故谓之逆。

【讲义】

本条承74条水逆而言，胃弱而兼表证者，发汗后表证已解，胃气反虚。胃虚气逆，水药入口即吐，故名为逆。若更发汗则一误再误，胃愈虚寒，必吐下不止矣。

【附注】

发汗后伤津而胃燥者，太阳转阳明证也。亡阳而胃寒者，太阳转太阴证也。此与前第70条（发汗后恶寒者，虚故也，不恶寒但热者，实也）有前后呼应之义。

【习题】

1. 本条之逆是否前论之水逆？

2. 汗后有转阳明者，有转太阴者，其故安在？

78. 栀子豉汤证之一

【原文】

发汗吐下后，虚烦不得眠，若剧者，必反复颠倒，必中懊憹，栀子豉汤主之。若少气者，栀子甘草豉汤主之。若呕者，栀子生姜豉汤主之。

【征引】

《本经》：厥阴篇下利后更烦，按之心下濡者，为虚烦也，宜栀子豉汤。

成无己：懊憹，心中郁郁不舒，愤愤然无奈，比烦闷甚。

喻昌：不得眠，即卧起不安之互词。

《医宗金鉴》：未经汗吐下之烦多属热，谓之热烦。已经吐下之烦多属虚，谓之虚烦。不得眠者，烦不得卧也。

汪琥：虚烦二字，不可作真虚看。

【讲义】

凡病毒在表者汗之，在上者吐之，在下者下之。今汗吐下后为表里已无病毒存在，故谓其烦曰虚烦，非似61、69两条之虚烦也。不得眠一证，有因头部充血者，有因心脏贫血者，有因胃气不和者。虚烦不得眠者，乃因虚其津液，余热未净，一时头部充血，心液不足所致。心中懊憹，较烦为剧。反复颠倒，较不得眠为剧。虽余热轻重有别，皆以栀子豉汤主之。若于上证更见急迫少气之状，本方加甘草以缓之。若见胃气上逆而呕者，本方加生姜以止逆。

【附注】

本方之证，前贤谓为心肾不交，水火不相调和者也。少气与短气不同，少气者气息微少，多在大吐下后。懊憹即闷乱不宁，甚者如中巴豆、草乌之毒状。后世所谓嘈杂，似饥而甚，似躁而轻者也。

凡药之能平充血，抑制机能亢盛者，谓之寒药。能救贫血，振起机能沉衰者，谓之热药。栀子味苦寒，故治充血，亦能除热。

【方剂】

栀子豉汤方

栀子十四个（擘），香豉四合（绵裹）。

上二味，以水四升，先煮栀子，得二升半，纳豉，煮取一升半，去滓，分为二服，温进一服，得吐者止后服。

注：豉，即黑豆所制者，解毒和胃，故瓜蒂散用之一以缓毒，一以顾胃。本方用之一以解前药余毒，一以调吐下后胃气不和。前贤以为吐药，非也。

栀子甘草豉汤方

栀子十四个（擘），甘草二两（炙），香豉四合（绵裹）。

上三味，以水四升，先煮栀子、甘草，取二升半，内豉，煮取一升半，去滓，分二服，温进一服，得吐，止后服。

栀子生姜豉汤方

栀子十四个（擘），生姜五两，香豉四合（绵裹）。

上三味，以水四升，先煮栀子、生姜，取二升半，内豉，煮取一升半，去滓，分二服，温进一服，得吐者，止后服。

【药物】

栀子 味苦，性寒。消炎药。

药能：消炎去消渴，治心烦懊𢙐不得眠，通小便黄，治充血发黄。

药征：因充血或炎性机转而呈剧性心烦，旁治发黄或出血者。

调剂：本药与黄连皆为消炎药，但本药兼有利尿之特能，故不难鉴别。本药能治吐衄，血痢，下血，血淋，损伤瘀血等，能治胃热面赤，酒皶鼻，白癞疮疡，目赤热痛，大小肠热，脐下血滞，烫火伤，清胃脘，泄心肺邪热，屈曲下泻，自小便出。

香豉 味苦，性寒。解毒药。

药能：消炎除热，解瘴气恶毒，去烦躁满闷、发斑，发汗，止呕逆。煮服止血、利腹痛。研末涂阴茎生疮，治中毒药、犬咬。

药征：心中懊𢙐或结痛，或满而烦者。

调剂：本药为消炎除热性之解毒药，关于脑及心脏所发上述证候配用之。治豉法：用黑豆发酵，制法颇繁，若用纳豆亦可。制纳豆法：黄豆煮酵后，再搅拌至黏滑时即成。治六畜胎毒或鸟兽肝中毒，用本药浸水绞取汁，服数升即愈。

【治验】

《千金》：治少年房多短气。

《圣济总录》：治虾慕黄，舌上起青脉，昼夜不睡者。

按：虾慕黄者，黄疸病之一种也。

《肘后方》：治霍乱吐下后心腹胀满者。

按：发汗后腹胀满者，厚姜半甘参主之，为虚满有寒。本证见于吐下后心腹胀满亦为虚满有热，此其别也。

《小儿药证直决》：小儿蓄热在中，身热狂躁，昏迷不食者。

和久田：一妇跌仆惊惕，伤腰下血，少腹微痛，与本方愈。又，一老妇七十许，鼻衄过多，止衄无效，有虚烦象，与本方愈。

栀子甘草豉汤

《千金方》：治食宿饭、陈臭肉及羹、宿菜等而发者。

松川：一妇产后下血过多，忽唇舌色白，气陷如眠，脉如有如无，殆将死矣，乃以荍藭、苦酒与本方愈。

按：荍藭，川芎也。苦酒，醋也。

松川：一人便血数月，虽服药渐愈，但身体无色，而上及两足浮肿，心中烦悸，头微痛，时时呕，寸口脉微，与本方愈。

【习题】

1. 栀子豉汤适应何证？

2. 香豉主治何证？

79. 栀子豉汤证之二

【原文】

发汗若下之，而烦热胸中窒者，栀子豉汤主之。

【征引】

汤本求真：窒者，如空房满塞，不受物也。有食道狭窄之自觉黏膜干燥，食物不滑利也。

按：膈噎证往往以本方治之。

山田宗俊：本条证虽小异，其因不殊，烦热谓热之甚。胸中窒，未至心中懊侬之剧，惟上焦郁结不快是也。

【讲义】

发汗或下之，其热不为汗下而解，致内烦外热，其热系因烦所发，故曰烦热。热壅于胸，窒塞不通，用栀子豉汤清热宣郁，则气通津布矣。

【附注】

栀子豉汤证在汗吐下后并无水毒，乃津亏热郁，升降失宜。以其热在胸膈之上，与上条热犯脑部、烦不得眠者部位虽殊，病因实同也。

【习题】

1. 栀子豉汤证有无水毒？

2. 本条与上条见证不同，何以同用本方？

80. 栀子豉汤证之三

【原文】

伤寒五六日，大下之后，身热不去，心中结痛者，未欲解也，栀子豉汤主之。

【征引】

柯琴：病发于阳而反下之，外热未除，心中结痛，虽轻于结胸，而甚于懊恼矣。结胸是水结胸胁，用陷胸汤，水郁则折之也。此乃热结心中，用本汤火郁则发之也。

程知：所结者，客热烦蒸所致，而热之散漫者，当连及表，故云未欲解也。

【讲义】

伤寒五六日为太阳转阳明之期，若大下之后病已转阳明，当即解。今热不在肠胃是未转阳明，徒虚胃气，身热故不能去，反以误下引邪入内。表证虽因误下而解，心中则因误下而结，因结致痛，较诸心烦、胸窒尤重一等。未欲解也，言热不因下而欲解，非表证未欲解。栀子豉汤主治阳虚热证，非已解表证之热也。

【附注】

阳虚证非如前贤所谓亡阳之虚证（体热不足），乃阳证中之无实毒者，统曰阳虚。如承气证为阳实，白虎证为阳虚，后皆仿此。心中结痛为胸部组织干燥（如食道发炎等），用此方。心下痛为水与热结，用陷胸剂。

【习题】

1. 本条何以主五六日？

2. 下后何以热不去？

3. 本证当有表证否，何以知之？

81. 下后栀子厚朴汤证

【原文】

伤寒下后，心烦腹满，卧起不安者，栀子厚朴汤主之。

【征引】

山田宗俊：此虚烦兼腹满者，故于栀子豉汤证内去香豉加厚朴枳实以主之。腹满，以下后内虚，气涩不通也，与厚姜半甘参汤之腹满同一虚胀，是以虽满不坚痛，故不用硝黄。

成无己：既烦且满，邪气壅于胸腹之间也。

《医宗金鉴》：论中下后满而不烦者有二：一为热气入胃之实满，以承气下之；一为寒气上逆之虚满，以厚姜半甘参汤温之。其烦而不满者亦有二：一为邪热入胸之虚烦，以竹叶石膏汤清之；一为懊恼欲吐之心烦，以栀子豉汤吐之。今既烦且满，故卧起不安也。然既无三阳之实证，又非三阴之虚证，惟热与气结，壅于胸腹之间，故用本方。胸腹和而烦自去，满自消矣。

【讲义】

伤寒下后与78条之证同。心烦者，即虚烦也。卧起不安者，即不得眠也。唯此不安非尽因烦，更因腹满，由胸及腹部位较深。下后一时虚其胃气，客气乘之，所谓邪实于内，气涩于中者也。以栀子治虚烦，以枳朴除其满，不用香豉者，专其除满之力也。

【附注】

本条之满与66条之腹满有虚实寒热轻重之差也。下后腹满最易误认，若误为下之不尽而更下之，固属失治，若误为虚满而竟补之，亦属失治。

【方剂】

栀子厚朴汤方（方名脱"枳实"二字）

栀子十四个（擘），厚朴四两（炙，去皮），枳实四枚（水浸，炙令黄）。

上三味，以水三升半，煮取一升半，去滓，分二服，温进一服，得吐者止后服。

按：本方治黄疸病而证见"腹硬满，呼吸迫促，身黄黑色，卧不安者"。

【药物】

枳实 味苦，性寒。

药能：驱逐结实之毒，治胸满胸痹，腹满腹痛。

药征：心下、肋骨弓下及直腹肌有结实之证候者（食水毒）。

调剂：本药治心下痞满，类似柴胡证之胸胁苦满，但较之为强。又，本药治直腹肌拘挛类似芍药，但结实之度甚于芍药，而拘挛之度为轻。其治胸胁满又似厚朴，但本药以结实为主，胀满为客，厚朴以胀满为主，结实为客。

【习题】

1. 本方与栀子豉汤异同之点安在？

2. 枳实与厚朴主治有何异同？

82. 栀子干姜汤证

【原文】

伤寒，医以丸药大下之，身热不去，微烦者，栀子干姜汤主之。

【征引】

山田宗俊：凡伤寒热盛者，虽有可下证，不可以丸药下之，何者也？凡药惟荡涤肠胃而不能除身热也。今伤寒热盛者，医反以丸药大下之，身热不去，更加微烦者，内虚而烦也，法当以栀子豉汤主之。然以其烦微而无心中结痛及懊恼等证，去香豉加干姜，一以解热，一以复虚。犹胸中有热，胃中有寒者，黄连干姜寒热并施之意。

柯琴：或以丸药下之，心中微烦，外热不生，是知寒气留中而上焦留热，故伍栀子以除烦，用干姜逐内寒，此甘草泻心汤之化方也。

【讲义】

凡药服汤剂性急力促，服丸药性缓力延，宜丸宜汤各因其证。伤寒属阳明者应以汤下之。若误以丸药大下之，因药力缓则身热不能去，药力延则泄利经时，衰其肠胃，徒见其弊，未得其利也。微烦一证非阳气重之发烦，亦非虚烦不能眠之烦，乃61、69两条之烦。因肠胃衰弱，故用栀子、干姜清胸热而温胃寒，其证自愈。

【附注】

凡阴阳痞结，食道狭窄，噎膈，塞如梅核，久成翻胃者，多以本方主之。寒热互见之证，施治颇不易也。

【方剂】

栀子干姜汤方

栀子十四个（擘），干姜二两。

上二味，以水三升半，煮取一升半，去滓，分二服，温进一服，得吐者止后服。

【治验】

《圣济总录》：治赤白利，无论新久，本方入薤白七茎，豉半合煎服。

南涯：己未秋，疫痢流行，其证多似，大概胸满烦躁，身热殊甚，头汗如流，腹痛下利，色如尘煤，行度无数，医治皆无效，后取桃核承气汤与本方互用皆救。

【习题】

1. 烦躁略分数种，举例以明之。

2. 何种痢疾适用本方？

83. 不可与栀子豉汤证

【原文】

凡用栀子豉汤，病人旧微溏者，不可与服之。

【征引】

程知：凡治上焦病者，辄当顾及中下。栀子苦寒，旧微溏者中禀素寒，恐寒动脏腑生变。用本汤者，俱应此禁例也。

【讲义】

《内经》云："先泄而后生他病者治其本，必且调之，后乃治其他病。"旧微溏者，本病也，故虽有栀子豉汤证，不可与之也。

【附注】

本条"不可与"总承以上栀子豉汤及各加减方而言。盖栀子为寒药，恐下利不止也。本条较上条为重，但同属肠胃虚寒证也。

【习题】

栀子豉汤之禁忌证为何？试述其理。

84. 真武汤证之一

【原文】

太阳病发汗，汗出不解，其人仍发热，心下悸，头眩，身𤸷动，振振欲擗地者，真武汤主之。

【征引】

成无己：心下悸，头眩，身𤸷动，振振欲擗地者，汗出亡阳也。里虚为悸，上虚为眩，经虚为身𤸷振振摇。与真武汤温经复阳。

喻昌：大青龙汤中垂戒云"若脉微弱，汗出恶风者，不可服之，服之则厥逆，筋惕肉𤸷"正与本条互发。

《医宗金鉴》：此示人以救逆之法也。振振欲擗地者，耸动不已，阳虚气力不能支也。

【讲义】

太阳病，表病也，理宜汗解，惟虚人得之，应异治法，此麻黄附子细辛汤等之所由设也。今按常人治法肆行发汗，汗出后表证虽解，其病不愈，仍见发热者，汗后亡阳，虚阳浮散于外也。心下悸者，乃胃脘之上膻中阳气不充，筑筑然跳动也。头眩者，阳微不能上升也。振振与67条"发汗则动经，身为振振摇"同。欲擗地者，欲作仆地也，阳虚力不支欲，倒地也。本证总见汗后真阳外亡，周身经脉无自主定力，方用真武汤，非为行水导湿，乃补虚复阳也。

【附注】

汗出不解，注家多谓表不解。参阅 28 条，彼为表不解，用桂枝去芍药加苓术汤。本条用真武汤，并无解表之药，则为表已解，其理自明。盖本条已无头项强痛之表证也。

本方与苓桂术甘汤证颇相似，而有阴阳虚实之异。

本方可为误汗后之坏病，故以下禁汗各条于此发端。

【方剂】

真武汤方

茯苓三两，芍药三两，白术三两，生姜三两（切），附子一枚（炮，去皮，破八片）。

上五味，以水八升，煮取三升，去滓，温服七合，日三服。若咳者，加五味子半升，细辛一两，干姜一两。若小便利者，去茯苓。若下利者，去芍药，加干姜二两。若呕者，去附子，加生姜，足前为半斤。白术二两，《外台》作三两。

按：加减法为后世所增，凡论中加减法皆属之。又，本方宋本载于 334 条之后，今为讲解便利移录于此，故治验多非本条证。

【治验】

《伤寒绪论》：不得眠者皆阳盛，切禁温剂，惟汗、吐、下后，虚烦脉浮弱者，因津液内竭则当从权，本方温之。

《医史樱宁生传》：一妇暑月身冷，自汗口干，烦躁，欲卧泥水中。诊其脉浮数而虚，此阴盛格阳，付之于饮食生冷，坐卧风露者，与本方，冷服三服而愈。

按：此证最易误认。

《易简方》：本方非仅用之于阴证伤寒，凡虚劳人憎寒壮热，咳嗽下利，皆宜服之，因易名为固阳汤。

南涯：治一人三十许，胸中烦闷，吐下黑血，脉沉微，腹满小便难，手足浮肿，沉重不仁，大便日二三行，默默不欲饮食，食即停滞胸间，入腹则气急。腹满殊甚，其状如世俗所谓黄胖病者，与本方百患悉治。又，一妇腹痛，硬满挛急，时发热，小便不利，手足微肿，微咳目眩，与本方兼当归芍药散愈。

《汉方便览》：一男子患下疳后左半身不遂，手足颤掉，兼发痫，自少腹至心下硬满，心悸而拘挛，与本方兼三黄丸。

尾台：治痿躄病腹拘挛，脚冷不仁，小便不利或不禁。又，腰疼腹痛，恶寒、下利夜尤甚者，此称疝利，宜本方。又，久利见浮肿，或咳或呕者良。

浅田：治一人微热，脉沉微，肢微冷，精神恍惚，但欲寐，与本方加人参愈。每遇此证，不论热之有无，本方每奏效。又，一老妇七十许，春夏头眩不止，甚则呕逆欲绝，脉沉微，足微肿，与本方愈。

【习题】

1. 本条各证是何病因？
2. 本条仍有表证否？

85. 不可汗之一

【原文】

咽喉干燥者，不可发汗。

【征引】

成无己：津液不足也。

张志聪：咽喉干燥者，心肾之精血皆虚，发汗则有上文之变证矣。上条言汗后之变证，此乃言未发之先机。

山田宗俊：口舌咽喉干燥之证，有白虎加人参汤证，有大承气汤证，有大陷胸汤证，有五苓散证，于《金匮》则有己椒苈黄丸证，有温经汤证，有小建中汤证，有桔梗汤证，有白散。但五苓散渴而口躁烦，小便不利者，微用发汗，然不言咽喉干燥，则其为轻证可知矣。

钱天来：上焦无津乃下焦之气液不腾。少阴之脉循喉咙，夹舌本，邪在少阴，故气液不得上腾。即上文尺中微者，迟者之类也。

程知：凡遇可汗之证，必当顾虑上焦之津液。有如此者，（常）谓与小柴胡汤。张璐曰：宜小建中汤。

【讲义】

咽喉干燥虽有阴阳虚实之分，而其津液不足则同。其证虽在上，发汗必致伤津，则津液不足者固不可发汗，发汗复伤之也。

【附注】

表证发汗乃不得已之手段，犹有啜粥、温粉扑之等法，顾虑周详，反复立论，非证据确凿者不可行也。今更重申禁律，立法何等严明，奈司法者不察，误汗酿祸者比比皆是。愿吾辈同学，今后每于临床审证必须施汗剂时，更默识禁律一遍，然后行之。仲师谆谆告诫之至意，庶几无大过矣。咽喉干燥者，上焦津液不足也。西医所谓肺结核、喉头结核、咽头结核等皆是其例。凡病结核者，必营养不良、津液不足，故皆在禁汗之例。

【习题】

咽喉干燥何以禁汗？

86. 不可汗之二

【原文】

淋家不可发汗，发汗必便血。

【征引】

山田宗俊：小便淋漓，不能快利者，非癃闭也，其因在精道之失常也。精即心血之经，精道入精囊而变化者，固非他物矣。故淋家过于发汗则精道失守，精囊旷职，血妄动，所以溺血也。门人问曰：本证宜何方？曰：均是亡阳之证，宜附子理中汤。

程知：凡遇可汗之证，必当顾虑下焦之津液有如此者。

常：宜猪苓汤。

张璐：未汗宜黄芪建中汤。

按： 此汤于疮家身疼痛者甚妙。若淋家，犹未尽善。

【讲义】

淋家，谓久患膀胱、尿道病者也。下焦津液枯干，若汗之，无津可发，必动其血而便血也。

87. 不可汗之三

【原文】

疮家虽身疼痛，不可发汗，汗出则痓（《玉函》痓作痉）。

【征引】

成无己：痓，常作痉，传写之误也。

方有执：痓，风强病，俗谓打寒噤是也。

常：宜桂枝加葛根汤。

休：宜小建中汤加归芪。

【讲义】

疮家，盖言久病痈疽溃疡之属。气血虚少虽有身疼痛之表证，亦慎不可发其汗。若误发之，则变痉病矣。

【附注】

痉，谓身热足寒，头项强急，恶寒，时头热、面赤、目赤，独头动摇、卒口噤，背反强者是也。经云：太阳病，发汗太多，因致痉。产后、跌仆、损伤津液者多病痉。

88. 不可汗之四

【原文】

衄家不可发汗，汗出必额上陷，脉急紧，直视不能眴，不得卧。

【征引】

成无己：衄者，上焦亡血也。若发汗则上焦津液枯竭，经络干涩，故额上陷，脉急紧。诸脉者皆属于目，筋脉紧急，索引其目，故直视不能眴。

皇甫谧：阴气虚则目不眴。亡血为阴虚，是以不得眠也。

钱天来：眴，目动摇也。

汪琥：衄家系阳明经热。

【讲义】

衄家，久衄失血之人也。血与汗皆属阴液。衄家复汗则阴液重伤，故不可发汗。若误发之必见以下各证：额上陷，脱血于上，组织萎缩，额之上部陷下不起也；脉急紧，血不荣脉，血管收缩，失其柔韧也；直视不能眴者，动眼神经麻痹也；不得眠者，心血不足，阴虚生燥也。

【附注】

本证见证皆以误汗、亡失体液所致，独上部首当其冲也。衄血之人血燥于上，头中之阳已虚，发汗则阳愈虚，固不仅津亏也。

【习题】

1. 试述衄家不可发汗之故。

2. 试拟一方以治衄家之有表证者。

89. 不可汗之五

【原文】

亡血家，不可发汗，发汗则寒栗而振。

【征引】

皇甫谧：夺血者无汗，夺汗者无血。亡血发汗，则阴阳俱虚，故寒栗而振摇。

《医宗金鉴》：凡失血之后，血气未复，为亡血虚家，皆不可发汗也。盖失血之初固属阳热，亡血之后热随血去，热固消矣，阳亦随亡。若再发汗，则阳气衰微，力不能支，故身寒噤栗，振振耸动，所必然也。

阳：血家汗家，俱指本人平时旧病言之。

山田宗俊：亡血家者，如呕血、下血、崩漏、产后、金疮所伤类是也。寒栗而振，乃干姜附子汤证。

程知：亡血而更发汗，身内只剩一空壳，阳于何有？寒自内生，故栗而振。

常：亡血阴虚发热可与芍药地黄等，石顽云黄芪建中汤。误汗振栗，苓桂术甘汤加当归。

丹波元简曰：汗后寒栗而振，宜与芍药甘草附子汤、人参四逆汤之属。

【讲义】

亡血家与衄家同为失血之人，唯一在头部，一在全身，若再发汗，令伤其阴，寒栗而振，汗后亡阳也。

【附注】

60条"下之后，复发汗，必振寒者"，即本条寒栗而振之义，内外俱虚故也。征引中本条证之治例虽多仍应，视其脉证而定也。

【习题】

1. 本条与上条之证孰重？

2. 本条与60条何以同属内外俱虚证？

90. 不可汗之六

【原文】

汗家重发汗，必恍惚心乱，小便已阴痛，与禹余粮丸。

【征引】

宋版注：方本阙。

魏荔彤：方阙，愚臆度之，即赤石脂禹余粮汤为丸，意在收涩小便，养心气以生血。

《医宗金鉴》：汗家，素好汗出之人也。

濑穆：恍惚，不分明也。

宫：可行桂枝加附子汤。

【讲义】

平素多汗出之人津液必虚，重发其汗，血液被夺，则心血必虚，因虚而乱，神无所主，致于恍惚。小便已阴痛者，津不下达也。"与禹余粮丸"，因方阙，无从臆断。

【附注】

本证前贤多谓心肾不交病，又谓心烦主血虚，心悸主阳虚，心乱是阳气飞越，与火迫亡阳必惊狂同义，则治法自出。若据阴阳互根之理，似不可截然分别也。

按：赤石脂禹余粮方见168条。魏主以之为丸，恐未必是。盖赤石脂为收敛、止血、止泻之甘温性药，禹余粮亦能固下，且治血闭、血崩，甘平性药，以此而治，恐当不如蔡正言之所补。本方禹余粮一两，龙骨八钱，牡蛎五钱，铅丹六钱，茯苓六钱，人参五钱，为粳米丸，朱砂为衣，如绿豆大，空心服，麻沸汤下，较有思议也。

【习题】

本证在初时宜用何治法？

91. 不可汗之七

【原文】

病人有寒，后发汗，胃中冷，必吐蛔。

【征引】

山田宗俊：有寒谓肠胃虚寒，胃冷蛔不能安，故必吐蛔。友人尝解剖刑人数人，肠胃之间皆有蛔虫。盖蛔之于肠胃，相挟以消谷者也，非无用也。予闻而疑之，偶检《太平御览》，南方有甘蔗，可以节蛔虫。蛔状如蚓，消谷虫也，多则伤人，少则谷不消。是甘蔗能害多益少之句，书之以广见闻。

岛寿：虫避寒就温。胃冷不安，欲上走阳分，从胃脘出口也。

《医宗金鉴》曰：宜理中汤送乌梅丸。

【讲义】

病人有里寒者（指肠胃言）宜先温其里，不可固执先表后里也。胃气已寒，后发其汗，必致胃中冷化，寄生之虫乘虚肆虐。曰"吐蛔"而不曰"下蛔"者，汗剂有向外之势，因而上越也。

【附注】

肠胃虚寒，理中或附子理中、四逆辈证也。以上七条立禁汗之法，以胃气作结，盖有深义存焉。禁汗除七条外，以前尚有第6、23、27、38、39、49、50、67、77等九条。

【习题】

1. 禁汗七则为何，试述之。

2. 以前尚有若干禁汗之例，试述之。

92. 汗下施治法

【原文】

本发汗而复下之，此为逆也。若先发汗，治不为逆。本先下之，而反汗之，为逆。若先下之，治不为逆。

【征引】

成无己：病在表者，汗之为宜，下之为逆；病在里者，下之为宜，汗之为逆。

方有执：复，反也，犹言误。

《医宗金鉴》：本应先汗而反下之，此为逆。若先汗而后下，治不为逆。若里急于表，本应先下而反汗之，此为逆也。若先下而后汗，治不为逆。

中西惟忠：虽不及吐，自在其中，"本发"之间脱"先"字。

【讲义】

自"本发汗"至第一段"治不为逆"，谓病有本宜汗解，始终不宜下解。若汗之不愈而复下之，此为误下，于治为逆。若先发汗，病虽未愈，再汗可也，非治逆也。第二段，自"本先下之"至"治不为逆"，谓病有本宜先下后汗者，而反先汗之，于治为逆。若先下之，病虽未愈，汗之可也。先下之未愈，非治之逆也。表证未除，然后汗之之意，自在其中。

【附注】

复，再也，前59、60、61等条下之后复发汗，均训"再"，无训"反"义。论中文法前后一致，况同在一条。下段用"反"，上段以"复"代"反"，使以前所用之"复"字均发生两义疑惑。论中文法规律严谨，界限分明，决不如此混淆也。

我国文字训义极多，前贤每于不能解时则用另一义解之，致失真义。"本发汗""本先下"明示正治之法，"本发汗"当然无用下法之可能，非有先后可议也。"本先下"当然可后汗，只次序之失宜也。上段之逆在"复下"，下段之逆在"先汗"。

【习题】

1. 上一段是何意义？

2. 下一段是何意义？

93. 表里施治次序（四逆汤证之二，桂枝汤证之十三）

【原文】

伤寒，医下之，续得下利清谷不止，身疼痛者，急当救里。后身疼痛，清便自调者，急当救表。救里宜四逆汤，救表宜桂枝汤。

【征引】

《医宗金鉴》：伤寒，医不分表里寒热虚实而误下之，续得下利清谷不止者，寒其里也。虽有身痛之表未除，但下利清谷，里寒已盛，急其里。俟便利自调，仍身痛不止者，再救其表可也。

【讲义】

本条承上条"本发汗而复下之为逆"而言。复下之不当，虚其里气而见"续得下利清谷不止"。虽有当再发汗之表证，此时已不能再发汗矣。上条云"若先发汗，治不为逆"者，此也。治机已失，虽有身疼痛之表证，而以救误下之里虚为急，"先里后表"。若便通调整，里已获救，表证仍当急救。四逆汤者，复其阳也。桂枝汤者，解其肌也。

【附注】

救里者，复其阳扶其正也。攻里者，下其热去其实也。攻里必先表后里，恐邪气内陷也。唯里寒极盛，若不急救，恐阳气暴脱，纵不致此，里气不建亦不足以达表驱邪也。清谷，下利完谷也。肠胃虚寒，消化机能消失，其便必无臭气。表里俱病者，治法不一，葛根黄芩黄连汤、桂枝加芍药大黄汤、桂枝人参汤等表里兼治之法也。173 条解表宜桂枝汤，攻痞宜大黄黄连泻心汤，先表后里之法也。本条，先里后表之法也。仲师对于表里合治分治缓急先后之序，以及汗吐下和温清补涩之大法，无不周评备至。在善读者，自择之耳。

【习题】

1. 本节之证何以不行先表后里之治法？

2. 救里与攻里不同之点安在？

3. 救表与攻表之分可得闻乎？

94. 表里阳气虚之治法（四逆汤证之三）

【原文】

病发热头痛，脉反沉，若不差，身体疼痛，当救其里，宜四逆汤。

【征引】

《医宗金鉴》：此太阳病而得少阴脉也。身体疼痛当有下利清谷四字。

柯琴：此太阳麻黄证，病为在表，脉当浮而反沉。若汗之不差，即身体疼痛不罢，当凭其脉。阳证见阴脉，是阳消阴长之兆，热虽发于表为虚阳，寒反极于里是真阴矣。

【讲义】

病见发热头痛者，表证也。表证脉当浮，今脉反沉，阳气虚也。凡正气不足之人患表证，气血不充于表，常见沉脉。若不扶其正解表邪，病必不差，徒伤其津致身体疼痛。唯此身疼非关表证，亦非如62条之单纯伤津液证，故当救其里，宜以四逆汤回其阳则津自生，表里和则身痛自止矣。

【附注】

本条要点：①表证见沉脉，不可以常法汗之。②身疼有表证里证之不同，本条与上条是也。③身疼虽同属伤津，若汗后脉变沉者属于亡津，62条是也。初病即见脉沉者属于阳衰，本条是也。回阴回阳，健胃健肾，各有法度。④上条示表里证治有先后缓急之辨，本条示表里证有主客之别。表里兼病须治其里者，救其里则表自解。回阴之法，救其阳则津自生，凡此皆以不治为治之法也。

【习题】

1. 本条之身疼痛与上条有何区别？

2. 62 条与本条之证治异同安在？

95. 表里津液虚之治法

【原文】

太阳病，先下而不愈，因复发汗，以此表里俱虚，其人因至冒。冒家汗出自愈，所以然者，汗出表和故也。里未和，然后复下之。

【征引】

程知：下之不愈，津液先亡，因复发汗，阳津亦耗，此表里两虚，虽无邪气扰乱而虚阳戴上，无津液之升以和之而致冒。清阳不彻，昏蔽头目，必得汗出，津液到阳气复故愈。阳气内返，阴尚未滋，大便由燥而硬，至此不得不斟酌下之。和表桂枝加附子汤、小建中汤，若昏冒耳聋，非大剂温补不效。常云：和里宜用调胃承气汤。

山田宗俊：本条为叔和语气。

【讲义】

太阳病之有表里证者，本以先汗后下为常法。今医以里急而先下之，复见表证仍在，因复汗之。以此先后失序，汗下过当，遂致表里津液俱虚而成冒证。前贤谓冒为清阳不彻，昏蔽头目，西医谓脑贫血证。凡津亏者多贫血，贫血者阳气又不彻，上虚而冒。冒之治法，以调和气血，汗出自愈。所以然者以次为注文，解释汗出何以能愈。冒证以汗出表和故也。和表气者须汗，和里气者以下，里气若未和时，然后复下之，里自和矣。

【附注】

大汗伤津，亦能亡阳，微汗能和营卫，调气血。大下虚里，微下和里，故曰下不可使过耳。若大承气汤证微下则热不除，大下正所以存津也。调胃承气汤证微和胃气，大下则阴反伤。然则汗下缓急先后轻重之施要视其证，得其平，斯可矣。所谓阴阳自和者必自愈，亦定法中之活法欤。且过汗致冒，冒须汗解，下之伤津，仍须下解，非上工不能也。今示例以启后学，汗下皆足伤津，津伤胃必燥，燥生热，热则气不调矣。故曰不和下之者，去其热所以调其气也。

【习题】

1. 冒家汗出自愈之理安在？

2. 里何以未和？后下之何以能和？

96. 调胃承气汤证之三

【原文】

太阳病未解，脉阴阳俱停，必先振栗。汗出而解，但阳脉微者，先汗出而解，但阴脉微者，下之而解。若欲下之，宜调胃承气汤。

【征引】

程知：脉阴阳俱停止而不见者，是阴极而阳欲复也。三部既无偏胜，解之兆也。然必先振栗汗出而解者，郁极而欲复，邪正必交争，而阴阳乃退耳。阳微知阳部之邪实盛，先汗出以解表邪则愈。阴脉微阴部之邪实盛，下之以解里邪则愈。

山田宗俊：本条为叔和语气。

【讲义】

太阳病未解，脉浮取沉取俱不清晰，有似停止而实解真停也。盖邪气已衰而未尽解，正气尚不能驱邪。凡正气不足之病家，须汗出而解，而邪气稍深时服药后必先见战汗，故曰必先振栗。但阳脉（浮取）微见者，为表气稍复之征，其邪可因汗之而解。但阴脉（沉取）微见者，里气稍复之征，其邪亦可下之而解。若欲下之，宜调胃承气汤者，在微和胃气，勿令大泻下以伤正也。

【附注】

本条虽但凭脉论治，非无证也，特略之耳。

停，正气涩滞，不通畅也。振栗，凡正气衰弱之人，病时无力与邪争，故安静。及服药后，助正与邪争，必振栗而汗出也。

【习题】

1. 阴阳俱停是何脉？主何证？

2. 浮取见微脉，前条均谓不可汗，何以本条曰先汗出而解？

97. 桂枝汤证之十四

【原文】

太阳病，发热汗出者，此为营弱卫强，故使汗出。欲救邪风者，宜桂枝汤。

【征引】

《医宗金鉴》：此释上条阳浮阴弱之义也。经曰邪气盛则实，精气夺则虚。卫强者，卫中之邪气强也；营弱者，营中之阴气弱也。

山田宗俊：本条连上共三条，均为叔和语气。

【讲义】

太阳病，发热汗出者，中风病也。此为营弱卫强，即前 12 条阳浮而阴弱。阳浮者，热自发，阴弱者，汗自出之义。欲救邪风者，宜桂枝汤。

【附注】

桂枝汤为中风主方者，即为急邪风之主方。邪在肌者则解肌，正因邪扰者调气血，故又为解肌。调气血之主剂名称虽殊，其理不二也。

论中见桂枝汤方凡二十条（12、13、15、24、25、42、44、45、53、54、56、57、93、97、173、241、247、284、381、397 条），不可与桂枝汤者凡六条（15、16、17、18、20、29 条）。《金匮要略》中见桂枝汤方者凡二条（335、363 条）。归纳参考，方义自明。

桂枝汤方之在太阳篇者，以下尚有一条（173 条），故本条小做统计。

【习题】

1. 太阳篇内桂枝汤方，除 173 条为主治伤寒坏病外，其余共应分几类？试列述之。

2. 不可与桂枝汤有几？试列举之。

98. 小柴胡汤证之二

【原文】

伤寒五六日，中风往来寒热，胸胁苦满，嘿嘿不欲饮食，心烦喜呕，或胸中烦而不呕，或渴，或腹中痛，或胁下痞硬，或心下悸，小便不利，或不渴，身有微热，或咳者，小柴胡汤主之。

【征引】

成无己：邪在表者，必渍形以为汗。邪气在里者，必荡涤以取利于半表半里者，当和解之。小柴胡汤者，和解之剂也。

岛寿：表里俱见者，非半表半里也。

钱天来：往来寒热者，或作或止，或早或晚，非若疟之休作有时也。

程知：表里相拒，故胸胁苦满。神识以拒而昏困，故嘿嘿。

【讲义】

伤寒五六日为太阳传变之期（中风亦然），若阳明证见，即为传阳明，少阳证见，即为传少阳，阳明少阳证不见者，为不传也。今证见往来寒热，正邪相拒于胸膈间也，与太阳病之发热恶寒不同。胸胁苦满，胸部及肋骨弓下部有自觉胀满之苦。嘿嘿不欲饮食，默默然不欲饮食，非不能食也。两者皆胸胁有炎性机转发作，影响胃机能不振。心烦喜呕，即嘿嘿不欲饮食之原因，亦即胸胁发炎之结果，兼受胃机能衰弱之影响也。以上各症为少阳证，且为少阳主症。凡见此症者，皆得以小柴胡汤（少阳病主方）主治之。此外更有以下七"或"兼见症，但其不论见否，同以本方主治之可也。

【附注】

少阳病部位在胸腹二腔，古称三焦，今称淋巴系统。占领部位既大，所属脏器亦多，故本方主治病证亦极广也。或证属兼见证，以人体秉赋有殊，兼证故有不同。本方使用见一二主证即可，不必悉具，兼证不拘有无。

病别	证别	病毒所在	主症	脉象	治法
太阳病	表证	肌表	恶寒、头痛	脉浮	汗
阳明病	里证	消化器官	恶热、汗出、胃家实	脉实大	下或吐
少阳病	半表半里证	胸胁、膈、腹等	往来寒热、胸胁苦满，或……	脉弦	和解

往来寒热与恶寒发热不同。恶寒为自觉证，发热乃他觉证（兼自觉），两证同时俱见也。往来寒热则恶寒时不发热，发热时不恶寒，寒热间代而见。

胸胁苦满，胸胁部分有困闷之自觉证。其原因不外脏器（如肝、脾、胰等）肿大，皆以胸胁部之淋巴肿胀结硬之故也。

嘿嘿不欲饮食，默默然不欲言也。饮食亦不欲者，病毒郁滞胸胁间，精神不爽也。

胸胁苦满之腹诊法，汤本氏谓令病家仰卧，以指从其肋骨弓下沿前胸壁里面的胸腔按压，触知一种抵抗物，病人觉压痛，即是本证。

【方剂】

小柴胡汤方

柴胡半斤，黄芩三两，人参三两，半夏半斤（洗），甘草（炙），生姜各三两（切），大枣十二枚（擘）。

上七味，以水一斗二升，煮取六升，去滓，再煎，取三升，温服一升，日三服。若胸中烦而不呕者，去半夏、人参，加栝楼实一枚；若渴，去半夏加人参，合前成四两半，栝楼根四两；若腹中痛者，去黄芩加芍药三两；若胁下痞硬，去大枣加牡蛎四两；若心下悸，小便不利者，去黄芩加茯苓四两；若不渴，外有微热者，去人参加桂枝三两，温覆微汗愈；若咳者，去人参、大枣、生姜，加五味子半升，干姜二两。

按：加减法，后人因或字所加。

【药物】

柴胡　味苦，性平。消炎解凝驱瘀药。

药能：宣畅气血，散饮食积聚，寒热气结，推陈致新，调经，治疟特效。

药征：胸胁苦满，或往来寒热，或胁下痞硬。

调剂：凡心腹肠胃中结气或积食，或脑、心、肺、胆、肝以及生殖器、血管等部因水、热、血、毒而发炎或凝聚等证，察有上述药征，即用本药。如仅上述证候而无本药征，用之有害无益。产地湖北、河南、河北、四川等，以四川、湖北为上。

【治验】

前贤治验中，以本方为治四时疟疾圣药，兼治诸黄腹痛，子宫出血，脑贫血或充血，下虫，诸血，久咳，瘰疬，乳痛，便毒，下疳，肝经一切疮疡，肺结核，盗汗，耳聋，目盲，小儿温热痘疹及小儿诸病。寡、尼、室女因怒而发者，或经后失常者，诸带证。

又，哕证或百日咳加橘皮；腮腺炎、颈部淋巴结炎、睾丸炎，本方加石膏；瘰劳强热加三物黄芩汤；凡血热头疼、面赤、耳鸣、牙痛者，加石膏；血气刺痛、呕逆者，合桂枝茯苓丸；日晡五心烦热，加地黄；外伤性神经证，加石膏；因热泄利者，合五苓散；失眠者，合黄解丸；前阴病有湿热者，加黄解丸；痫、哑、龟胸，兼用大陷胸丸；梅毒及杨梅疮，兼除湿利水剂；血乘上焦心狂证，败毒瘀加大黄、枳壳。

综上所举，本方可为解热剂、健胃剂、通便剂、止泻剂、镇咳剂、祛痰剂、镇呕剂、利尿剂，其他难以枚举，此古方之所以微妙也（但须见主症方可用之，否则不效）。

【习题】

1. 小柴胡汤以何为主证，主证中以何为最确？

2. 本方在施治八法中属于何法？

3. 本方主治部位及病毒种类？

4. 本方主治何病？

5. 试述本方之药物。

99. 小柴胡汤证之三

【原文】

血弱气尽，腠理开，邪气因入，与正气相搏，结于胁下。正邪分争，往来寒热，休作有时，嘿嘿不欲饮食，脏腑相连，其痛必下，邪高痛下，故使呕也，小柴胡汤主之。

【征引】

成无己：人之气血随时盛衰，卫气去，形独居，肌肉减，皮肤缓，腠理开，邪风乘虚，伤人则深。经络与脏腑相连，气随经必传于里，故曰其痛下；邪在上焦为邪高，邪渐传里为痛下；里气与邪气相搏，逆而上行，故使呕也。

柯琴：此圣师自注柴胡证首五句。

【讲义】

"血弱气尽"至"结于胁下"是释胸胁苦满句，"正邪分争"至"休作有时"是释往来寒热句，"嘿嘿不欲饮食"是因苦满与喜呕之故，"脏腑相连"至"故使呕也"是释心烦喜呕。以上主证以小柴胡汤主治之。

【附注】

注家多以本条为上条注文。此示小柴胡有主症四则，而以胸胁苦满为首要也。

100. 少阳阳明证

【原文】

服柴胡汤已，渴者，属阳明也，以法治之。

【征引】

郑：少阳阳明之病机在呕、渴中分。渴则转属阳明，呕则仍在少阳。如呕多，虽有阳明证不可攻之，因病未离少阳也。服柴胡汤渴当止，服汤已渴者是热入胃，耗津消水，此属阳明胃病也。

钱天来：以法治之而不言法者，无定法也。若无形之热邪在胃，烁其津液，则有白虎之法；若津竭胃虚，有白虎加人参以救之；若有形之实邪，则有承气之法；若胃实而身热未除者，则有大柴胡两解之法。当因证应变也。

【讲义】

小柴胡汤或证中之渴为水饮停逆之"或渴"，往来寒热之"暂渴"。今服汤已，目少阳证罢，唯见渴证，非"或渴""暂渴"可知，乃亡津液而渴。主证之渴甚，故曰属阳明也。以法治之，法详于后。

【附注】

98条为太阳转少阳，本条为太阳转少阳兼阳明，以柴胡治愈少阳而遗阳明也。已，少阳柴胡证已也。

【习题】

本条仅见渴证，何以知必属阳明？

101. 不可与柴胡汤

【原文】

得病六七日，脉迟浮弱，恶风寒，手足温，医二三下之，不能食而胁下满痛，面目及身黄，颈项强，小便难者，与柴胡汤后必下重，本渴饮水而呕者，柴胡不中与也，食谷者哕（宋本"小便难"作"小便黄"）。

【征引】

柯琴曰：浮弱为桂枝脉，恶风寒为桂枝证，然手足温而身不热，脉迟为寒，为无阳，为在脏，是表里虚寒也。法当温中散寒，而反二三下之，胃阳丧亡，不能食矣。食谷则哕。饮水则呕。虚阳外走，故一身面目悉黄。肺气不化，故小便难而渴。营血不足，故颈项强。此太阳中风误下之坏病，非柴胡证矣。

程知：后必下重者，液欲下而已无液可下，则虚虚之祸因里寒而益甚。遇此无论有无里热，即有亦属假热，柴胡不中与也。

【讲义】

得病六七日为太阳转阳明之期，脉迟颇似阳明脉。医者忽略余证，以为证属阳明，二三下之虚其胃气，一误也。下后见胁下满痛，认为胸胁苦满，以里证而为半表半里证，余证未察，冒与柴胡汤，致肠胃组织愈形弛懈、肛门下坠者，二误也。本渴，饮水而呕者，胃蓄水也。柴胡汤非治胃水之剂，故不可与之，更非治胃寒之方，与之，殆不免于食谷者哕矣。脉浮弱，恶风寒，太阳桂枝汤之脉证也，虽脉迟为寒，而手足不厥冷，当非阴证，此时施治本不甚难。及至二三误下之后，肠胃大伤。不能食者，胃机能衰弱也。胁下满痛者，脏器局部发炎也。面目及身黄者，因发炎肿胀、胆汁不能入胃以助消化，而入血四散身体各部也。颈项强者，水郁于上也。小便难者，液不下达也。其误在下，其病在里，应一面消炎，一面健胃自愈。若再误与柴胡汤，则一误仅不能食，再误或食谷者哕矣。

【附注】

本条与下条证象略似，注家以为下条之注文，非也。本条之证为太阳误下之病，属于胃气衰弱而引起肠胃炎症者。下重多属于热，本条则属于寒。

【习题】

1. 本条由何证医误用下法？又何以不能与柴胡汤？

2. 本条原始病宜用何方？误下后宜用何方？再误与柴胡剂，食谷者哕时，宜用何法急治？

102. 小柴胡汤证之四

【原文】

伤寒四五日，身热恶风，颈项强，胁下满，手足温而渴者，小柴胡汤主之。

【征引】

钱天来：身热恶风项强，皆太阳表证也。胁下满，邪传少阳也。手足温而渴，知邪未入阴也。以太阳表证言之，似当汗解，然胁下已满，是邪已入少阳。经云伤寒中风有柴胡证，但见一证便是，不必悉具，故虽有太阳未罢之证，汗之则犯禁例，故仍以小柴胡汤主之，但当加减。

丹波元简：身不热、手足温非柴胡证，身热、手足温乃柴胡证。

王焘：本方用柴胡桂枝干姜汤。

张志聪：手足温者，手足热也，乃病人自觉其热，非按而得之也，不然何以本论既云身热而复云手足温。有谓身发热而手足温和者，非也。

【讲义】

伤寒四五日，已近传变之期，身热恶风仍属太阳之证，颈项强、胁下满属少阳证。渴虽属阳明而手足不濈然汗出，则渴仍为柴胡剂之或见证，非阳明证也。此少阳证多而太阳证未尽解者，以小柴胡汤主治之。

【附注】

本条与上条相同者为恶风、颈项强、胁下满、手足温而渴。与上条不同者，本条有身热，上条有身面黄、小便难、饮水呕、食谷哕。唯本条各证未经误治，上条一误于下，再误于服柴胡汤也。本条为少阳证，上条为太阴证，列举于此而辨识之。注家多谓上条属本条注文，非也。

身热为热显于表，证属阳明，非似表证发热之翕翕然也。本条之少阳证重，太阳证轻，阳明更轻。不用柴胡桂枝汤者，取其重者为主，可谓三阳合病治取少阳者也。

【习题】

1. 本条凭何证用柴胡剂？

2. 本条与上条之手足温是否相同？属何意义？

103. 小柴胡汤证之五（小建中汤证之一）

【原文】

伤寒，阳脉涩，阴脉弦，法当腹中急痛者，先与小建中汤，不差者，小柴胡汤主之。

【征引】

山田宗俊："阳脉"至"法当"八字，叔和文字。伤寒二字承前条，亦指少阳病也。急痛者拘急而痛也，其证多属虚寒；若服之腹痛自若者，乃外邪将入少阳所致，非里虚也。

柯琴：仲圣有一证用两方者，如57条麻黄汗解，半日复烦，用桂枝更汗，与本条同为设法御病。先麻后桂，从外之内法也。先建中继柴胡，从内之外法也。

魏荔彤：亦即前条里虚先治里之义。

张锡驹：先与建中，便有与柴胡之意，非以药试病也。

【讲义】

阳脉、阴脉，指浮沉而言。浮取涩，不流利，主气血虚少。沉取如弓弦之紧，弦主痛，又属少阳。本条乃少阳夹里虚之证，先用建中温补缓痛，亦犹先与四逆扶正气之意。若里寒已散，痛仍未止者，属少阳胃气虚燥之痛，以小柴胡汤主治之。

【附注】

"伤寒"承前而言，少阳证自在其中。不言证者，省文也。凡中气不充者，虽有小柴胡汤证，亦当先建其中矣。服药后弦脉不除，腹痛未止，少阳有留邪也，与本方以和之。盖腹痛一证亦属柴胡汤证也。

腹痛有虚实之分。按之痛重，按却不甚痛者，属气痛；重按痛而坚者，有积也。气痛不可下，下之愈甚。

【方剂】

小建中汤方

桂枝三两（去皮），甘草二两（炙），大枣十二枚（擘），芍药六两，生姜二两（切），胶饴一升。

上六味，以水七升，煮取三升，去滓，内饴，更上微火消解，温服一升，日三服。

【药物】

胶饴 味甘，性大温。

药能：缓急迫，健脾胃，益气力，补虚冷，止腹鸣。

药征：腹中痛，里急。

调剂：本药性大温，治急迫，仅适于阳虚证。因有丰富之滋养成分，多用于里证（腹胃脾）而不适于表证、实热证，此当注意。本药与甘草所治急迫殆相伯仲，然甘草性平，可通用于表里阴阳虚实各证，本药专适于里虚，是其别也。

【治验】

本方治虚劳失精，四肢酸疼，咽干口燥，烦悸，腹痛，黄证，痢，寒水咳嗽。

《张氏医通》：形寒饮冷之咳嗽，腹痛兼脉弦，本方加桔梗。

浅田：本方能健运脾胃。腹中无力而有拘急者，本方能润血缓急。

中神：一男子久患头痛，立则晕倒，自心下至少腹拘挛如索，本方愈。

《本事方》：肠风痔漏，大便下血，本方愈。

《证治准绳》：治痢不分赤白久新，但腹中大痛者，神效。脉弦急或涩尢。

【习题】

1. 本方与桂枝汤方剂药物之区别安在？

2. 本方主治何证最确？

104. 不可用建中汤

【原文】

呕家，不可用建中汤，以甜故也。

【征引】

山田宗俊：与酒家不可与桂枝汤同意。能加减以投，何害之有，诸方皆然。

【讲义】

久呕之病家不可与建中汤，非不可与建中汤，以其中有胶饴、甘草、大枣，甜药过多之故也。加减以投，自在言外。

【附注】

凡胃酸过多者多痛而善呕，不宜食甘。盖甘能酿酸，故因胃酸而痛者不宜服建中汤也。

按：诸本以本条附小建中汤方后，今分出另为一条。

【习题】

呕家若患小建中汤证，宜何以处之？

105. 小柴胡汤证之六

【原文】

伤寒中风，有柴胡证，但见一证便是，不必悉具。

【征引】

刘栋：凡柴胡四证中（往来寒热以次至心烦喜呕），但见一证便是柴胡证。

成无己：七或证亦各为一证，但见或证一证，亦即便是，不必悉具。

汪琥：伤寒中风，指风寒不拘。柴胡证，谓邪入少阳。

【讲义】

凡伤寒中风而见有柴胡证者，但见一证便是。使用本方之标准，不必全数病证备具而后用之也。

【附注】

"一证"指主证中之一证，或见证不与也。37、153、237、238、388等条可征也。方见于论中者凡十八条，除厥阴差后各见一条外，余均在三阳篇内，故伤寒中风指阳证言，可知阴证不适用本方也。

【习题】

1. 但见一证系指何证？

2. 本方是否适用于阴证？

106. 小柴胡汤证之七

【原文】

凡柴胡汤病证而下之，若柴胡证不罢者，复与柴胡，必蒸蒸而振，却发热汗出而解。

【征引】

《医宗金鉴》：凡柴胡汤病证不与柴胡汤而反下之，不变他病。柴胡证仍在者，可复与柴胡汤则解。但以误下，其证必虚，故解必蒸蒸而热，振振而寒，邪正交，然后汗出而解也。

刘栋：凡大小柴胡二汤，虽异其方，而其证同，只有轻重之分而已。如大小承气二汤亦同于此。

柯琴：此与下后复与桂枝汤同局，因其人不虚，故不为坏病。

顾：翕翕，热在表也。蒸蒸，热在里也。虽不言汗，自在其中。

【讲义】

凡柴胡汤病证为病毒在半表半里，宜用和解之法。今误用治里之下法，若邪不因下而内陷，则柴胡证不罢。正必因下而里虚，于复与柴胡汤时必先内热蒸蒸，恶寒振振，然后发热汗出而病解。

【附注】

此言柴胡证误下后其证不变，复与柴胡汤时，必战汗而解也。战汗之理，前46条已略言之，其在未汗之前病势急剧，及其汗出则霍然而解。盖因正气欲驱毒从汗而解，而毒踞较深，作汗甚难，故战也。

【习题】

15条桂枝证误下后，桂枝证不罢，复与桂枝汤，是否亦战汗而解？

107. 小建中汤证之二

【原文】

伤寒二三日，心中悸而烦者，小建中汤主之。

【征引】

《医宗金鉴》：伤寒二三日，未经汗下即心中悸而烦，必其人中气素虚。虽有表证，亦不可汗之，盖心悸阳已微，心烦阴已弱，故以小建中汤建中调营卫也。

钱天来：心中，心胸之间。悸，虚病也。与186条炙甘草汤证脉结代、心动悸同属虚病。

刘栋：胸胁满，烦而呕者小柴胡汤主之。心中悸，烦而不呕，小建中汤主之。

【讲义】

经云："伤寒二三日，阳明少阳证不见者为不传也。"今于伤寒二三日见悸、烦，略似少阳柴胡汤证，而中虚感邪之小建中汤证以烦、悸为主，虚实之间不可不辨。用本方者建立中气，温以散之也。

【附注】

103 条以腹痛证立先温后和之法，为中虚邪在少阳者设；本条以烦悸证立温中散邪之法，为中虚邪在太阳者设。又，本方与麻黄附子细辛汤一属表里气虚，一属表里邪实。轻重虚实，自有其差。

【习题】

1. 本条之证与小柴胡汤证之区别安在？

2. 本条之烦与 61、69 条之烦相同否？

108. 大柴胡汤证之一（小柴胡汤证之八）

【原文】

太阳病，过经十余日，反二三下之，后四五日，柴胡证仍在者，先与小柴胡汤。呕不止，心下急，郁郁微烦者，为未解也，与大柴胡汤下之则愈。

【征引】

程知：太阳病十余日，邪不入里，已具柴胡证。

杜林：呕不止，证在半表半里。心下急，郁郁微烦，必有燥屎也。

希哲：过经，太阳表证罢也。郁郁，默默之剧者。

【讲义】

太阳病，述病之来源。过经，是表证已罢，传入他经之辞。十余日，属再传之期。若证见少阳兼阳明者，治不当下，医反二三下之，经过四五日之后，少阳柴胡证仍在者，先与小柴胡汤，不可先治其里。待少阳证解，若呕仍不止，兼见心下急（是胃及横结肠部位）、郁郁微烦（为热结于里）者，乃可治里，以大柴胡汤下之则愈。

【附注】

本条为太阳转入阳明之证，虽十余日之久，二三次之下，只见少阳证在，仍先从少阳入手施治。治后阳明证仍在者，再以少阳阳明兼治法治之，不可以承气攻之。经曰"呕多，虽有阳明证不可攻之"者，此也。

"过经"论中凡四："太阳病过经十余日""伤寒十三日过经谵语者""须下者，过经乃可下之"与本条，皆以无表证而言。心下急，心下急结，较痞硬之自觉稍重。郁郁微烦，较小柴胡汤证之嘿嘿为重。

大柴胡汤证属胸腹腔有病毒而兼胃实者，食积内闭，水毒愈不得下降，热亦不去也。

【方剂】

大柴胡汤方

柴胡半斤，黄芩三两，芍药三两，半夏半升（洗），生姜五两（切），枳实四枚（炙），大枣十二枚（擘）。

上七味，以水一斗二升，煮取六升，去滓，再煎，温服一升，日三服。一方加大黄二两，若不加，恐不为大柴胡汤。

按：本方两解少阳误下之邪，桂枝加大黄汤两解太阳误下之邪。

【治验】

本方主治痢、疟、肝实、疝、痫、麻疹、梅毒、狂等证，为小柴胡汤去人参、甘草，加芍药、枳实、大黄。凡小柴胡汤证而里实拘急者无不宜之，故主治亦甚广也。

【习题】

1. 本方主治何证？

2. 本条服大小柴胡是先后二级，抑系并列二证？

109. 丸药下后证治（调胃承气汤证之四）

【原文】

伤寒十三日不解，胸胁满而呕，日晡所发潮热，已而微利，此本柴胡证，下之以不得利，今反利者，知医以丸药下之，此非其治也。潮热者，实也，先宜服小柴胡汤以解外，后以柴胡加芒硝汤主之。

【征引】

山田宗俊：注家多谓既有小柴胡而特云柴胡，故大柴胡加芒硝也。果如是言则柴胡桂枝汤、柴胡加龙骨牡蛎汤等将皆谓之大柴胡加减乎。又，本方当于小柴胡方中加芒硝六两为当，不宜减剂，只取三分之一也。

程知：胸胁满而呕，日晡所发潮热，此伤寒十三日不解之本证也。微利者，已而之证也。丸药下之，虽有所去而热留中，故利。自利而潮热，仍潮热也。

【讲义】

本条承上条而言，伤寒十余日表证虽去而病不解，其证为胸胁满而呕，少阳证也。日晡所（申酉时）发潮热，阳明证也，补书上条见证。已而微利言待下之后而见微利。以上各证本属柴胡证，下之以不得利言二三次下之之故。今反见微利者，知医者所用之下剂是丸药而非汤。下剂之用在通便祛热，不得其治法，热必不除。丸药留滞，汤药快利，潮热属实，故不宜丸药。今宜先以小柴胡汤治少阳余邪，后以柴胡加芒硝汤治阳明余邪，兼解丸药未尽之势。

【附注】

本条为引申上条余蕴，论中云十三日者，惟见本条与下条，恐为十余日之误。日晡所，日至悲谷曰晡，所者，处也。丸药，盖巴豆剂，如千金紫丸（巴豆、代赭石、杏仁、赤石脂，糊丸），备急丸（巴豆、大黄、干姜，蜜丸，酒服二三分）等。凡热性病用下剂，非仅通便，驱热毒也，故宜消炎之寒凉药。

海水若潮，则海洋、江曲、空穴、岩间之水无所不充。潮热若发，则身体手足胸腹各处热无不满，故曰潮热。盖由水不能专于外，为身重、腹满、短气而发热遂潮。若汗出时其热不潮，水未实也。水未实而发热，调胃承气汤也。潮热各方如大陷胸汤、大承气汤及本方，皆有逐水之药。本条与237条证同，唯一由下而微利，一不由下而自溏。不由下者，虽有潮热亦不用本方，而用小柴胡汤也。

【方剂】

柴胡加芒硝汤方

柴胡二两十六铢，黄芩一两，人参一两，甘草一两（炙），生姜一两（切），半夏二十铢（本云五枚），芒硝六两，大枣四枚（擘）。

上八味，以水四升，煮取二升，去滓，内芒硝，更煮微沸，分温再服，不解更作。

注：《本草》芒硝治六腑积聚，因其利而复下，所谓通因通用之法也。本方较大柴胡汤为轻。

【习题】

1. 丸药下之有何利弊？

2. 少阳阳明并病，何以先服小柴胡汤？

110. 阳明病丸药下后证治

【原文】

伤寒十三日不解，过经谵语者，以有热也，当以汤下之。若小便利者，大便当硬而反下利，脉调和者，知医以丸药下之，非其治也。若自下利者，脉当微厥，今反和者，此为内实也，谓胃承气汤主之。

【征引】

山田宗俊：382 节白头翁汤条"下利欲饮水者，以有热故也"，以内有热邪而言。

成无己：谵语者，阳明胃热也，当以诸承气下之。

发秘：上条是少阳坏病，本条是阳明坏病。

钱天来：脉微厥者，忽见微细也，主正气虚衰，真阳欲亡，虚寒之象。

【讲义】

伤寒十余日，表证已罢但病不解，过经转入阳明而见谵语者，以内有热毒也，当以汤药（如承气汤等）下其热方为正治。今误以丸药下之，丸药性延绵，下利不休，伤其水分而热毒不去，此非其正治之法也。误治后若热不去时，调胃承气汤主之。

【附注】

条中两"若……者"段不属本文。上段由推测而知必曾服丸药，下段推测知属内实，两段并制定原则多种如次：

1. "小便利者，大便当硬"。水分偏走肾与膀胱，其肠必燥。

2. "丸药下之之流弊"。丸药之性，既缓且长，虽不能洗涤肠热而去坚实，其药毒留中部，能使之下利旁流溏垢耳。

3. "自下利者，脉当微厥"。自下利属虚，故脉当忽见微细之象。正气虚，真武、四逆所主也。

4. "自利脉和，此为内实"。脉和见于常人为无病，脉和见于自利之人属有余可知，故临床上脉实大数而见于痢证者为邪有余，多属可下之证也。

5. "谵语者，以有热也"。胃中有热，上熏脑部则神昏而自言。

【习题】

1. 大便自利者，小便当若何？

2. 下利证见脉微弱者多主何证候？

111. 桃核承气汤证

【原文】

太阳病不解，热结膀胱，其人如狂，血自下，下者愈。其外不解者，当未可攻，当先解其外。外解已，但少腹急结者，乃可攻之，宜桃核承气汤。

【征引】

方有执：急结，有形之血硬满也。

程知：不及小便者，以有"血自下"三字。

钱天来：如狂者，狂而未甚之辞。

山田宗俊：热结膀胱，邪气郁结于下焦膀胱部分之谓。下文所谓少腹急结便是外候。结乃郁之甚者。邪郁于头中则致头痛、项强、衄血，郁于胸中则致胸满、心烦、呕吐，结于胃中则大便不通。秽气上而乘心，令人如狂。今邪结下焦而血气不行，停而为疲，瘀气上乘心，令人如狂。血自下，下者愈，邪热随血而解也，与自衄者愈同理。

【讲义】

太阳表病不解，内热郁结于下焦膀胱部位，是人如狂者，因热甚而影响及脑部，与阳明证之谵语同理。下其燥屎，谵语自止。本证血自当下，下其血则如狂自愈，是热随血去也。唯其外证不解者，尚未可攻下其结，防引邪下陷。当先表后里，俟外证已解后，只余少腹急结者，乃可以桃核承气汤去其血热之结。

【附注】

衄血者，血郁于上而自上出也。下血者，血结于下而自下出也。此皆属阳实证。若脉象微弱，是阴虚症状。少阴篇之"少阴下利便脓血者，桃花汤主之"须明辨之。

【方剂】

桃核承气汤方

桃仁五十个（去皮），大黄四两，桂枝二两（去皮），甘草二两（炙），芒硝二两。

上五味，以水七升，煮取二升半，去滓，内芒硝，更上火微沸，下火先食，温服五合，日三服，当微利。

【药物】

桃仁 味苦、甘，性平稍寒。驱瘀药。

药能：驱瘀血及凝结，通月水、破蓄血、消炎镇咳、镇痛、缓下、杀菌、杀虫。

药征：少腹满痛，或泻脓血，或经水不利，或如狂者。

调剂：本药为驱瘀妙品，因其解凝性强而有缓下作用，故以瘀血急结少腹满痛者为其主要证候。其余一般血证，如非血虚者，间亦配用之。唯本药稍寒，有消炎性，若非热结凝滞之证应慎用之。

【治验】

《各家医案》：逆满于胸胁而使往来寒热似柴胡证，而实非者。产后恶露不下，喘胀欲死。汤本氏谓上证恐是肺栓塞。妇人血闭疼痛、胁肋疼痛、便燥，欲饮水，按之痛者。

按：心下胀满不痛者，泻心汤证也。

伤寒呃逆、舌强而短者，疟疾、痘后失血证、狐惑证、好睡不食、唇疮声哑、噎膈有积血者（即瘀血性癌肿而未衰脱者），服热药致衄者，血溢、血泄、诸蓄妄证，以本方折之，然后区别治之。一妇行经饮冷，患痢，两尺紧涩，此本方有效也。淋血、吐血、痢疾初起，服涩药致热蓄血滞腹痛欲死者，跌扑内伤，虚人瘀血，脉芤而弦，本方加人参或小柴胡合方。疫疾失下，血热相抟，便血，便黑大便反易，如狂，胃热波及血分也，此热溶血证之初期。胃实失下，夜热者，热留血分也，夜热多因瘀血。昼夜发热，服承气日减，夜发者瘀也，服本方热渐缩短，多服即愈。胞衣不下，气急息迫者。胎死、血晕、喘息咳唾、吐痰血、牙出血。一人恶寒、身热，汗后卒腹痛，少腹至胁拘急，食即吐，白苔，胸中如刀割，头汗。疫证脉微细、身热烦躁、谵语、口渴、便秘。疮毒内攻，疮口不闭、脓水如涌、谵语便秘。妇人久患头痛，诸药不效者。瘀血热厥，全身肉胀脚大，四肢不仁，由此见知觉麻痹多因瘀血。难产、痛风、齿痛、月信痛，其效难以枚举，但须以少腹急结如狂为主证，治无不验。

【习题】

1. 桂枝在本方中其功用如何？

2. 少腹急结是何所结？

3. 本方主治何病？

112. 柴胡加龙骨牡蛎汤证

【原文】

伤寒八九日下之，胸满烦惊，小便不利，谵语，一身尽重，不可转侧者，柴胡加龙骨牡蛎汤主之。

【征引】

张璐：少阳有三禁，不可妄犯。虽八九日过经下之，尚且邪气内犯，胃受伤，胆失荣，痰聚膈上，故胸满烦惊。惊者，胆不宁也。小便不利、谵语者，胃津竭也。一身尽重者，痰饮结聚胁中，故令不可转侧。主以小柴胡汤和解内外，逐饮通津，加龙骨、牡蛎镇肝胆之惊。

【讲义】

伤寒八九日为传变之期，若属少阳兼阳明证，下之而邪陷。邪因热化，上灼心脑而发痫证。因有胸满，仍主少阳。以柴胡汤治胸满，以龙骨、牡蛎镇压烦惊。热不上攻，谵语自止，气下达则小便利，水下行则身重除，故以柴胡加龙骨牡蛎汤主之。

【附注】

烦惊、谵语、身重皆属痫证，往往发于温病被火。经云"若被火者，微发黄色，剧则如惊痫"，是也。唯本条少阳兼阳明证，误下后亦能致之。龙骨、牡蛎者，镇压烦惊之特效药物也。

白虎汤证以腹满、谵语为主，本方以胸满、烦惊为主。

【方剂】

柴胡加龙骨牡蛎汤方

柴胡四两，龙骨、黄芩、生姜（切）、铅丹、人参、桂枝（去皮）、茯苓各一两半，半夏二合半（洗），大黄二两，牡蛎一两半（熬），大枣六枚（擘）。

上十二味，以水八升，煮取四升，内大黄，切如棋子，更煮一两沸，去滓，温服一升。本云柴胡汤，今加龙骨等。

【药物】

龙骨 味甘、涩，性微寒。收敛药。

药能：收敛浮越之正气，治烦惊、遗精、脱肛、吐衄、崩带、疟、痢。

药征：有衰脱之证候，脐下动或烦惊，失精。

调剂：用本药之主目的为衰脱与脐下动，其副目的为正气浮越、烦惊、失精等。

牡蛎 味咸、涩，性微寒。收敛药。

药能：敛汗收脱，止惊狂烦躁，涩肠固水，止嗽涩精，清热镇气。

药征：腹部软弱，胸腹动而渴者，烫火伤之烦。

调剂：本药之应用，当以先天或误治等身体虚弱而未陷阴分为据，并依胸腹动及腹软弱为主目的，以惊狂烦躁不眠等神经症状为副目的。

按： 本药治胸腹动似茯苓。茯苓之悸难应于手而小，本药动大。茯苓有筋肉挛急一证，本药无之。茯苓无渴证，本药有之。本药与黄连虚实有别，黄连有伏热、脑充血、颜面潮红之征，本药无之。

铅丹 又名黄丹，味辛，性微寒。镇静收敛药。

药能：镇静，安心神，除热镇惊，兼杀虫杀菌作用。

药征：吐逆反胃，惊痫癫疾。

调剂：凡惊狂、心神浮越而成吐逆等证均适用之。又依其收敛作用，于泄利或溃疮等证亦兼用之。入膏药为外科之要药也。

【治验】

《各家医案》：能下肝胆之惊痰而以之治癫痫。

按：治癫痫以祛痰法或加吐法为佳。

治小儿连日壮实，滞不去，寒热往来而惊悸者。小柴胡汤证胸腹有动，失精者。气郁、肝郁、善怒。

【习题】

1. 98 条至本条共二十五条，除 111 条桃核承气汤外，余均属柴胡剂证治，试述其关系。

2. 本方以何为主证？

3. 本条之身重与白虎汤证之身重病理同否？

113. 刺期门之一

【原文】

伤寒腹满谵语，寸口脉浮而紧，此肝乘脾也，名曰纵，刺期门。

【征引】

成无己：腹满谵语者，脾胃病也。浮而紧者，肝病也。脾病见肝脉，木行乘土也。经曰水行乘火，木行乘土，名曰纵，此其类矣。期门者，肝之募，刺之以泻肝经盛气。

《医宗金鉴》：伤寒脉浮紧，太阳表寒证也。腹满谵语者，太阴阳明里热也。欲从太阳而发汗，则有太阴阳明之里；欲从太阴阳明而下之，又有太阳之表。主治诚为两难，故不药而用刺法也。太阴篇中太阳表不解，腹满痛而用桂枝加大黄汤，亦可法也。

【讲义】

本条论纵横，说刺法，言五行，名五脏，知非仲师经文，未敢妄释。

【附注】

水克火，金克木，纵。火乘水，木乘金，横。

木生火，金生水，顺。火侮木，水侮金，逆。

期门穴正当两乳下肋骨尽处，即第九肋骨附着软骨之尖端。《甲乙经》：第二肋端，不容旁各一寸五分，上直两乳。

114. 刺期门之二

【原文】

伤寒发热，啬啬恶寒，大渴欲饮水，其腹必满，自汗出，小便利，其病欲解，此肝乘肺也，名曰横刺期门。

【征引】

成无己：伤寒发热，啬啬恶寒，肺病也。大渴欲饮水，肝气胜也。伤寒欲饮水者愈，若不愈而腹满者，此肝行乘肺，水不得行也，刺期门以泻肝之盛气。肝肺气平，水散而津液得通，外作自汗，内为小便利而解也。

《医宗金鉴》：伤寒发热，啬啬恶寒，无汗之表也。大渴欲饮水，其腹必满，停饮之满也。若自汗出，表可自解，小便利可自除，故曰其病欲解。若不汗出，小便闭，以小青龙汤先解其外。外解已，其满不除，十枣汤下之亦可愈也。

【讲义】

本条与上条同，不释。

【附注】

大渴有五苓、白虎之别，腹满有太阴、阳明之异，观其外有表证，内有大渴腹满，似宜解表清热利小便。今脉证不详，无以臆断。

115. 火逆胃中水竭

【原文】

太阳病二日反躁，反熨其背而大汗出，火气入胃，胃中水竭。躁烦必发谵语，十余日振栗自下利者，此为欲解也，故其汗从腰以下不得汗，欲小便不得，反呕，欲失溲，足下恶风，大便小便当数，而反不数及不多，大便

已，颈卓然而痛，其人足心必热，谷气下流故也。

【征引】

柯琴：此指火逆之轻者言之。太阳病经二日，不汗出而烦躁，此大青龙汤证也。

方有执：卓，特也。头特然而痛，阴气上达也。病虽不言解，而解之意已隐见之矣。

汪琥：欲失溲者，此是形容不得小便之状。

郭：火气入胃，胃中枯燥，用白虎加人参汤。小便不利用五苓散。大便硬用调胃承气汤。于诸证未生时必须先去火邪，宜救逆汤。

按：五苓散断不可用，本条系胃中水竭，津液燥故也。

刘栋：本条为后人之言。

【讲义】

太阳病二日为邪尚在表。邪在表不当躁，今见躁，故曰反躁。既见躁矣，为热行于里，不当用火治。今以熨背法发汗，故曰反。大汗出，火气入于胃，胃中津液竭，因津竭热盛，故烦躁而谵语。至十余日，若火邪势微，则阴气得生，津液得复。自下利者，此为欲解也。唯此下利必伴以振栗，亦战汗之义也。"故其汗"至"及不多"是述熨后之情形，"大便已"至"足心必热"是述自下利后之情形。谷气下流故也，是说明头痛足热之病理。

【附注】

本条注家多谓系后人之言。愚按："故其汗"以次至条末属自注文字。今里热用火攻之，熨法取汗，因胃中水竭至"腰以下不得汗出"，津不下达，故欲小便不得。热气上逆，故反呕也。欲失溲，足下恶风者，壮火食气，气不通于下而虚也。大便硬者，津液虚竭也。一般病证，大便硬者，小便当数当多。今因胃中水竭，大便虽硬，小便反不数不多也。及至十余日后大便已，火热经十余日已消，因热消而津和，便结得润，阳气下降，上热顿除，头部因发急剧变化，故卓然而痛。胃中津液得复，谷气以生，谷气下流，足心因热也。

谷气者，阳气也。先不通于下时，足下恶风；今阳气得下，故足心热。

【习题】

1.躁烦谵语之证因何发生？

2.十余日后是否尚有表证存在，何以知之？

3.大汗出后，未下利前，施治宜用何法？

116.火逆血气流溢

【原文】

太阳病中风，以火劫发汗，邪风被火热，血气流溢失其常度，两阳相熏灼，其身发黄。阳盛则欲衄，阴虚小便难，阴阳俱虚竭，身体则枯燥，但头汗出，剂颈而还，腹满微喘，口干咽烂，或不大便，久则谵语，甚者至哕，手足躁扰，捻衣摸床，小便利者，其人可治。

【征引】

张锡驹：此火攻之危证也。

钱天来：上文阳盛指阳邪盛，后文阳虚指正气虚。

刘栋：本节为后人之言，以上四节均同。

【讲义】

太阳病，表病也。中风，表虚也，宜桂枝汤以解外。今误以火劫持，逼发其汗，邪风被火热，气血受伤，血得热则流，气得热则溢，气血失其正常运行法度，病变生矣。古人谓风为阳邪，火为阳毒，此两阳相熏灼，其身发黄也。热炎于上，阳盛者灼伤鼻黏膜则欲衄；津流于下，阴虚者津液不足则小便必难。凡热性病始而大热伤津，壮火食气，继而失其阴阳互根之用，则阴阳无不俱虚竭者矣。至此周身组织津亏，无汗可出而呈枯燥之象，只见头汗，颈下即无，各部生理反常如次。

胃肠不能消化，残余食物发酵而腹满。肺部失肃而微喘，津不分泌而口干，孤阳独行则咽烂，或见胃实之不大便证，久则脑部受伤而谵语，甚者胃败而至哕，神伤不能节制，证见手足躁扰、捻衣摸床之险象。

凡伤寒之病以阳为主，故畏亡阳。火逆之病以阴为主，最忌阴竭。小便利者，占其津液未亡，虽虚而其人尚可治也。

【附注】

剂颈，限于颈也。拈，寻也，循也。

【习题】

1. 阴阳俱虚竭与阳明病之区别？

2. 阳盛阴虚是火逆之纲领，试举证以明之。

3.《素问·阴阳应象大论》曰"壮火食气，气食少火，壮火散气，少火生气"，应作何解释？

117. 火逆亡阳惊狂

【原文】

伤寒脉浮，医以火迫劫之，亡阳必惊狂，卧起不安者，桂枝去芍药加蜀漆牡蛎龙骨救逆汤主之。

【征引】

山田宗俊：以火迫劫之者，谓以温针强发其汗也。下文太阳伤寒，加温针必惊是也。卧起不安者，上条胸满之外候。上条 112 条论柴胡变证，本条论桂枝变证。

成无己：芍药益阴，非亡阳所宜。

方有执：亡阳者，阳以气言，火能助气，甚则反耗气也。惊狂、卧起不安者，阳亡则神散乱，所以动皆不安，阳主动也。

钱天来：火迫者，或熏或熨或烧针皆是也。劫者，要挟、逼胁之称也，阳气随汗泄，真阳飞越矣。

【讲义】

伤寒脉浮，不用麻桂解表而火劫之，迫使汗出，汗过亡阳，亡其卫外之正气也。若其人内热素盛者，必外出以补充，阳虚者动气上冲，神不守舍，则起居如惊，其人如狂，呈不安之状。用桂枝汤治其表虚。去芍药者，必有胸满之外候。加牡蛎、龙骨以镇惊，用蜀漆以降逆。

【附注】

112 条因误下柴胡证而胸满烦惊，本条因火劫桂枝证而亡阳惊狂。见证虽殊，其义则同。

本证虽曰亡阳，然证非恶寒肢厥，故无取乎姜附也。

【方剂】

桂枝去芍药加蜀漆牡蛎龙骨救逆汤方

桂枝三两（去皮），甘草二两（炙），生姜三两（切），大枣十二枚（擘），牡蛎五两（熬），蜀漆三两（洗，去腥），龙骨四两。

上七味，以水一斗二升，先煮蜀漆，减二升，内诸药，煮取三升，去滓，温服一升。本云桂枝汤，今去芍药，加蜀漆牡蛎龙骨（本云以下十六字，成本无之）。

【药物】

蜀漆 味辛、苦，性寒，有毒。驱水药。

药能：祛老痰积饮，截疟，止惊狂火逆，杀虫杀菌。

药征：胸腹及脐下悸动剧者。

调剂：本药有毒，非有上述证候勿轻用之。《本草纲目》云：本药苗名蜀黍，根名常山。

【治验】

方极：治桂枝去芍药汤证而胸腹动剧者。

锐：失眠至五六夜，必发狂可畏，亟服本方。蜀漆能去心腹之邪积也。经云卧起不安，故治失眠极妙，但必见胸腹动剧也。

浅田：本方主火邪，故治烫火伤烦闷疼痛者。又，灸疮、发热者皆效。

【习题】

1. 本条亡阳证，何以不见恶寒而见惊狂不安？

2. 本方方证为何？

118. 不可火攻

【原文】

形作伤寒，其脉不弦紧而弱，弱者必渴，被火必谵语，弱者发热脉浮，解之当汗出愈。

【征引】

钱天来：此温病之似伤寒者也，因其脉不似伤寒之弦紧而弱，邪热盛于里，故胃热而渴。

按：注家多以本条为后人之言。

【讲义】

外形似伤寒，伤寒脉必浮紧。今不见弦紧而弱，即暍病所谓脉微弱者是也。以邪热盛则伤气，气伤则脉弱，故弱者必渴也。因其形似伤寒，乃续以火劫发汗，致邪热得火而愈炽，胃实因火而谵语。若邪气有由表解之机转而发热，正气有达表之机能而脉浮，为邪气还表，属太阳也，当汗解而愈矣。

【附注】

按方、汪诸氏以弱为风脉，东垣谓系内伤发热者，程氏乃为大青龙汤证，《金鉴》改弱为数。当汗出宜大青龙汤，脉数发热宜调胃承气汤，渴而谵语宜白虎汤、黄解丸。

【习题】

1. 本条上段是否宜汗解？

2. 温病见何脉象？

119. 火逆之火邪证

【原文】

太阳病，以火熏之，不得汗，其人必躁，到经不解，必清血，名为火邪。

【征引】

成无己：此火邪迫血而血上行者也。太阳病，用火熏之不得汗，则热无从出。阴虚被火，必发躁也。六日传经尽，至七日再到太阳经，则热气当解。若不解，热气迫血下利，必清血清厕也。

【讲义】

太阳病用烧地、洒水、铺药、取气等法，令病人卧其上，熏蒸取汗。虽得汗出，以火劫汗之，非其治也。况不得汗，热无从出，被火津亏，其人必躁。到经尽之时，邪衰者可愈。若不愈，必火邪迫血，血下行而便血也。施治不必他求，示人但治其火，血能自止，故以火邪名之。

【附注】

烧地、洒水、铺药、取气等法详见48条。太阳病，汗之正法，麻、桂、青龙等汤为宜。用火劫之，非其治也。到经，传经尽也。清血，与圊血同，厕也，便血也。

【习题】

1. 何种病证宜用火熏取汗？

2. 火逆不得汗，必清血。若火逆大汗，应见何证？

120. 火逆之吐血证

【原文】

脉浮热甚，而反灸之，此为实。实以虚治，因火而动，必咽燥吐血。

【征引】

程知：脉浮热甚，无灸之理，而反灸之，由其人虚实不辨故也。表实有热，误认虚寒而用灸法，热无从出，因火而动，自然内攻。邪束于外，火攻于内，肺金被伤，故咽燥而吐血。

张锡驹：上条以火熏发汗反动血，血即汗，汗即血，可出于毛窍而为汗，即出于阴窍而圊血。此条言阳不下陷，而反以下陷灸之，以致迫血上行而唾血。下条言经脉虚者又以火攻，散其脉中之血，以见火攻同，而致症有上下之异。

【讲义】

脉浮，表证也。热甚，正不虚也。灸法，治虚寒之法也。以治虚寒之法治热实之证，故曰此为实。实以虚治，以灸为反也。既灸之后，血因火而动，火性燥，迫血上行，必咽燥、吐血也。

【附注】

此为实，表实证也，宜麻黄以解表。上条迫血下行，本条迫血上行。

【习题】

1. 何种病证宜用灸法？

2. 因火而动之"动"字作何解释？

121. 血少不可火攻

【原文】

微数之脉，慎不可灸。因火为邪，则为烦逆，追虚逐实，血散脉中，火气虽微，内攻有力，焦骨伤筋，血难复也。

【征引】

程知：血少阴虚之人脉见微数，尤不可灸。虚邪因火内入，上攻则为烦为逆。阴本虚也，而更加火，则为追虚。热本实也，而更加火，则为逐实。专行于脉中者，营血也，血少被追，脉中无复血聚矣。艾火虽微，孤行无御，内攻有力矣。无血可逼，焦燎乃在筋骨，蒸气主煦之，血主濡之，筋骨失其所濡而火所到处其骨必焦，其筋必损。盖内伤真阴者，未有不流散于经脉者也。虽复滋营养血，终难复归。

【讲义】

灸法施于虚寒证（因寒邪盛致正气虚者），不可施于虚热证（因血少而热越者）。微数之脉宜补血以去热，扶正以祛邪，戒人慎不可用灸法。以火攻之，因火亦邪也。火邪中人，与虚热遇则虚热愈盛，而为烦闷气逆。今误以逐寒邪之灸法而施于血少正虚之人，追虚之害，不仅助火愈盛，且追血四散于脉中，使血愈虚。夫灸法火气虽微，追虚内攻有力，筋骨失血液濡养于前，复蒙火逆重伤于后，枯槁之形立见，终身残废可虞。故曰：焦骨伤筋，血难复也。

【附注】

邪盛以致正虚者不必虑其正虚，逐其实邪，正虚自复，汗吐下等法是也。正虚而致邪盛者不必虑其邪盛，补其正虚，邪盛自去，温补等法是也。

上条论热实在表不宜用灸，本条论虚热在内不宜用灸。

【习题】

本条之证宜用何治？

122. 火逆热郁证

【原文】

脉浮宜以汗解，用火灸之，邪无从出，因火而盛，病从腰以下必重而痹，名火逆也。

【征引】

张锡驹：本论曰脉浮者，病在表，可发汗，故宜以汗解。用火灸之，伤其阴血，无以作汗，故邪无从出，反因火势而加盛。火性炎上，阳气俱从火而上腾，不复下行，故病从腰以下必重而痹也。经曰：真气不能周，命曰痹。此因火为逆，以致气不能周而为痹，非气之为逆，而火之为逆也。

【讲义】

脉浮者，病在表，宜以汗解。今不用发汗剂以解表，而用火灸以温里，遏阻正气外趋之势，汗不得出，因之火郁愈盛。水毒热毒壅滞于肌表，故身重而麻痹不仁；闭滞不通，水性流下，故在腰以下必重而痹也。此名火逆。

【附注】

痹者，麻木不仁，闭滞不通也。若其人正气实者，虽经阻遏，仍能驱毒外出。今从腰以下重而痹者，毒郁之征也。

用火灸变证有 120、121、122 三条。120 条火动于上而吐血，121 条火攻全身则血散难复，122 条火盛于下而成痹证。火行之部位不同，变证各异。由此三条以知：热甚者、血少者、表不解者，均不可灸也。

【习题】

本条身重是何病理？

123. 火逆热郁自解证

【原文】

欲自解者，必当先烦，烦乃有汗而解，何以知之，脉浮，故知汗出解。

【征引】

张锡驹：欲自解者，邪气还表，与正分争，必为烦热，乃能有汗而解也。何以知之？以脉浮，气机仍欲外达，故知汗出而解也。

程知：名曰火逆，则欲知其痹者，宜先治其火矣。

汪琥：宜与救逆汤。

刘栋：以上六条皆后人之言。

【讲义】

上条所谓火逆热郁之证病解较难，若正气充实之人，其病仍有自愈之能力，由汗出而解。唯于其汗出之先必见烦热之象（亦战汗之属）。何以知之以次，说明脉浮者乃正气仍有驱病毒向外作汗之机也。

【附注】

本条与上条，赵本作一条，今从成本析为二条。《内经》云：风寒湿三气杂至，合而为痹。风气胜者，为行痹，善行数变，走注历节之类；寒气胜者为痛痹，筋骨凝闭不通，即痛风也；湿气胜者为着痹，重着不移，湿从上化，故病在肌肉。

【习题】

1. 火逆热郁之证较上两条轻重如何？三条中以何证为最重？

2. 本条之证用火灸之何以成痹？

124. 烧针后之奔豚证

【原文】

烧针令其汗，针处被寒，核起而赤者，必发奔豚。气从少腹上冲心者，灸其核上各一壮，与桂枝加桂汤，更加桂二两也。

【征引】

《医宗金鉴》：烧针，即温针也。烧针取汗亦是汗法，但针处宜当避寒，若不慎被寒袭，火郁脉中，血不流行，必结肿核赤起矣。

刘栋：凡冬日中寒邪者，行烧针之法以发其汗。

山田宗俊：按烧针取汗，其求极暴，若其虚弱者，必为之亡阳而发奔豚也。既亡阳而不取姜附者，以未见筋惕肉𥆧、汗出恶风、厥逆烦躁等危候也。与本汤以下冲气，盖奔豚虚悸之甚者。

【讲义】

表病宜以汗解，今以烧针之法取汗，针处不慎为寒所袭，则寒邪外束，火邪不散，发为赤核。缘本证系表病盛于素有饮者，意在用烧针驱寒邪而取汗，不图针后被寒，是当汗而未能汗解，反因此一刺而动气。气动激发水饮，阴邪上攻致气从少腹上冲，奔豚之证作矣。此奔豚之发因针处被寒而起，故曰"针处被寒，核起而赤者，必发奔豚也"。针处被寒之证非灸不解，此处用灸为正治，于每一赤核上各灸一团以解外寒。与桂枝汤调和气血，治其上冲。因奔豚属上冲之剧者，加桂以治内外夹攻之法也。

【附注】

65条"发汗后，其人脐下悸者，欲作奔豚"乃素有饮者，因发汗而动其下焦之饮也；本条亦素有饮者，因烧针被寒而动其下焦之饮也。65条"欲作"为轻，本条"必发"为重。65条用苓桂枣甘汤，本方增桂、芍、姜而无茯苓，其证必属上冲剧，有呕逆、拘挛而无心下悸也。

桂枝汤去芍药治阳邪下陷，桂枝加桂汤治阴邪上攻。苓桂枣甘汤治表已解，水邪乘阳气虚而上犯；本方表未解，水邪夹阴气而上攻。前者以茯苓清水以行之，后者加桂温水使化之。前后比较，妙用自明。

【方剂】

桂枝加桂汤方

桂枝五两（去皮），芍药三两，生姜三两（切），甘草二两（炙），大枣十二枚（擘）。

上五味，以水七升，煮取三升，去滓，温服一升。本云桂枝汤，今加桂满五两。所以加桂者，以能泄奔豚气也。

按：注家多谓加桂为肉桂，非也。观"更加桂二两"之"更"字，则知为桂枝也。

【治验】

各家医案：治头痛时发，若一二日或四五日，甚则昏迷、吐逆、绝饮食者。天阴欲雨时必头痛者。

【习题】

1. 本条之证何以必发奔豚？

2. 本方与苓桂枣甘汤及桂枝去芍药汤之区别安在？

125. 火逆烦躁证

【原文】

火逆下之，因烧针烦躁者，桂枝甘草龙骨牡蛎汤主之。

【征引】

山田宗俊：古昔火攻之术，有艾火、温针、烧瓦熨背、烧砖种种不同。本条较救逆汤一等轻者也。烦躁乃狂惊之渐，亦为火热内攻之候，故与本方以救逆也。桂枝甘草汤为发汗过多，其人叉手自冒心，心下悸欲得按者，则本方亦为发汗过多之证明矣。

钱天来：因发汗而复下之，病仍不解，烦躁者，茯苓四逆汤主之。以汗下两亡，故用温经复阳之治。本证虽经汗下，而非误汗，且挟火邪，表犹未解，故只宜解肌镇坠之法也。

【讲义】

先逆于火而复下之（其火逆者因烧针所致），证见烦躁者（烦躁属惊狂之轻者），必也烧针劫汗过甚，致大汗出而心下悸、欲得按之桂枝甘草汤证。更见烦躁者，加龙骨、牡蛎以镇其烦躁也。

【附注】

本条与 69 条虽同在汗下之后，证见烦躁，其主治不同者，盖本条系火劫取汗，69 条并无火逆，且本方兼桂枝甘草汤证也。

【方剂】

桂枝甘草龙骨牡蛎汤方

桂枝一两（去皮），甘草二两（炙），牡蛎二两（熬），龙骨二两。

上四味，以水五升，煮取二升半，去滓，温服八合，日三服。

【治验】

《丹溪心法》：有心脾气痛，服牡蛎一味酒之方。

王好古：本药疗疝、瘕、积聚。要之心胸嘈杂，心下气痛者，牡蛎妙也。

吉益东洞：治胸腹有动而急迫者。

【习题】

本方主治何证？

126. 温针之惊证

【原文】

太阳伤寒者，加温针必惊也。

【征引】

山田宗俊：本节为火逆总纲（在柴胡加龙骨牡蛎汤前）。所谓太阳伤寒者，本当以麻黄汤，若误加温针，则火热入脉中，上而乘心，心气为之不镇，令人惊狂也。

【讲义】

太阳伤寒者，麻黄汤证也。温针者，烧针也，属火攻之义。表实被火，邪无从出，必因热而发惊狂也。

【附注】

自 115 条至 126 条皆论火邪证变，表列于次。

条数	原始病	误治	病理	见证	治法或自解
115	太阳病二日，反躁	反熨其背，大汗出	火逆，邪风被火，胃水竭	烦躁，必为谵语，腰以下无汗，小便不得，反呕，欲失溲，足下恶风，大便硬，小便不数不多	十余日振栗自下利者，此为欲解也。大便已，头痛，足心必热，谷气下流故也
116	太阳病中风	以火劫发汗	邪风被火，血气流溢，失其常度，两阳相熏灼	身黄，阳盛欲衄，阴虚小便难，身体枯燥，但头汗，腹满微喘，口干咽烂或不大便，久则谵语，甚则手足躁扰，捻衣摸床	小便利者，其可治
117	伤寒脉浮	火迫劫	亡阳	惊狂，卧起不安	桂枝去芍药加蜀漆龙骨牡蛎救逆汤主之
118	形作伤寒，其脉不弦紧而弱	被火	弱者必陷，被火者必谵语	弱者，发热脉浮	解之当汗出愈
119	太阳病	以火熏之，不得汗	名为火邪	其人必躁，到经不解必圊血	
120	脉浮热甚	反灸之	此为实，实以虚治，因火而动	必咽燥吐血	
121	微数之脉（慎不可灸）	因火为邪	追虚逐实，血散脉中	则为烦逆，焦骨伤筋，血难复也	
122	脉浮（宜以汗解）	用火灸之	邪无从出，因火而盛，名大逆也	腰以下必重而痹	
123	脉浮				
124	表病兼水证，针处被寒	烧针，令其汗		核起而赤者必发奔豚，气从少腹上冲心	灸其核上各一壮，与桂枝加桂汤，更加桂二两

续表

条数	原始病	误治	病理	见证	治法或自解
125		火逆下之（烧针）		烦躁	桂枝甘草龙骨牡蛎汤主之
126	太阳病	加温针		必惊也	

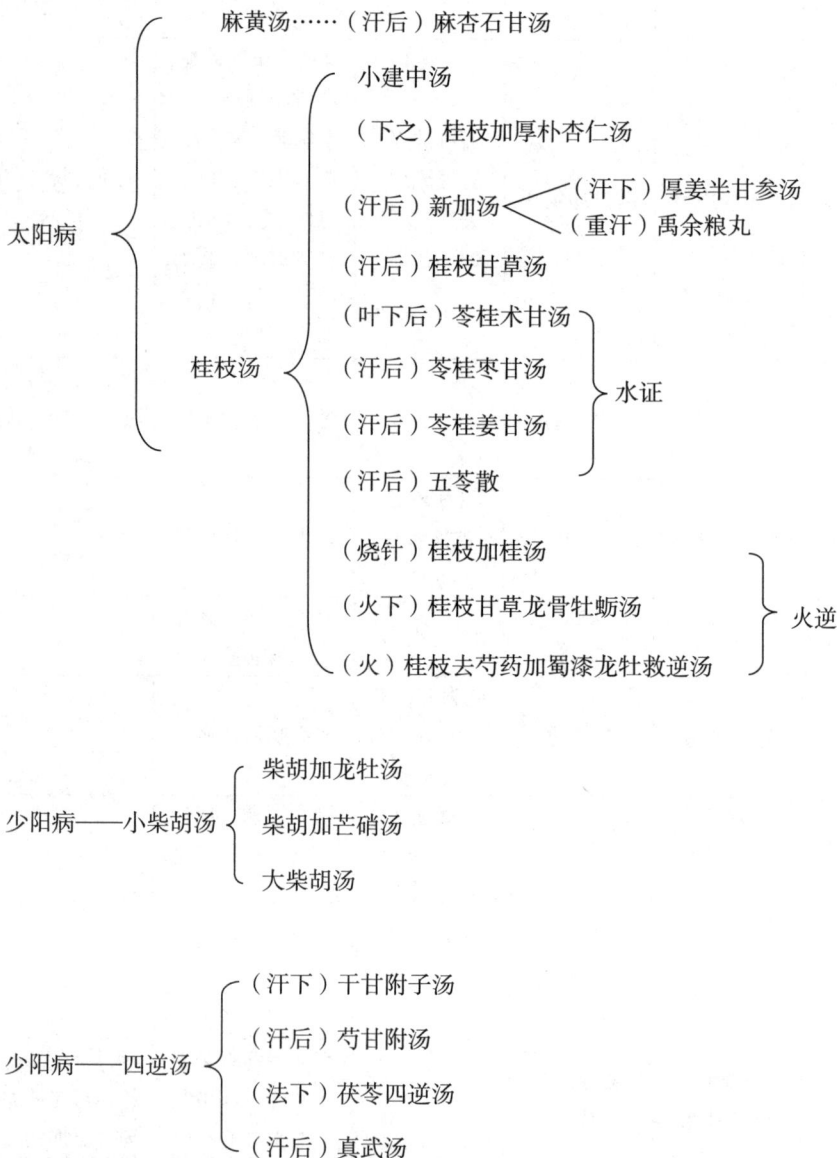

太阳病

- 麻黄汤……（汗后）麻杏石甘汤
- 桂枝汤
  - 小建中汤
  - （下之）桂枝加厚朴杏仁汤
  - （汗后）新加汤
    - （汗下）厚姜半甘参汤
    - （重汗）禹余粮丸
  - （汗后）桂枝甘草汤
  - （叶下后）苓桂术甘汤 ┐
  - （汗后）苓桂枣甘汤 ├ 水证
  - （汗后）苓桂姜甘汤 │
  - （汗后）五苓散 ┘
  - （烧针）桂枝加桂汤 ┐
  - （火下）桂枝甘草龙骨牡蛎汤 ├ 火逆
  - （火）桂枝去芍药加蜀漆龙牡救逆汤 ┘

少阳病——小柴胡汤

- 柴胡加龙牡汤
- 柴胡加芒硝汤
- 大柴胡汤

少阳病——四逆汤

- （汗下）干甘附子汤
- （汗后）芍甘附汤
- （法下）茯苓四逆汤
- （汗后）真武汤

阳明病 ——
- 调胃承气汤
- 桃核承气汤

（汗吐下）栀子豉汤
- （汗吐下）栀子甘草豉汤
- （下）栀子厚朴汤
- （丸下）栀子干姜汤

辨太阳病脉证并治下

127. 误吐变证之一

【原文】

太阳病当恶寒发热，今自汗出，反不恶寒发热，关上脉细数者，以医吐之过也。一二日吐之者，腹中饥，口不能食，三四日吐之者，不喜糜粥，欲食冷食，朝食暮吐，以医吐之所致也，此为小逆。

【征引】

钱天来：病在太阳，自当恶寒发热，今自汗出而不恶寒，已属阳明，然阳明当身热汗出，不恶寒反恶热，今不发热，及关上脉见细数，则又非阳明之脉证矣。其所以脉证不相符合者，以医误吐而致变也。夫太阳表证当以汗解，自非邪在胸中，岂宜用吐？若妄用吐法，必伤胃气。然因吐得汗，有发散之义寓焉，故不恶寒发热。关上脾胃之部也，细则为虚，数则为热。误吐之后胃气既伤，津液耗亡，虚邪误入阳明，胃脘之阳虚躁，故细数也。一二日邪在太阳之经，因吐而散，故表证皆去。虽误伤其胃中之阳气，而胃未大损，所以腹中犹饥，然阳气已伤，胃中虚冷，故口不能食。三四日则邪已深入，若误吐之，损胃尤甚，胃气虚冷，状如阳明中寒，不能食，故不喜糜粥也。及胃阳虚躁，故反欲食冷食，冷食不化，故上逆而吐也。本证温中和胃即治，此为变逆之小者也。

刘栋：本条为后人之言。

【讲义】

太阳病当恶寒发热。今太阳病服药后，其证见"不恶寒发热"，是表病已解。自汗出颇似阳明病，其脉见关上细数者，细为血虚，数为有热，关上属脾胃，知非阳明病。此乃医者误用吐法，表病虽解（表病因吐而汗出，因汗而表解），脾胃则伤，属吐之过也。一二日吐之者以次至条末，言变证之所致。概表证误吐虽属误治，仅为小逆，表证误下方为大逆也。一二日邪在太阳者，其消化力虽减低，脾胃所损者轻，故腹中犹饥，口不能食。三四日邪已深入，胃损较重，故不喜糜粥。胃液少虚燥，故欲食冷食。胃机能衰弱，气逆不降，故朝食暮吐也。

【附注】

凡食入即吐多因胃热，朝食暮吐概因胃寒。本证可在小半夏汤、半夏干姜汤、橘皮竹茹汤等镇吐剂中随证选用。

【习题】

1. 自汗是何原因？

2. 误吐何以为小逆？

128. 误吐变证之二

【原文】

太阳病吐之，但太阳病当恶寒，今反不恶寒，不欲近衣，此为吐之内烦也。

【征引】

方有执：不恶寒，不欲近衣，热在内，故曰内烦。

《医宗金鉴》：表解者不恶寒，里解者不恶热。若无汗烦热，大青龙汤证；有汗烦热，白虎汤证。吐、下后懊憹，无汗烦热，便硬，热在内，栀子豉汤证；有汗，烦热，便硬，热入腑，调胃承气汤证。今吐后内烦，热为气液已伤之虚烦。

山田宗俊：本条似有阙文。

【讲义】

太阳病误吐后，因伤津而生热，而为内烦，故反不恶寒，不欲近衣。"但太阳病当恶寒"之句宜纳括弧中，属自注文。

【附注】

但，仅，属也。太阳病而不恶寒，故曰反。不欲近衣，热在里也。内烦，因吐则伤津胃燥，内热作矣。

上条言吐致里寒，本条言吐致内热。

【习题】

1. 吐后之变证若何？

2. 本条宜以何方治之？

129. 发汗胃冷致吐之理

【原文】

病人脉数，数为热，当消谷引食，而反吐者，此以发汗令阳气微，膈气虚，脉乃数也。数为客热，不能消谷，以胃中虚冷，故吐也。

【征引】

钱天来：本条为发热、自汗之中风，误发其汗，致卫阳与胃阳皆微，膈间之宗气大虚，故虚阳浮动而脉数。若胃脘之阳气盛，则能消谷引食矣。

刘栋：本条为后人所记。

【讲义】

一般数脉为血压亢进、体温增高之象，今病人见此脉象，若确为热时，则当胃壁充血，消化机能旺盛，随食随消。而反吐者（不能随食随消），此以发汗令阳气微，表阳既微，内藏阳气随汗浮越于表，致膈气虚。则数脉为客热，不能与一般真热者比，胃不能消谷而吐也。"以胃中虚冷"句宜加括弧，属自注文字。虚冷，乃贫血、衰弱之互词也。

【附注】

胃脏乃体温发生之根源，既已自温，复随血输热以温肌表，设体表放热过量，内热出而替补所损亦必甚多，则呈表热里寒之状。

膈气指胸膈间脏腑之机能，亦即消化机能也。经文自"而反吐者"至"故吐也"系解释病理。

发汗——阳气微——膈气虚 {
　　　　　　　　　　　　　脉数（客热）

　　　　　　　　　　　　　不消谷（胃虚冷）——故吐也

【习题】

1. 试述发汗致吐之病理。

2. 脉数应否能食？其理安在？

130. 吐下后之坏证（调胃承气汤证之五）

【原文】

太阳病，过经十余日，心下温温欲吐而胸中痛，大便反溏，腹微满，郁郁微烦，先此时自极吐下者，与调胃承气汤。若不尔者，不可与。但欲呕，胸中痛，微溏者，此非柴胡证，以呕故知极吐下也。

【征引】

钱天来：此辨证似少阳，而实非柴胡证也。

发秘：极吐下而复溏者，假溏也，属一时暴虚，药毒尽而自痊。若不因吐下而溏者，乃真溏也。栀子豉汤业在所禁，况承气乎。

程知："心中温温欲吐而胸中痛"是言欲吐时之象。欲吐则气逆，故痛。著一"尔"字，则知痛从呕时见，不尔亦不痛也。"大便溏，腹微满，郁郁微烦"是言大便时之象，气逆则不下行，故以大便溏为反。大便溏则气得下泄，腹不应满，烦不应郁郁。今仍腹微满，郁郁微烦，凡此之故，缘胃有阻留，下后仍不畅也。云先其时者，见未吐下之先向无此证。吐下后虚其中焦，阻其升降，津干胃实，日进之水谷从胃旁溜下，故大便反溏也。

【讲义】

太阳病表证已去，谓之过经。经十余日后，心下（胃上脘部位）温温然欲吐，吐则气逆而胸中痛。本证似有转少阳之机，唯少阳大便不应溏，故以溏为反。大便溏者气得下泄，腹不应满，亦不应郁郁微烦。凡此之故皆因极度吐下之后，胃受伤，中气阻，津液干，气上逆，与调胃承气汤则诸证自除。若不因极吐下之故，但见欲呕、胸中痛、便微溏者，不可与本方。虽呕似少阳柴胡证，微溏、腹满则为虚寒，实非柴胡证也。何以辨之，以呕之情形不同，故知由于极吐下也。

【附注】

欲吐、便溏，欲排除肠胃内食积。郁郁微烦，胃病之人往往见之。腹微满，食积残渣生腐败气体，充满其间也。

以上四条论误吐及呕吐各证变。

【习题】

1. "心下温温欲吐"至"微烦"等证由何发生？

2. 小柴胡汤证之呕与本条之呕有何区别？

131. 抵当汤证之一

【原文】

太阳病六七日，表证仍在，脉微而沉，反不结胸，其人发狂者，以热在下焦，少腹当硬满，小便自利者，下血乃愈。所以然者，以太阳随经，瘀热在里故也，抵当汤主之。

【征引】

山田宗俊：此辨太阳病有蓄血者，比桃核承气汤重。彼则少腹急结，此则少腹硬满；彼则如狂，此则发狂；彼则汗后，此则下后，自有差别。彼则热结下焦血不行，滞而为瘀；此则素有瘀血，热邪乘之。阳明篇"其人喜忘，本有久瘀血，宜抵当汤"。水蛭，亦名至掌，至与抵音通，掌为当之讹。

刘栋：所以然以下十五字，后人之注误入本文。

【讲义】

太阳病至六七日，一般情形为表邪入里之候，即不应表证仍在矣。若表证仍在者，脉当浮，今脉微而沉主邪去表入内矣。太阳之邪入内者当为结胸，今反不结胸，其人发狂者，为表热内陷下焦，乘其蓄血所致。凡素有瘀血之人适病伤寒，虽似有表证，实际皆因太阳随经瘀热在里，血流滞塞，故脉沉微。血热结于少腹，故不结胸。热乘瘀血余波上冲，令人发狂。血结于下，少腹当硬满。此少腹之硬满设非因小便蓄结，而见小便自利者，知确属瘀血之硬满。抵当汤主治之，下其血其病乃愈。所以然者，以太阳病毒随其血流与瘀血郁滞在里之故也。

【附注】

热性疾病能夺取血分中之水，此瘀血证往往见于高热之后也。

按：汤本氏以本条为误下后之变证，系根据"反不结胸"而言。盖太阳病误下必结胸，今误下不结，故以为反也。此说亦颇有理，存以备参。

【方剂】

抵当汤方

水蛭（熬）、虻虫（去翅、足，熬）各三十个，桃仁二十个（去皮尖），大黄三两（酒洗）。

上四味，以水五升，煮取三升，去滓，温服一升，不下更服。

【药物】

水蛭　味咸、甘，性平有毒。驱瘀药。

药能：逐瘀通经，破血癥积聚，治折伤、坠仆、蓄血。

药征：陈久瘀血之积聚甚者，或少腹应满，或发狂喜忘，或手足麻痹，或大便硬，反色黑。

调剂：本药驱瘀，故瘀结干固陈久性者应用本药，更加大黄、桃仁方能涤荡无余。桃核承气汤证病势虽重而瘀结时浅，抵当汤丸病势虽轻而瘀结日久，则本药可见一斑。

虻虫　味苦，性微寒，有毒。驱瘀药。

药能：逐瘀，通经，破血积、癥瘕坚痞，消积脓，坠胎。

药征：同水蛭。

调剂：同水蛭。凡积聚恶血在胸腹五脏，陈久难疗者，常与水蛭并用之。

产地：各处皆有，啖牛马血牛蝇也。大于蜜蜂。

用量：普通一二钱，去翅足，炒用。

【习题】

1. 本方主治，经云"表证仍在"，是否仍有表证？

2. 瘀血证何以多见于热性病之后？

3. 本方与桃核承气汤之区别安在？

132. 抵当汤证之二

【原文】

太阳病身黄，脉沉结，少腹硬，小便不利者，为无血也。小便自利，其人如狂者，血证谛也，抵当汤主之。

【征引】

成无己：身黄，脉沉结，小便不利者，胃热发黄也，可与茵陈蒿汤。身黄，脉沉结，少腹硬，小便自利，其人如狂者，非胃中瘀热，为热结下焦而为蓄血也，与抵当汤以下蓄血。

钱天来：此以小便利否以辨血证之是非也。身黄，遍身俱黄也。沉为在里，主下焦，结则脉来动而中止，气血凝滞，不相接续之脉也。

【讲义】

太阳病，身黄之证有胃热与蓄血二种，以小便利与不利分之。以病均属在里凝滞，故脉沉结、小腹硬同。唯小便不利者，温热无从出，属胃热。小便自利、其人如狂者，非关膀胱尿闭，属真实之血证，抵当汤主之。

【附注】

瘀血者特征有二：①少腹硬满，小便快利。②腹不满，其人言我满。此证不特有血块，为瘀血在络之征。

【治验】

《类聚方》：坠仆折伤，瘀血凝滞，心腹胀满，二便不通者。经闭，少腹硬满或目赤肿痛不能视者。经闭，腹底有癥、有青筋者。

【习题】

1. 身黄者小便不利应属何证？

2. 抵当汤主证为何？

133. 抵当丸证

【原文】

伤寒有热，少腹满，应小便不利，今反利者，为有血也。当下之，不可余药，宜抵当丸。

【征引】

方有执：上条之方，变汤为丸。

山田宗俊：本方证较抵当汤为轻，方为四分之一也。若伤寒有热，小腹满，小便不利者，五苓散证也。身热发黄者，茵陈蒿汤证也。今小便反利，故知其为血证也。

【讲义】

伤寒有热，少腹满，为热蓄津液不通，应小便不利；今反利者，非蓄水证，乃蓄血不行，当下之。煮而连滓服之，即不可余药之意也，宜抵当丸。

【附注】

变汤药为丸药者，缓缓以攻也。本条无身黄、发狂等证，不如上条之甚也。煮而连滓服，与大陷胸丸同义。

【方剂】

抵当丸方

水蛭二十个，虻虫二十个（去足、翅，熬），桃仁二十五个（去皮尖），大黄三两。

上四味，捣分四丸，以水一升，煮一丸，取七升。服之晬时（周时也）当下血，若不下者，更服。

【治验】

《类聚方》：产妇恶露不尽，凝块为患者，再娩时用本方。不过十日，其块尽消。平时用非无效，唯不若娩时之捷耳。

【习题】

1. 本方与抵当汤之区别安在？

2. 有热是否表证仍在？

134. 小便利否之蓄水证

【原文】

太阳病，小便利者，以饮水多，必心下悸，小便少者，必苦里急也。

【征引】

成无己：饮水多而小便自利者，则水不内蓄，但腹中水多，令心下悸。《金匮》：食少饮多，水停心下，甚者则悸。饮水多而小便不利者，则水蓄于内而不行，必苦里急也。

钱天来：水寒伤胃，停蓄不及行，必令心下悸动。心下者，胃之部也。悸者，水满胃中，气至不得流通而动惕也。

程知：若小便少而欲得水者，此渴热在下焦，属五苓散证。强而与之，纵不格拒，而水积不行，必里作急满也。

常：小便利者用茯苓甘草汤，小便少者猪苓汤。

【讲义】

太阳病，小便利者，肾与膀胱皆无病，饮水多必心下悸者，盖因胃腹之吸水机能有障碍，胃中所饮之水不能吸收，又不能下入于肠，故上冲而作心下悸也。若小便下行不畅，尿积膀胱不得出，必苦于少腹胀满而拘急也。

【附注】

上三条以小便利否辨瘀血证，本条以小便利否辨蓄水证。

【习题】

1. 饮水多何以心下悸？

2. 小便少何以必苦里急？

135. 结胸脉证

【原文】

问曰：病有结胸，有脏结，其状何如？答曰：按之痛，寸脉浮，关脉沉，名曰结胸也。

【征引】

汪琥：此言结胸病状与脏结虽相似而各别。二者皆太阳病误下所致。盖结胸始因误下伤其上焦之阳，阳气既伤，则风寒之邪乘虚而入，上结于胸。按之则痛者，胸中实也。寸浮关沉者，邪气相结而为实之诊也。若脏结病则不然，其始亦因误下而伤其中焦之阴，阴血既伤，则风寒之邪亦乘虚而入，内结于脏。状如结胸者，以脏气不平，逆于心下故也。

【讲义】

结胸是饮热相结，盘踞胸膛，热性之水结病。脏结是寒邪相结，虚性水不行病。结胸属实证，故按之痛。寸以候上，浮主外。结胸由于太阳误下，结于胸际，邪入不深。结于上部，故寸浮，关以候中，沉主内。水热相结于胸，遂及心下，亦阳明之类变，故关沉也。见此脉证，即名结胸。

【附注】

本条示结胸之脉象、症状。水与热结于胸部连及心下，属热属实，亦阳明之类变也。

【习题】

1. 结胸证在何部位，何以按之痛？

2. 结胸之脉象如何？

136. 脏结脉证

【原文】

何谓脏结？答曰：如结胸状，饮食如故，时之下利，寸脉浮，关脉小细沉紧，名曰脏结。舌上白胎，滑者难治。

【征引】

汪琥：脏结状如结胸者，以中焦阴血受伤，寒邪乘虚而入，逆于心下，脏气不平也。饮食如故者，胃中空也。时时下利者，脏虚不能运化，水谷不能分别，偏渗大肠，自作利也。寸浮关沉，结胸脉也。今兼小细紧者，则是脏虚寒结之象。舌上白苔者，经云"丹田有热，胸中有寒"。今者苔滑，湿润而冷也。此系误下太过而变脏寒之证，故难治也。

按：结胸证，其人本胃中夹食，下之太早则食不能去，外邪反入，结于胸中，故按之则痛，不能饮食。脏结者，胃本无食，下之太过则脏虚邪入，冷积于肠，故状如结胸，按之不痛，能饮食，时利下，舌上苔滑。此寒乃过下之误也。

魏荔彤：结胸者，阳邪也。痞与脏结，阴邪也。痞当有阳浮于上，脏结则上下俱无阳，独阴。阴气内满，四逆汤证也。

《医宗金鉴》：舌上白苔滑，虽见于结胸，亦属假实。舌苔干黄，虽见于脏结，每伏真热。白滑之苔可温散也。

【讲义】

脏结是寒邪相结，亦由误下。与结胸虽有寒热之不同，外形则颇相似。唯其病不在胃，故饮食如故；肾脏失职，故时时下利。脉象则较结胸之脉小细而紧，主血虚有寒，名曰脏结。舌上白苔滑者，寒湿之甚，故难治也。

【附注】

脏结经中无治法，其病深重可知。姑随文注释于此，但脏结与寒实结胸不同，盖寒实有痰涎相得也。

【习题】

脏结与结胸之别？

137. 脏结不可攻证

【原文】

脏结无阳证，不往来寒热，其人反静，舌上胎滑者，不可攻也。

【征引】

柯琴：结胸是阳邪之陷，当有阳证见于外，故脉虽沉，有可下之理。脏结是积渐凝结，为阴。五脏之阳已竭，外无烦躁、潮热之阳，舌无黄黑芒刺苔，虽有硬满之证，慎不可攻。理中、四逆辈温之，当有可生之义。

汪琥：宜用艾灸。《蕴要》灸气海、关元。《全生集》灸关元，与茱萸、四逆加附子汤。

山田宗俊：上三条后人之言。

【讲义】

以上三条不似经文。尤以本条既云脏结无阳证，不往来寒热，当然属于阴证。阴证主静，何得以静为反？又云舌上苔滑者不可攻也，似舌上苔不滑者可攻。阴寒凝结，恐不宜此，且脏结未出方，未识是否法在不治，阙疑待考，未敢妄释。

138. 结胸与痞致病之由

【原文】

病发于阳而反下之，热入因作结胸，病发于阴而反下之，因作痞也。所以成结胸者，以下之太早故也。

【征引】

巢元方：结胸者，热毒结聚于心胸也。此由病发于阳而早下之，热气乘虚而痞结不散也。

钱天来：反下之义，前后不同。前者以表邪未解而曰反下，后者以始终不可下而曰反下。热气乘虚而痞结不散也。

山田宗俊：结胸得诸外来之邪，痞得诸心气之结。言所以成结胸，而不言所以成痞者，以结胸多得诸下早，而痞则不必然也。经文谓"发于阴而反下之，因作痞"者，如太阳篇首条，若下之必胸下结硬是也。见281条。

【讲义】

病发于阳（发热、恶寒者发于阳也），谓表病之有发热者。本不当下而反下之，热入（热指表邪而言），因表邪内陷而作结胸。此一段遥接末段"所以或结胸者，以下之太早故也"。夫结胸之病，为膈上本有水饮之人，因误下于太阳未解之先，热陷于里，与水相结而成。此证非误于下，乃误于下之过早也。病发于阴（无热、恶寒者发于阴也），谓表病之无热者。其人正气不充，一旦误下，肠胃即寒，气结阻塞矣。此证属始终不宜下者，无关下之早晚，故曰反，而不曰下之太早也。

【附注】

痞，心下满，气隔不通也。故无胀无痛，非结胸之有物且硬且痛也。由此可知，痞与结胸同是心下之病，唯气结与水结不同耳。

阴病本属无阳，误下阳愈虚，邪愈盛，客气上逆，因而成痞矣。痞因误下或自然而成者，参阅 158、160、166、167、173 等条。

【习题】

1. 结胸与痞之区别？

2. 痞病今作何病名？

139. 大陷胸丸证

【原文】

结胸者，项亦强，如柔痉状。下之则和，宜大陷胸丸。

【征引】

山田宗俊：结胸，心下硬满而痛，甚则背反张如痉，项亦强。凡结胸有热者宜大陷胸汤，无热者宜大陷胸丸下之。

成无己：结胸项强者为邪结胸膈满痛，但能仰不能俯。

【讲义】

结胸者为水与热结于胸膈。势连于下者，陷胸汤证。势连于上者，为邪布胸中，阻碍上升之津液，筋不得养，则项强如柔痉状。下其胸中之邪则正自和，峻治而行以缓，故宜大陷胸丸。

【附注】

大陷胸丸证是饮邪并结，轻于大陷胸汤证。如柔痉（太阳病发热汗出而不恶寒者是也）状者，非如刚痉之背反张。

【方剂】

大陷胸丸方

大黄半斤，葶苈子半斤（熬），芒硝半升，杏仁半升（去皮尖，熬黑）。

上四味，捣筛二味，内杏仁、芒硝，合研如脂和散，取如弹丸一枚，别捣甘遂末一钱七，白蜜二合，水二升煮取一升，温顿服之。一宿乃下，如不下，更服，取下为效，禁如药法。

按：大陷胸丸，本以汤为丸者，如理中之例，非另有丸方。刘栋以本方为后人所加。

【药物】

葶苈 味辛、苦，性大寒。利尿药，峻下驱水。

药能：去凝滞水毒，破坚逐邪，身体面目浮肿，除痰饮，利小便。

药征：壅塞上气，水饮咳喘。

调剂：驱水利尿作用虽大，唯兼降气作用，久服令人气虚。非有水饮停滞而有上气之候者，不可妄用。又有缓下作用，故有时用于肠胃急剧癥结。

【治验】

和久田：治胸骨高起，心下亦按之硬而不痛，常项背强，欲称鸠胸（即龟胸）。此证多得之胎毒，非一时剧证，故无伏热，或手不可近之痛。凡攻胎受之病、陈痼之证，汤不如丸。故龟胸、龟背、痘、痫、伛偻等证，每日用小陷胸汤、旋覆代赭石汤、半夏厚朴汤、厚姜半甘参汤，每隔五七日以本丸攻之可也。

《医宗金鉴》：治水肿肠澼初起，形气俱实者。治毒聚胸背、喘鸣咳嗽、项背头痛者。痰饮疝癥，心痞结痛。

【习题】

1. 结胸何以如柔痉状，何以下之则利，试述其理。

2. 本方治何病？

140. 结胸之不可下证

【原文】

结胸证，其脉浮大者，不可下，下之则死。

【征引】

《医宗金鉴》：脉浮大，是尚在表，知热结未实，故不可下。若误下，则表邪乘虚入里，误而又误，结而又结，病热弥深，正气愈虚，则死矣。

【讲义】

结胸本以误下所致，治之不可不下，但脉浮大者是表邪未尽，故不可下。若误下之，是令结而又结，一误再误，外邪复聚，重虚其里，故主死也。

【附注】

张兼善谓本证宜用柴胡姜桂以和解之，山田氏以为小陷胸汤为佳。

【习题】

1. 结胸正治宜用何法？

2. 脉浮大何以不可下？

141. 结胸之不治证

【原文】

结胸证悉具，烦躁者亦死。

【征引】

喻昌：承前条，若见结胸证悉具，更加烦躁，即不下亦主死也。

成无己：结胸证悉具，邪已深也。烦躁者，正气散乱也。邪胜正，病必死。

【讲义】

结胸证悉具者，盖表证去。心下硬满而痛，其脉沉紧者是也，胸内邪已结实。烦躁主正气散乱，极虚之象。以极虚之正御结实之邪，无从施治，故主死也。

【附注】

本证下之则虚其正，不下无以去邪，故属不治。大脉为邪热炽盛，兼浮属表实，兼沉属里实，白虎之脉可以征矣。

【习题】

1. 结胸主证为何？

2. 结胸证悉具，见烦躁何以主死？

142. 大陷胸汤证之一

【原文】

太阳病，脉浮而动数，浮则为风，数则为热，动则为痛，数则为虚。头痛、发热、微盗汗出而反恶寒者，表未解也。医反下之，动数变迟，膈内拒痛。胃中空虚，客气动膈，短气烦躁，心中懊恼，阳气内陷，心下因硬，则为结胸，大陷胸汤主之。若不结胸，但头汗出，余处无汗，剂颈而还，小便不利，身必发黄也。

【征引】

山田宗俊："浮则为风"至"表未解也"三十三字为叔和注文误入。"膈内拒痛"至"心中懊恼"，甘草泻心汤及栀子豉汤条文误入。朱丹溪尝评此章曰：胃中空虚曰短气烦躁，此汤不可轻用。可谓有识。

钱天来：表未解乃桂枝汤证也，窃疑当是柴胡桂枝汤证。又云：动数之脉变迟之后，阳邪内陷，必无浮脉之理。

成无己：伤寒盗汗非若杂病责其阳虚，是由邪在半表半里。

【讲义】

太阳病，脉浮而兼动数乃表证之脉。"浮则为风"至"表未解也"系注文误入。表证未解，医反下之，动数之脉变为迟脉。不言浮脉变沉者，非下后脉仍浮，盖结胸证其脉必不浮，不待赘言耳。下后变证有三：①外邪乘虚内入，结于胸膈而拒痛，客气动膈而短气，虚热躁烦，心中懊恼，栀子豉汤证也。②若表热因下而内陷，与水结于心下而硬满，则成结胸，大陷胸汤证也。③若下后热入于胃为胃热，但头汗出，剂颈而还，全身无汗，更小便不利者，热不得越，身必发黄，茵陈蒿汤证也。

【附注】

三种变证：①下后里虚热入，属于虚热者也。②胸有水者，下后热入，热与水结者也。③胃中有水者，下后热入，水热结于胃，因而发黄者也。动脉，脉动如豆，首尾不见。数则为热，热性疾病，血行旺盛。数则为虚，心脏代偿，数而无力，示为虚。盗汗，睡而汗出。

结胸既因误下而得，复以大陷胸汤峻下，何也？盖误下后水热相结化为恶涎，有形之物非徒无形之热，不下何待？

【方剂】

大陷胸汤方

大黄六两（去皮），芒硝一升，甘遂一钱匕。

上三味，以水六升，先煮大黄，取二升，去滓，内芒硝，煮一两沸，内甘遂末，温服一升，得快利，止后服。

【药物】

甘遂 味苦，性寒，有毒。泻下药，峻下驱水。

药能：驱停饮，利水道。

药征：大腹肿满，身肿痛，或咳烦短气，或小便难。

调剂：甘遂、大戟、芫花、葶苈皆为泻下胸廓停水之峻下药，而又以本药为最力。本药以治喘咳为主，镇痛为客；余三味以镇痛为主，治喘咳为客。本药猛峻，虚人忌用。

【治验】

《柯氏方论》：陷胸比大承气更峻。治水肿、痢疾之初起者甚捷，然虚人忌用。

吉益东洞：治心下痛，按之石硬者。短气烦躁，心下硬者。舌上燥渴，潮热不大便，自心下至少腹满痛不可近者。谵语烦躁，心下痛，手不可近者。

《类聚方》：肩背强急，不能言语，忽死，急以针放血，与本方。又，脚气冲心，心下硬，胸大烦，肩背强急，短气不得息者。产后血晕者。小儿惊风，胸满，心下硬，咽喉痰潮，直视痉挛，胸动如奔马者。真心痛，心下硬满，苦闷欲死者。

按：本方为实热结胸之主方，其他胸背痛剧者奇效。留饮而肩背凝者速效。小儿龟背、胸腹胀、烦躁而呕吐者，若误以呕吐为主，服镇吐剂，危机立待。

【习题】

1. 太阳误下后，本条所论变证有几？

2. 大陷胸汤主治何证？

3. 结胸证系因误下而成，何以仍用峻下之本方？

143. 大陷胸汤证之二

【原文】

伤寒六七日，结胸热实，脉沉而紧，心下痛，按之石硬者，大陷胸汤主之。

【征引】

山田宗俊：此承上条，论其不因误下，自作结胸者。下早而作结胸者，事之常；不因下而作结胸者，事之变。十枣汤证亦复如是。热实者，有热而实之谓。胃实也，大便不通也。

程知：表热盛实转入胃腑则为阳明证。表热盛实陷入于膈则为结胸证。故不必误下始成，必其人胸有燥邪，表复失汗遂得之，紧脉从痛得之。

【讲义】

伤寒至六七日为表邪传里之期。若其人水热结实于胸膈，虽不因下之早，亦成结胸。脉沉主内，紧主水。心下痛，按之石硬者，水热结其处，大陷胸汤证也。

【附注】

上条言脉迟，本条言脉沉紧，140 条脉浮大者不可下，下之则死。可知结胸之脉不浮而沉矣。唯小陷胸汤之脉浮滑，其方非属下剂，乃和解之方也。

【习题】

结胸之脉象若何？

144. 大柴胡汤证之二（大陷胸汤证之三）

【原文】

伤寒十余日，热结在里，后往来寒热者，与大柴胡汤。但结胸无大热

者，此为水结在胸胁也，但头微汗出者，大陷胸汤主之。

【征引】

喻昌：治结胸用陷胸之法者，以外邪挟内饮，搏结胸间，未全入里也。若十余日热结在里，是无形邪热蕴结，不必定在胸上。加以往来寒热，仍兼半表，当用大柴胡汤。无大热与上文热实互意。内陷之邪，但结胸间，表里之热反不炽盛，是水饮结在胸胁。头微汗，乃邪结在高，阳气不能下达之明证，此则主大陷胸汤。

【讲义】

伤寒十余日为太阳表邪里传之期，不待误下热已内传，故曰热结在里。唯此病变，厥有二类：①若热结在里，复往来寒热者，属阳明少阳合病，大柴胡汤为对证之方。②若热结在里，与水相结，表无大热者，此为水与热结在胸胁。更由但头微汗出，乃邪结于胸，热逆于上之确征，大陷胸汤主治之。

【附注】

结胸之证与大柴胡汤证颇相类似，且日期又适在伤寒得之十余日之时，医者最易误认，特出此条，详辨两汤之异。今以热辨之：大柴胡汤证热结在里，复往来寒热，少阳兼阳明也。陷胸证热结在里，表无大热，属热与水结于胸胁也。结胸证其热在上，阳不下达，但头汗出也。

【习题】

大陷胸汤证与大柴胡汤证之异同点安在？

145. 大陷胸汤证之四

【原文】

太阳病，重发汗而复下之，不大便五六日，舌上燥而渴，日晡所小有潮热，从心下至少腹硬满而痛不可近者，大陷胸汤主之。

【征引】

喻昌：不大便，燥渴，日晡潮热，少腹硬满，证与阳明颇同。但小潮热则不似阳明大热，从心下至少腹手不可近，则阳明又不似此大痛，因此辨为太阳结胸兼阳明内实者也。缘误汗下，重伤津液，不大便而燥渴潮热。阳明虽属下证，但痰饮内结，必用陷胸汤，由胸胁以及胃肠荡涤无余，方无遗憾。

【讲义】

太阳病汗下之后，重伤津液致热结在里。本证为结胸兼见胃实者，自"不大便五六日"至"日晡所小有潮热"属阳明证。其结胸证则在心下，"从心下至少腹硬满而痛不可近者"，是结胸证影响至腹，非阳明证影响于胸者比。从其主证，大陷胸汤主治之。

【附注】

上条是大柴胡汤与大陷胸汤之鉴别法。本条是阳明证与结胸证分别处。同属下证，痰饮内结者必以陷胸汤，由胸及腹荡涤之，方可净尽。若但下肠胃结热，反遗胸上痰饮，故本条主证为"从心下至少腹硬满而痛不可近者"也，余证即上条所谓之热结在里之外证也。

【习题】

阳明证与结胸证从何处鉴别？

146. 小陷胸汤证

【原文】

小结胸病，正在心下，按之则痛，脉浮滑者，小陷胸汤主之。

【征引】

成无己：心下硬痛，手不可近者，结胸也。正在心下，按之则痛，是热气犹浅，谓之小结胸。结胸脉沉紧，或寸浮关沉，今脉浮滑，知热未深结，与小陷胸汤以除胸膈上结热也。

王三阳：上文言硬满而痛不可近者，是不待按而亦痛也；此云按之则痛，是手按之，然后作痛。上文云至腹，此云正在心下，则腹不硬痛可知。热微于前，故云小结胸也。

【讲义】

小结胸病部位较结胸证在胸胁者为小，故曰正在心下。病势较硬满痛、手不可近为轻，故曰按之则痛。脉浮滑而不沉紧，较结胸证所入为浅，故以小陷胸汤和之，而不用大陷胸汤攻下之也。

【附注】

结胸与小结胸有大小轻重深浅之不同，颇易辨识。小结胸与痞证颇相类似，因同在心下，痛均不甚。夫结胸虽小，其因属水；痞虽大，其因属气。两证俱属胃炎，小结胸多黏液耳。由此体会，不难辨识，其内容后论之。

邪结胸中者，胃气必不行，故结胸证痛连于腹。小结胸证亦属胃炎也。

【方剂】

小陷胸汤方

黄连一两，半夏半升（洗），栝楼实大者一枚。

上三味，以水六升，先煮栝楼，取三升，去滓，内诸药，煮取二升，去滓，分温三服。

【药物】

栝楼实（即全栝楼），味苦，性寒。解凝药。

药能：消炎，解拘挛，除痰结，润燥，消肿，镇静。

药征：胸痹、痰饮及心肺原因性喘咳、胸痛等证。

调剂：依其解凝作用，痰结、痈肿疮毒、结胸等每利用之。又，依其消炎兼有降利作用而治口干、消渴，利大肠垢腻及赤白利等。又，利用其滋润组织功能而治柔痉。

【治验】

各家医案：治食积痰壅滞而喘急，为末和丸服之。凡咳嗽面赤，胸腹胁常热，唯手足有时，其脉洪者，热痰在脑上也，本方主之。汤本氏以本方治吞酸嘈杂、两脚挛急、行步难者，得速效。发热三四日，疹发未平，心下结痛，头出冷汗，足厥，痰鸣，短气，大便不通，与本方，大汗出、疹出而愈。脐旁痛不可触，每夜腹痛，微利，腹胀肢瘦，舌上黄苔，溲赤，脉沉微数，仰卧则脐旁挛痛，与本方兼四逆散、大黄䗪虫丸而愈。

按：结核性腹膜炎兼肺及淋巴结核等证，用小柴胡汤、四逆散、黄解丸及本方屡得全效。

147. 结胸证与协热利

【原文】

太阳病二三日，不能卧，但欲起，心下必结，脉微弱者，此本有寒分也。反下之，若利止，必作结胸。未止者，四日复下之，此作协热利也。

【征引】

钱天来：二三日表邪未解，将入里而未入里之时。不能卧，但欲起者，邪势搅扰，坐卧不宁也。知邪在胸，尚未入胃，故心下必结，栀子豉汤类证也。若此证而见脉微弱者，中气本属虚寒，尤为不可下之证。而反下之，若利随下止，则陷入之邪不得乘势下走，必结于胸。若三日下之而利未止者，四日复下之，则已误再误，必致中气不守，胃气下陷，协热而下利。此所以重以为戒也。

按：寒分，痰饮也。协热利，协或作挟，里寒挟表热而下利也。

【讲义】

太阳病二三日乃表邪未解之时。不能卧，但欲起，其所以如此者，以心下结故也。心下结是水饮所致，尚未至结胸。脉微弱者，水饮内结，虽有表证，亦不能浮大矣。苓桂术甘证脉沉紧，《金匮》"脉偏弦者，饮也"，可见水饮之病必见阴脉。外有表热，内有水饮，而反下之，若下利自止者，表热内陷，与水相结，必作结胸。若下后得利而利遂不止，则内陷之热直下而不留于胸胁，故不作结胸。医见利不止，以为下之未尽，于四日后复下之，则一误再误，遂作协热利矣。

【附注】

本证属表邪内陷，误下后之变证有二：结胸、协热利。桂枝人参汤证（太阳病，外证未除而数下之，遂协热而利，利下不止，心下痞硬，表里不解）即是协热利。注家多以本条为叔和文字。

【习题】

1. 何谓协热利？

2. "心下必结"是否结胸证？

148. 由脉定证

【原文】

太阳病下之，其脉促，不结胸者，此为欲解也。脉浮者，必结胸也。脉紧者，必咽痛。脉弦者，必两胁拘急。脉细者，头痛未止。脉沉紧者，必欲呕。脉沉滑者，协热利。脉浮滑者，必下血。

【征引】

钱天来：本条详言误下之脉证。误下脉促，既不能盛于上而为喘汗，亦不致陷于内而为结胸。脉虽促而阳分之邪已自不能为患，是邪势将衰，故为欲解，此误下之侥幸者也。若脉仍浮者，可见表邪甚盛，不为下衰，将必乘误下之里虚，陷入上焦清阳之分而为结胸矣。若脉见紧者，则下后下焦之虚阳为少阴之阴寒所逼，循经上冲，必作咽痛也。脉弦者，邪传少阳，少阳之脉循胁，必两胁拘急。脉细数者，细为虚，数为热，下后虚阳上奔，故头痛未止。若脉见沉紧，则为下后阳虚，致下焦阴邪上逆而呕也。脉沉滑者，沉主下焦，滑为里实，热在里而仍挟表，水谷下趋，随其误下之势，必为协热下利也。若脉浮滑，阳邪止在阳分而邪热下走，捣动其血，故必下血也。

【附注】

以脉推证，非经文可知，故缺疑不释。

149. 冷水劫热变证

【原文】

病在阳，应以汗解之，反以冷水潠之，若灌之，其热被劫不得去，弥更益烦，肉上粟起，意欲饮水，反不渴者，服文蛤散；若不差者，与五苓散。

【征引】

方有执：在阳，谓表未罢，热未除也。潠，喷之也。灌，溉之也。

【讲义】

邪热在表，法当以汗解之，医反以冷水喷之浇之，表热被水劫，则邪热无出路，其烦热必更极，甚于未用水之前矣。水气客于皮肤，汗孔闭，故肉上起粒如粟。意欲饮水者，热邪结在皮表也。反不渴者，病不在胃也。服文蛤散以解烦软坚导水，其病自愈。不愈者，乃水热内趋，与五苓散内消外散，此表里两解之法也。

【附注】

凡脉浮、表热为病毒有汗解之倾向，宜顺其自然而发汗，使热从汗解。若见其表热甚高，思以冷水抑之，表热不得放散，故弥益烦，肉上粟起也。冷水潠灌之法非治一般，病在阳者也。太阳病其热在表，非热郁不得越者比，故此法不适用。

服文蛤散不差，与五苓散，犹与小建中汤不差，与小柴胡汤之例。文蛤散证渴不能饮，小便利，五苓散证渴而能饮，小便不利，是其别也。

【方剂】

文蛤散方

文蛤五两。

上一味，为散，以沸汤和一方寸匕服，汤用五合。

【药物】

文蛤 味咸，性平。收敛药。

药能：疗恶疮、咳逆、胸痹、腰痛、胁急、女子崩漏、五痔，止烦渴，利小便，化痰软坚。

药征：与牡蛎略同。

按：文蛤，即海蛤之有纹理者，又名海蛤粉。丹溪多用之治痰。

【习题】

病在阳，何以不宜冷水潠灌治法？何病宜之？

150. 寒实结胸证

【原文】

寒实结胸，无热证者，与三物小陷胸汤，白散亦可服。

【征引】

《医宗金鉴》：三物小陷胸汤，当是三物白散。温而能攻，与寒实之理相属。小陷胸汤，栝楼、黄连皆性寒之品，岂可以治寒实结胸之证乎？

【讲义】

寒实对热实而言，所谓无热证者是也，非有寒也。实乃胃家实，大便不通之义。言结胸无热证而大便不通者，宜与白散攻下，若有热证，则宜以汤下也。

【附注】

本方证属膈间素有痰涎，邪气内陷，相化为实，或有膈痛、心下硬等证，亦太阴之类变也。治毒在胸咽，或吐下如脓汁者。

135 ～ 150 十六条皆以上结胸一类证治。

【方剂】

白散方

桔梗三分，巴豆一分（去皮心，熬黑，研如脂），贝母三分。

上三味，为散，内巴豆，更于白中杵之，以白饮和服。强人半钱匕，羸者减之。病在膈上者必吐，在膈下必利。下利进热粥一杯，利过不止，进冷粥一杯（身热皮粟不解，欲饮水自复，若以水潠之洗之，益令热却不得出。当汗而不汗则烦。假令汗出已腹中痛，与芍药三两，如上法）。

【药物】

桔梗 味苦、辛，性微温，有小毒。宣畅药（解凝祛痰）。

药能：开提气血，除胸胁滞气，散寒邪，排脓血。

药征：浊唾脓血痰，或咽喉肿痛、胸痛如刺者。

调剂：本药可用于肺结核、胸膜炎等证。产安徽、广西等处，多年生草本，根中有心者曰苦桔梗，根中无心者为甜桔梗（又名荠苨）。

巴豆 味辛，性温，有毒。峻下药。

药能：下食水毒，除胸腹结毒，利水谷道，杀虫坠胎，消痰排脓，治恶息肉，去脏腑停寒。

药征：顽固便秘，心腹卒痛，腹大实满而无里热者，或肢厥。

调剂：本药含巴豆油，为泻下药之峻烈者，不可轻用。中毒用冷水解。

贝母 味辛，性寒平。祛痰药（清润镇咳）。

药能：除郁结痰饮，止咳。

药征：胸膈结痰。

调剂：在胃不起作用，至肠则渐被吸收。炒熟性缓，须炒用之。

【治验】

各家医案：治毒在胸咽或吐下如脓汁者。

汤本：白喉呼吸困难，本方适例也。

余治一儿，用本病血清无效，将窒息，用本方得速效。

按：桔梗排脓，贝母除痰解凝，二者皆治胸咽上焦之药，巴豆吐下最迅烈，合三味以治胸咽闭塞之实证也。

卒咽痛，肢厥，口不能言，脉微，身冷吸促，本散二钱，白汤下。急喉痹，缓治则毙，本方适应。

【习题】

1. 寒实结胸是否脏结？

2. 白散证与陷胸汤证之区别？

151. 太少误汗之坏病，当刺期门

【原文】

太阳与少阳并病，头项强痛，或眩冒，时如结胸，心下痞硬者，当刺大椎第一间、肺俞、肝俞，慎不可发汗，发汗则谵语。脉弦五六日，谵语不止，当刺期门。

【征引】

《医宗金鉴》：太少并病，故见头项强痛，或眩冒，时如结胸，心下痞硬之证。而曰时如者，谓两阳归并，未定之症状也。病状未定，不可以药，当刺肺俞以泻太阳，以太阳与肺相通也，当刺肝俞以泻少阳，以肝与胆合也。若发汗，则两阳之邪乘燥入胃，则发谵语。设脉长大犹为顺，可以下治。今脉弦，五六日谵语不止，是土病见木脉，慎不可下，当刺期门，直泻其肝。

【讲义】

太少并病每用刺法，古有此说。此条为叔和文字，非经文可知。唯"如结胸""心下痞硬"者不可以汗，乃定法也，当如禁例。

【附注】

《甲乙经》：大椎在第一椎陷者中，三阳督脉之会，刺入五分。肺俞在第三椎下，两旁各一寸五分，刺入三分，留七呼。肝俞在第九椎下，两旁各一寸五分，刺入三分，留六呼。脊柱两旁属太阳脉。

【习题】

1. 本条之证，何以不可发汗？

2. 发汗则谵语之理由安在？

152. 状如结胸之热入血室证

【原文】

妇人中风，发热恶寒，经水适来，得之七八日，热除而脉迟身凉，胸胁下满，如结胸状，谵语者，此为热入血室也，当刺期门，随其实而泻之。

【征引】

程知：妇人中风，发热恶寒，自是表证，无关于里。乃经水适来，且七八日之久，于是血室空虚，阳热之表邪乘虚内扰。阳入里，是以热除而脉迟身凉；经停邪结，是以胸胁满，如结胸状；阴被阳扰，是以如见鬼状而谵语。凡此热入血室故也，刺期门以泻之。实者去，虚者回，即以泻为补之法也。

【讲义】

妇人中风，发热恶寒表证也。得病七八日，内传之期，经水适来，则表热内陷于血室（子宫），故外热去而身凉。浮数之脉变为迟脉，肝脏蓄血不行而呈胸胁满，如结胸状之内证也。谵语者，血热侵头脑故也。热入血室，其血必结，腹诊自左肋骨弓下，沿同侧腹直肌至下腹部呈紧满挛急之状。刺期门者，刺期门左穴，随其瘀血充实之所而泄之，拨本清源之法也。

按：本证用小柴胡汤、桂枝茯苓丸合方，随证加大黄、石膏，皆可取效。

【附注】

47 条太阳病脉浮紧，发热，身无汗，自衄者愈；110 条太阳病不解，热结膀胱，其人如狂，血自下，下者愈；154 条妇人伤寒，经水适来……无犯胃气及上二焦，必自愈。可见热随血自解，如出一辙矣。本条盖仲师恐人误以为阳明实证，轻用承气以伐胃气，故出刺期门之法。

【习题】

本条为热入血室证，何以如结胸状，试述其病理。

153. 热入血室证（小柴胡汤证之九）

【原文】

妇人中风七八日，续得寒热，发作有时，经水适断者，此为热入血室，其血必结，故使如疟状，发作有时，小柴胡汤主之。

【征引】

山田宗俊：152、154 两条论太阳病中经水适来，本条论经水适断，其因虽不同，而为热入血室则一也。恶寒发热如疟者，桂枝麻黄各半汤等证也。往来寒热如疟者，小柴胡汤证也。本条与下条无胸胁下满，故不刺期门也。

方有执：适来者，因热入血室，迫血使来，血出而热逐遗也。适断者，热乘血来而逐入之，与后血相搏，俱留而不去，故曰其血必结也。

【讲义】

妇人中风，定时之发热恶寒至七八日之久，未病之前月事已来，得病之后经水适断。无论经水适断或适来，均属热入子宫与血相搏之证。唯适断者，其血必结耳。因其血结，邪正相拒，故使成定时之"如疟状"。虽曰血结，乃邪遏血道，涩滞不通，故以小柴胡清其热则结自散，而不用驱瘀剂也。

【附注】

经水适来者清其源，刺期门或经血行尽自愈。经水适断者行其结（但以外证为主者，清其热则血自解；以血为主者，去其瘀则热自去）。

汤本氏以为本证当审其血虚血实，于小柴胡汤中加味以治之。若为贫血性，则加当归、地黄或当归、芍药加地黄。若属充血性者，则合桂枝茯苓丸加石膏或大黄。

【习题】

1. 热入血室，经水适来与适断有何区别？

2. 本证何以不用桃核承气汤？

154. 经昼自愈之热入血室证

【原文】

妇人伤寒发热，经水适来，昼日明了，暮则谵语，如见鬼状者，此为热入血室，无犯胃气及上二焦，必自愈。

【征引】

程知：前条一以如结胸状，故刺之泻其实，一以寒热如疟，故以小柴胡汤以解其邪。本条无此一证，但俟其经行血去，邪热得随血出而解也。

【讲义】

妇人伤寒发热，经水适来，前 61 条昼重夜轻者，阴证重也。本条昼日明了，暮则谵语者，阳证轻也。太阳病本无谵语，今以邪陷血室，振荡其血，秽上乘脑，致令谵语，如见鬼状者，非阳明胃燥之谵语。乃以经水适来热入血室，亦如狂之类变，故无（同勿）以承气汤犯其胃气，亦勿以刺期门（属中焦穴）。小柴胡（属上焦方）犯其上二焦，俟其经行血去，所谓"血自下，下者必自愈"矣。

【附注】

犯者，诛伐无辜也。大小柴胡汤以热为本根，桃核、抵当二汤以血为本根。虽有热而血去自愈，不需服药者，于"自衄者愈""血自下，下者愈"两条中可以知矣。以上三条均为妇人热入血室证。

【习题】

1. 试述热入血室之见症与治法。

2. 本条热入血室自愈之理安在？

155. 太少并病之柴胡桂枝汤证

【原文】

伤寒六七日，发热微恶寒，肢节烦疼，微呕，心下支结，外证未去者，柴胡桂枝汤主之。

【征引】

《医宗金鉴》：是太阳之邪传少阳也。冠以柴胡者，解少阳为主也。

柯琴：经中最重柴桂二方，不拘于经，故有桂枝证、柴胡证之称。

程知：支结，若有物撑在胸胁间，较痞满实有形，较结胸逊其沉硬，即下条之微结也。微言其势，支言其状。

【讲义】

伤寒六七日属传变之期，发热微恶寒，肢节烦疼，表证未解也。微呕而心下支结，邪犯胸膈，少阳证见也。重申外证未去者，恐医专治少阳也。太少并病，应以柴胡桂枝汤主治之。

【附注】

凡心下之病硬满而痛不可近者，结胸证也；硬满不痛，按之则痛，小结胸证也；腹满不痛，虽按之痛而却欲按者，痞证也；若硬满甚微，按之痛或不痛者，支结也。

【方剂】

柴胡桂枝汤方

桂枝一两半（去皮），黄芩一两半，人参一两半，甘草一两（炙），半夏二合半（洗），芍药一两半，大枣六枚（擘），生姜一两半（切），柴胡四两。

上九味，以水七升，煮取二升，去滓，温服一升。本云人参汤，作如桂枝法，加半夏、柴胡、黄芩，复如柴胡法。今用人参作半剂。

【治验】

各家医案：本方主治寒疝腹中痛者。又，心腹卒痛，疟身热汗多，肠痛，腹部一面拘急，胁下强牵，妇人无故憎寒壮热，头痛，眩晕，心下支结，呕吐恶心，肢体酸软，或癖痹，郁郁恶对人，或频欠伸者，宜本方兼泻心汤。

按：本证宜小柴胡加桂枝茯苓丸或兼泻心、黄连解毒合方。盖妇人病殆未有不因瘀血者，且两方中包括柴胡桂枝汤也。又，妇人经半，心下支结，本方加大黄。又，风温肢节烦疼，本方加苍术多效。初起多宜葛根加苍术、乌、附、当、麻，无效者，大抵本方得奇效。

【习题】

1. 本方治何病？

2. 大小结胸证与本证之区别？

156. 柴胡姜桂汤证

【原文】

伤寒五六日，已发汗而复下之，胸胁满微结，小便不利，渴而不呕，但头汗出，往来寒热，心烦者，此为未解也。柴胡桂枝干姜汤主之。

【征引】

成无己：伤寒五六日，已经汗下后则邪当解，今胸胁满微结，往来寒热者，即邪犹在半表半里之间，为未解也。小便不利而渴者，汗下后亡津内燥也。若热消津液，今小便不利而渴者，其人必呕，今渴而不呕，知非里热也。伤寒汗出则和，今但头汗出，余处无汗者，津液不足而阳虚于上也。本方解表里之邪，复津助阳也。

汪琥：微结者，言其邪不甚，未入于腑，正当表里之间也。小便不利者，汗下后津少也。惟津少非停饮，以故渴而不呕。但头汗出者，此热郁于经不得外越，故但升于头而汗出也。

山田宗俊：本方系后人加减小柴胡汤为之。

【讲义】

伤寒五六日为传变之期，表证宜解。其人体质素弱，复经汗下致以下之变证。注家多解伤津，然本方治饮甚效，见证中如微结、小便不利、渴俱属水饮之征。不呕者，以水在胸胁，不在胃也；出汗者，邪气上壅之候；往来寒热、心烦，并上述胸胁满微结者，属柴胡证也。此为未解者，示表未尽解也。以干姜温散寒饮，牡蛎、栝楼根并逐水饮，故本方主治属饮家有阴证之机转者。

【附注】

本方证胸中有炎性渗出液者多半属结核性胸膜炎，故见症若有胸中疼痛、肩背强痛、干咳者多能取效。山田氏谓系后人加减小柴胡汤为之，是不知本方功能伟大也。

【方剂】

柴胡桂枝干姜汤方

柴胡半斤，桂枝三两，干姜二两，栝楼根四两，黄芩三两，牡蛎三两（熬），甘草二两（炙）。

上七味，以水一斗二升，煮取六升，去滓，再煎取三升，温服一升，日三服，初服微烦，复服汗出便愈。

【药物】

栝楼根　又名天花粉，味苦，性寒。滋润药。

药能：润结，下火，止燥渴，缓强直痉挛，镇咳。

药征：组织枯燥，身体强直性痉挛，口燥渴。

调剂：本药治虚热口渴而有上述药征，与石膏略同，但有虚实之分也。麦冬亦治虚热，而以镇咳为主，止渴为客；本药则以止渴为主，镇咳为客。地黄亦治渴，然以血证为主，本药不能治血证也。故本药少与石膏同时用，而常与麦冬、地黄合作也。

【治验】

各家医案：谚云"伤风不醒变成劳，虚劳多为风寒感召"，故留饮家数被微风，遂成劳状者，以本方为宜。凡劳瘵、肺痈、肺痿、痈疽、瘰疬、痔漏、结毒、熏毒等，经久不愈，渐就衰惫，胸满干呕，寒热交作，动悸烦闷，盗汗自汗，痰嗽干咳，咽干口燥，大便溏泄，小便不利，面无血色，不耐厚药者，皆宜本方；水饮微结心下，小便不利，头汗，骨蒸初起，因外感而显此证者，本方加黄芪、鳖甲有效。本方加鳖甲、芍药名缓痃汤，用胁下或脐旁有痃癖作骨蒸状者，凡津液结聚胸胁，五内不滋，干咳者宜之。疟疾寒多热少者，水肿证心下筑筑动悸，水气积聚，本方加茯苓。一士人读书七昼夜发狂，胸胁胀，脐上动，本方兼攻下愈。一妇经不调，气上冲，两胁急缩，肩背腰强急不可忍，经行时腹痛，下如豆汁，米泔，一半日即止；已十二三年，诊其胸胁苦满，脐上动悸，与本方及硝石大丸（芒硝、大黄、人参、甘草）杂进数月，时泻赤黑脓血，愈。素痫、惊后下利、郁郁不欲见人、口吃。一妇四十许，脐旁有块数年，心下时冲逆动悸，腰以下有水气，不能行，面黄，经不调，本方加吴茱萸、茯苓兼驱瘀剂而愈。又，一妇，证与上略同，兼失眠，与本方兼服朱砂安神丸（黄连、辰砂、地黄、当归、甘草）。

按： 祛瘀剂之当归芍药散有祛瘀利尿作用，能治知觉运动之麻痹，故治脚气痿弱有效也。

【习题】

本方主治何类疾病？试分类详述之。

157. 少阳证之似少阳证者

【原文】

伤寒五六日，头汗出，微恶寒，手足冷，心下满，口不欲食，大便难，脉细者，此为阳微结，必有表复有里也。脉沉亦在里也，汗出为阳微，假令纯阴结，不得复有外证，悉入在里，此为半在里半在外也。脉虽沉紧，不得为少阴病，所以然者，阴不得有汗，今头汗出，故知非少阴病也。可与小柴胡汤，设不了了者，得屎而解。

【征引】

成无己：伤寒五六日，邪当传里之时，头汗出微恶寒者，表仍未解也。手足冷，心下满，口不欲食，大便硬，脉细者，邪结于里也。大便为阳结，此邪热虽传于里，然以外带表邪，则热结犹浅，故曰阳微结。脉沉虽为在里，若纯阴结，则更无头汗恶寒之表证。诸阴脉皆至颈胸中而还，不上循头，今头汗出，知非少阴，与小柴胡汤以除半表半里之邪。服汤已，外证罢而不了了者，为里热未除，与汤取其微利则愈。故云得屎而解。

【讲义】

伤寒五六日为表邪内传之期，微恶寒手足冷，脉细颇似少阴，而头汗、心下满、口不欲食则证在少阳，大便难稍兼阳明，故本证属少阳稍兼阳明而外证颇似少阴者，名之曰阳微结。盖其人非误药即迁延失治致正气不足也。自"必有表复有里也"至"故知非少阴也"乃注文。"此为阳微结"即接"可与小柴胡汤"。设不了了者，盖大便难故也。得屎而解者，本方内可加味以治之意也。

【附注】

本条中间一段漫谈病理，且不贴切，尤以"阴不得有汗"一语，在少阴篇308、310、333等条参阅自知。少阴病非昼无汗也，亦非昼不可微汗也。

有人患伤寒五六日，头汗出、剂颈而还、肢厥、心下痞、便秘、脉沉紧，或以为阴证，与小柴胡汤愈。因此治验颇似本条，故及之。

按：伤寒病之经过中往往有此证，非偶见也。虽本条各证甚新，但凭主证之心下满毅然与小柴胡汤，明乎此，方可读仲师书。

【习题】

1. 何谓阳微结？
2. 本条属何病？凭何证用小柴胡汤？

158. 半夏泻心汤证

【原文】

伤寒五六日，呕而发热者，柴胡汤证具，而以他药下之，柴胡证仍在者，复与柴胡汤。此虽已下之，不为逆，必蒸蒸而振，却发热汗出而解。若心下满而硬痛者，此为结胸也，大陷胸汤主之。但满而不痛者，此为痞，柴胡不中与之，宜半夏泻心汤。

【征引】

钱天来：他药者，即承气之类，非有别药也，因此证唯柴胡为对证之药。蒸蒸，身热汗欲出之状也。振者，振振动摇之貌，即寒战也。其所以战而后汗者，以下后正气已虚，难胜于邪，故必战而后汗也。

魏荔彤：结胸不言柴胡汤不中与，显而易认也。痞证言不中与者，微而难认，与上条支结颇相似，故明示之。

【讲义】

伤寒五六日为邪传少阳之期。呕而发热者，少阳证见也。若柴胡汤证具备，而以非柴胡剂下之，其变有三：①柴胡证仍在者，复与柴胡汤。前虽已误下，因未变坏病，故尚不为逆。唯正气被挫于汗出而解时，必微带战汗之意耳。②心下满而硬痛者，是其人素有水邪在胸，误下而热入作结胸，大陷胸汤主之也。③但满而不痛者，乃心气郁结不能交通，并无水气，且病不在上焦，此为痞。以胃气不健为主，虽颇似柴胡证，不当与之，宜半夏泻心汤也。

【附注】

陷胸者，陷下胸邪也；泻心者，输泻心气也。《周礼》所谓"以苦养气"，故连、芩为行气之药也。他药者，非柴胡剂也。经云"呕多者不可攻"，虽有下证，亦宜大柴胡汤也明矣。心下部膨满而硬，有自觉的疼痛，名结胸，大陷胸汤的主治；但心下膨不硬，且无自觉的疼痛者，名曰痞，半夏泻心汤主治；胸胁苦满，小柴胡汤主治。以上为三汤鉴别法。本条于临床上甚为重要。柴胡剂主胸胁苦满，虽有时见于心下而不主心下；大柴胡虽有心下急，必别有胸胁苦满；痞则与肋骨弓下无关，正在心下而影响范围颇广也。

结胸证心下膨满而硬痛，且连及上下各部，本有水饮者。痞证心下膨满而不坚硬，虽亦发痛而无压痛，胃不健全者。半夏泻心汤证有呕而肠鸣，其病在胃肠。本条因专论误下少阳之变在三阳之辨别点，半夏泻心汤之证候不具也。

【方剂】

半夏泻心汤方

半夏半斤（洗），黄芩、干姜、人参、甘草各三两（炙），黄连一两，大枣十二枚（擘）。

上七味，以水一斗，煮取六升，去滓再煎，取三升，温服一升，日三服。须大陷胸汤者，方用前法。

按：泻心者，热邪夹饮，尚未成实，故清热涤饮，使心下之气得过，上下自无阻留。然其本在胃虚，与实热入胃者不同，虽用苦寒以泄热，兼用辛甘以补虚，寒热互用，并行不悖也。去滓复煎者，使大寒大热药性合一而两解，不失本能而分别建功也。

【治验】

各家医案：半夏泻心汤主治老少下利，水谷不消，腹中雷鸣，心下痞，干呕，并治霍乱。休息利，本方加大黄。时水泻或便脓血，止则腹胀，泻则爽，时腹痛，恶心吞酸。又，饮食入腹即辘辘有声而转泻者，可选用本方及甘草干姜二泻心汤。疝瘕积聚，痛侵心胸，心下痞，恶心呕吐，肠鸣不利，若便秘可兼用大黄剂。本方若治支饮、澼饮之痞，不效。

【习题】

1. 试述柴胡剂误下后之变证？

2. 结胸与痞之区别？柴胡剂与泻心汤之区别？

159. 结胸之上实下虚证

【原文】

太阳少阳并病，而反下之，成结胸，心下硬，下利不止，水浆不下，其人心烦。

【征引】

汪琥：太阳病在经者，不可下。少阳病下之，亦所当禁，故以下之为反。下之，阳邪上结于胸则心下硬，下入于肠则利不止，中伤其胃则水浆不入。其人心烦者，正气已虚，邪热躁极也。大抵其证也不治之证。经云"结胸悉具，烦躁者亦死"，况兼下利，水浆不下者耶。

张锡驹：此证宜温补。

【讲义】

太阳少阳并病当先解其外，而反下之，则热邪乘虚而入，心下硬因成结胸也。大抵结胸证大便多硬或不通，今则下利不止，水浆不下而烦，为下后肠胃受伤，水热复结于胸胁所致，亦结胸证中之变局也。

【附注】

上条言误下少阳证而成结胸，本条言误下太少并病而成结胸。本证虽结胸见于上，下利见于下，心烦见于中，并非三种证，乃结胸证中之上实下虚同时并见者，属难治之证也。

【习题】

本证属于何病？是否可用陷胸汤治之？

160. 太阳误下之痞候

【原文】

脉浮而紧，而复下之，紧反入里，则作痞，按之自濡，但气痞耳。

【征引】

钱天来：脉浮而紧，浮为在表，紧则为寒，乃头痛发热，身疼腰痛，恶风无汗，寒邪在表之麻黄汤证也。而复下之者，言不以汗解，而反误下之也。紧反入里者，言寒邪因误下入里，而作心下痞满之证。

方有执：濡，与软同。

【讲义】

脉浮而紧，表证也。表既邪实而复下之，因致里虚。复字有一再误治之义。邪气乘虚而入，若其人素有留饮，则成结胸；无饮则损伤肠胃，心气郁结，因作痞；无水不实，但气为虚，故按之自濡耳。

【附注】

本条之证，必其人胸间无水，胃素不健者。138条热入因作结胸，134条结胸热实，144条热结在里。本条言紧反入里，此阴阳寒热之所由分也。

【习题】

1. "紧反入里"作何解释？

2. "按之自濡"是何病理？

161. 十枣汤证

【原文】

太阳中风，下利呕逆，表解者，乃可攻之。其人𣪧𣪧汗出，发作有时，头痛，心下痞，硬满，引胁下痛，干呕短气，汗出，不恶寒者，此表解里未和也，十枣汤主之。

【征引】

成无己：下利呕逆，里受邪也。邪在里者可下，亦须待表解乃可攻之。其人𣪧𣪧汗出，发作有时，不恶寒者，表已解也。头痛，心下痞，硬满，引胁下痛，干呕，短气，汗出，不恶寒者，邪热内蓄而有伏饮，是里未和也，与十枣汤下热逐饮。

喻昌：下法为胃实而设。胃实者，邪热练干津液，肠胃俱结，故用苦寒涤荡之。今证在胸胁不在胃，则胃中津液未耗，上药无所取，故取逐胸水者，以为下法也。

【讲义】

太阳中风兼见下利、呕逆，若表不解者，为葛根加半夏汤证；表解者，证属于里，乃可攻之。其人𣪧𣪧汗出，虽似表证而发作有时，则病已不在表矣。头痛是表证，然不恶寒发热，且心下痞、硬满、胁下牵引而痛，是心下之水气泛溢，上攻于脑而头痛也（与伤寒不大便六七日头痛同理，一属便结，一属水结）。干呕、汗出均似表，但汗出不恶寒，干呕而短气为里证也明矣。故曰此表解里未和，十枣汤证也。

【附注】

十枣汤为风邪已解，里水不和之主方。诸水为患，或见之症最多。水毒外走皮毛而汗出，上走咽喉而呕逆，上冲剧而头痛，下走肠胃而下利，中聚胸胁而心下痞、硬满，引胁下痛而短气，虽不似结胸之实，而其水势之重浩浩莫御，非此峻剂以折之，中气不支矣。此本方与五苓、青龙等汤同为治水，而其轻重悬殊矣。本证属水邪留结于中，三焦升降之气拒隔难通。表邪已解，非汗散所宜；里邪充斥，非清利之品所能治。本方决渎大下，一举水患可平。然邪之所凑，其气必虚，毒药中邪，脾胃必弱。大枣为君，恐伤正也。小青龙汤、五苓散治表未解，不可攻里之饮证；十枣汤治表已解，而有痞硬满痛之里未和；桂枝去芍药加茯苓白术汤治表未解而心下满微痛之里未和。

【方剂】

十枣汤方

芫花（熬），甘遂，大戟。

上三味，等分，各别捣为散，以水一升半，先煮大枣肥者十枚，取八合，去滓，内药末，强人服一钱匕，羸人服半钱，温服之。平旦服，若下少，病不除者，明日更服，加半钱，得快下利后，糜粥自养。

【药物】

芫花 味苦、辛，性温，有小毒。泻下药（峻下驱水）。

药能：与甘遂同，大泻五脏水饮，水肿去痰，治喘咳喉鸣、疝瘕皮肿、疥。

药征：与甘遂同，逐水咳、掣痛。

调剂：与甘遂同。

大戟 味苦、辛，性寒，有毒。泻下药（峻下驱水）。

药能：与甘遂同，力稍次之，镇痛作用为强，大泻六腑水饮，痰饮吐逆，颈腋痛肿，利大小便，坠胎，洗热淋。

药征：与甘遂同，腹满痛，积聚，皮肤病。

调剂：与甘遂同。

注：甘遂原文缺如。

【治验】

各家医案：本方治痰燥气壅于中焦（古称痰膈或胸水，西医称浆液性胸膜炎），初起恶寒发热，头痛汗出，甚似中风，非外感也。论治法当先解表，否则表热入里为害更烈，陈无择《三因方》以本方为末，枣肉和丸以治水气四肢浮肿，上气喘急二便不通者。治支饮咳嗽，胸胁掣痛及肩背手脚走痛者。又，痛风肢体走注，手足微肿者，与甘草附子汤兼本方。

按：两方有相反处，宜注意。

汤本氏：本方以心下硬满之腹诊，弦或沉弦之脉为主症，频发咳嗽或牵引痛为副症，咳之原因不问……本方悉主之。毒利药须空腹，病在四肢血脉者宜空腹而在旦。用此汤令下，不下令人胀满，通浮肿而死。

【习题】

十枣汤主治有无表证？本证与结胸证、五苓散证及小青龙汤证之区别安在？

162. 汗下后变证

【原文】

太阳病，医发汗，遂发热恶寒。因复下之，心下痞，表里俱虚，阴阳气并竭，无阳则阴独。复加烧针，胸烦，面色青黄，肤眴者难治。今色微黄，手足温者易愈。

【征引】

成无己：太阳病因发汗遂发热恶寒者，外虚阳气，邪复不除也。因复下之，又虚其里，表中虚邪内陷，传于心下为痞。发汗表虚为竭阳，下之里虚为竭阴。表证罢为无阳，里有痞为阴独，又加烧针，虚不胜火，火气内攻，致胸烦也。伤寒之病以阳为主，其人面色青，肤肉眴动者，阳气大虚，故云难治。若面色微黄，手足温者，阳气得复，故云易愈。

【讲义】

既曰阴阳气并竭，而又云无阳则阴独，义不明切，似非经文，阙以待考。

163. 大黄黄连泻心汤证

【原文】

心下痞，按之濡，其脉关上浮者，大黄黄连泻心汤主之。

【征引】

钱天来：心下者，胃上脘也。关上浮者，浮为阳邪，关主中焦，因邪在中焦也。无形之热，用苦寒以泄之也。

【讲义】

邪着心下，故心下痞；唯其无饮，故按之濡；但热无饮，见于胃之上脘，故脉关浮。大黄黄连泻心汤者，泄其邪热也。

【附注】

本证为胃部有自觉停滞膨满证。按之濡者，触诊上膨满，浅按软弱无力也。腹壁虽濡，深按不濡，若全然软弱无抵抚力则属虚证，当忌下剂矣。

【方剂】

大黄黄连泻心汤方

大黄二两，黄连一两。

上二味，以麻沸汤二升渍之，须臾绞，去滓，分温再服。

按：本方当从《千金翼》，加黄芩一两。《金匮》之泻心汤亦同《千金翼》，见惊悸吐衄篇。麻沸汤，滚沸如麻之汤，渍之，取其气薄。

【治验】

各家医案：恶疮三十年不愈者，本方各三两为散，将疮洗净，粉之，日三次，必愈。男子劳伤，消渴不生肌肉，妇人带下，手足寒热，今之结核病，多宜本方。黄疸，蒸热在内，先心腹胀满，后身面悉黄，小儿积热，男妇三焦积热，上焦热，目赤，头项肿痛，口舌生疮，中焦热，心膈烦躁，不欲食，下焦热，小便赤，大便秘，五脏俱热，生疖疮痔漏，肛肿下血等证，本方为丸，梧桐子大，每服三十丸。卒倒，心下坚痞，痰喘急迫者，口噤，癫狂瘛疭者，小儿惊搐，孕妇子痫，倒经，间用四物、童便佳。诸种血证，无论吐、衄、尿、便、齿、舌、耳九窍出血，无一不治，真血证之金丹也。又，跌打损伤，不省人事及出血不止者。凡上焦蓄热，手足拘挛，过食辛热厚味，足胫痛者有效。又，鹅口重舌，上半身充血者皆效。

【习题】

本方主治何证？试归纳分类述之。

164. 附子泻心汤证

【原文】

心下痞，而后恶寒汗出者，附子泻心汤主之。

【征引】

钱天来：恶寒、汗出，命门真阳虚，卫气不密也。

【讲义】

心下痞而后恶寒汗出者，盖先时汗出，恶寒已罢，表证已解，其人于表解之后复恶寒汗出者，非表证，乃虚也。心下痞，泻心汤证。兼虚者，加附子以主之。

【附注】

本证即上条证之兼阳虚者，非表有热邪之恶寒汗出，故唯恶寒而不发热，泻心解痞，附子复阳，乃寒热并用、邪正兼治之法也。

【方剂】

附子泻心汤方

大黄二两，黄连一两，黄芩一两，附子二枚（炮，去皮，破，另煮取汁）。

上四味，切三味，以麻沸汤二升，渍之须臾，绞去滓，内附子汁，分温再服。

【治验】

各家医案：中风卒倒最难治，又，脑出血之阴阳虚实相半者，与本方间得效。泻心汤证之但欲寐者，手足微冷者。脉伏如绝，状似中风，谓之食郁，食厥宜本方。

按： 急性胃炎，俗称伤食也。

【习题】

本方何以寒热兼用，生熟合服，试测其义。

165. 泻心汤与五苓散之鉴别法

【原文】

本以下之，故心下痞，与泻心汤，痞不解，其人渴而口燥烦，小便不利者，五苓散主之。

【征引】

成无己：本因下后成痞，当与泻心汤除之，若服之痞不解，其人渴而口燥烦，小便不利者，为水饮内蓄，津液不行，非热痞也，与五苓散发汗散水则愈。

【讲义】

病发于阴而反下之，因作痞。故痞者本以下之而成也，与泻心汤，则痞当解。今不解，其人渴而躁烦，小便不利，即与前71条小便不利、微热消渴同义，非气聚之痞，乃水饮所作之痞，五苓散主治之证也。

【附注】

五苓散亦见心下痞证，表解后亦适用五苓散，均于本条证之。盖水热并结者，不去其水，其热不去也。本证是胃停水上犯而见痞满。

【习题】

本条由何断定为五苓散证？

166. 生姜泻心汤证

【原文】

伤寒汗出，解之后，胃中不和，心中痞硬，干噫食臭，胁下有水气，腹中雷鸣下利者，生姜泻心汤主之。

【征引】

成无己：胃为津液之主，阳气之根，大汗出后，外亡津液，胃中空虚，客气上逆，心下痞硬。《金匮要略》曰：中焦气未和，不能消谷，故令噫。

方有执：解，谓大邪退散也。噫，饱食息也。食臭，嗳气也。水气，饮也。

【讲义】

伤寒汗出解之后，是外无表证也；胃中不和以下，谓里证未除也。心下痞硬是病人新愈，脾胃尚弱，食不消，致干噫食臭。水不行则腹中雷鸣、下利，生姜泻心汤主治之证也。

【附注】

本条为消化器病，西医谓胃扩张兼胃肠炎症。患急性热病者以气血集中于肌表，故胃腑机能较衰弱，于是食物停滞，心下痞硬之所由生也。气上出则干噫食臭，胃自身不能吸收水气，停于中焦者，致胁下有水气，下走于肠者，致雷鸣下利。肠胃机能虽属衰弱，食积刺激胃壁则局部发炎，故本方亦能治急性胃炎也。

【方剂】

生姜泻心汤方

生姜四两（切），甘草三两（炙），人参三两，干姜一两，黄芩三两，半夏半升（洗），黄连一两，大枣十二枚（擘）。

上八味，以水一斗，煮取六升，去滓，再煎取三升，温服一升，日三服。

【治验】

各家医案：食复最宜。吞酸嘈杂、恶心烦闷、水饮升降于胁下者，水泻呕逆、心下痞塞、左胁凝结、腹中雷鸣者，与本方愈。

【习题】

本方主证为何，试述之。

167. 甘草泻心汤证

【原文】

伤寒中风，医反下之，其人下利，日数十行，谷不化，腹中雷鸣，心下痞硬而满，干呕，心烦不得安，医见心下痞，谓病不尽，复下之，其病益甚，此非结热，但以胃中虚，客气上逆，故使硬也，甘草泻心汤主之。

【征引】

《医宗金鉴》：无论伤寒中风，表未解总不当下。医反下之，或成痞，或作利。今其人以误下之故，下利日数十行，水谷不化，腹中雷鸣，是邪乘里虚而利也。心下痞硬而满，干呕心烦不得安，是邪陷胸，虚而上逆也。似此痞、利表里兼病，法当用桂枝加人参汤两解之。医惟以心下痞谓病不尽，复下之，其痞益甚。可见此痞非热结，亦非寒结，乃乘误下中虚而邪气上逆，阳陷阴凝之痞也，故以甘草泻心汤以缓其急而和其中也。

【讲义】

表病兼胃肠病之人，医者常易误认为里证而误下，以致胃肠愈虚，邪热内陷则下利日数十行；水谷不能消化，水气流注则腹中雷鸣；上逆作干呕；热郁而心烦；胃气衰弱，凝聚不行致心下痞硬而满。医见心下痞，误以虚为实，谓下后病未尽去，复下之，胃气愈虚，痞塞不通而益甚，故曰此非结热之痞，但以胃中虚，客气上逆，故使硬也，甘草泻心汤主之。

【附注】

本证虚实参半，属少阳之类变，故温凉并行而调停之。肠胃炎症之下利因肠胃机能衰弱，无暇消化也。腹中雷鸣者，热毒激动水毒，水气流走也。此非热结者，此硬此满非热结大便之阳明证也。胃中虚，客气上逆者，胃机能衰弱，邪热水气上逆也，宜泻心汤。今下利无度，干呕心烦，故增甘草以缓其急迫也。

半夏泻心汤治饮盛者也，生姜泻心汤治寒盛者也，甘草泻心汤治虚盛者也，大柴胡柴汤治结热者也，大黄黄连泻心汤治痞结而不硬者，附子泻心汤治大黄黄连泻心汤证而阳虚者。

【方剂】

甘草泻心汤方

甘草四两（炙），黄芩三两，干姜三两，半夏半升（洗），大枣十二枚（擘），黄连一两，人参三两。

上六味，以水一斗，煮取六升，去滓，再煮取三升，温服一升，日三次。

【治验】

各家医案：凡噤口痢，慢惊风，产后泻，走马牙疳，吞酸嘈杂，均用本方效。

【习题】

1. 诸泻心汤与柴胡剂用法之区别？

2. 各泻心汤用法之区别？

168. 治利大法

【原文】

伤寒服药，下利不止，心下痞硬，服泻心汤已，后以他药下之，利不止，医以理中与之，利益甚。理中者，理中焦，此利在下焦，赤石脂禹余粮汤主之，复不止者，当利其小便。

【征引】

成无己：伤寒服汤药下后，利不止而心下痞硬者，气虚而客气上逆也，与泻心汤攻之则痞。医复以他药下之，又虚其里，致利不止也。理中丸，脾胃虚寒下利者服之愈。此下焦虚，故与之其利益甚，滑则气脱，欲其收也，如开腹洞泻，便溺遗失，涩剂所以收之。此利由下焦不约，与赤石脂禹余粮汤以涩洞泻。下焦主分清浊，下利者，水谷不分也。若服涩剂而利不止，当利小便以分其气。

【讲义】

伤寒服汤药误下之，下利不止，心下痞硬者，甘草泻心汤证也。服汤已，病不尽除乃药力不足，医误认泻心之不中与，乃以他药下之，致肠胃虚，利下不止。医见其虚，以理中与之而下利益甚。理中者，理中焦之义，盖小肠吸收障碍者服之立效。今下利之原因在下焦，是直肠滑脱，应以赤石脂禹余粮汤涩滑固脱方为正治。若服汤已仍不止者，必属肾机能发生障碍，水分不得排泄，肠部代偿而下利，故当利其小便也。

【附注】

利其小便者，可随证与五苓散或真武汤。凡水泻之证皆肠中水分太多，发汗、利小便皆其治也。本条设法御病，言误下后利不止者，有冷热不调者宜泻心汤，胃气虚寒者宜理中汤，下焦滑脱者宜赤石脂禹余粮汤，水利失职者宜五苓散。因变示例，不可执一也。

【方剂】

赤石脂禹余粮汤方

赤石脂一斤（碎），禹余粮一斤（碎）。

上二味，以水六升，者取二升，去滓，分温三服。

【药物】

赤石脂 味甘、酸、辛，性大温。收敛药，性黏。

药能：止血止泻，明目益精。

药征：赤白利，下利脓血，妇人崩漏，痛在小腹而无里热者，难产。

调剂：本药为温性收敛药，故无论血证、泄利，里有实热者忌用。

禹余粮 味甘，性涩、寒。收敛药。

药能：止下利，血崩，治咳逆。

药征：肠澼，滑脱，脉无力，大便如脓者。

调剂：凡非虚证而有实邪者禁用。

【治验】

各家医案：大肠不聚之下利，下皆酸臭，或咳而遗屎，小腹痛，小便不利而下利者，肠澼滑脱，脉弱，大便黏稠如脓者，宜本方兼桃花汤合用。

【习题】

1. 本条治泻共有几法？

2. 理中与本方不同之点安在？

169. 失治致痿之证

【原文】

伤寒吐下后，发汗，虚烦，脉甚微，八九日心下痞硬，胁下痛，气上冲咽喉，眩冒，经脉动惕者，久而成痿。

【征引】

成无己：伤寒吐下后发汗，则表里之气俱虚。虚烦，脉甚微，为正气内虚，邪气独在。至八九日正气当复，邪气当罢，而心下痞，胁下痛，气上冲咽喉，眩冒者，乃正气内虚而不复，邪气留结而不去。经脉动惕者，经络之气虚极，久则热气还经，必成痿弱。

【讲义】

本条乃阳虚兼水证，经曰失治致废者也。虚烦虽见于汗吐下后，盖非栀子豉汤之烦，乃阳虚所致，故脉甚微也。心下痞硬，胁下痛，气上冲咽喉，眩冒者，乃邪气搏饮，内聚而上逆也。水内聚则津液无以四布，气上逆则气血无以下达。经脉者，赖血液之润泽以为用。汗吐下后气血已亏，而复搏结为饮，是经脉既失滋润于前，又不能长养于后。久久如是，经脉必拘挛，筋膜必干枯，肢体痿弃而不为我用也。

【附注】

本条系汗吐下后局部有蓄水之证也。经无血液以儒之，脉无血液以润之，故初则动惕，久而成痿。本证前贤有谓以苓桂术甘加附子治之者。

【习题】

本证属何病？宜用何方治之？

170. 旋覆代赭汤证

【原文】

伤寒发汗，若吐若下，解后，心下痞硬，噫气不除者，旋覆代赭汤主之。

【征引】

方有执：解，谓大邪已散也。心下痞硬，噫气不除者，正气未复，胃气当弱，而伏饮为逆也。

刘栋：伤寒发汗，若吐若下，其证解后，心下痞硬而噫气者，生姜泻心汤之证也。"不除"二字，表示已用之也。

【讲义】

伤寒经汗吐下后，虽表病已解，而胃气大虚。若心下痞硬，气逆致噫而不除者，用旋覆花消痰软痞，代赭石除热除噫，余药则开结逐饮，补正缓中。本方治反胃噎食、气逆不降者无不神效。

【附注】

本方与半夏、生姜、甘草三泻心汤同主痞硬，而三泻心重在雷鸣，本方重在噫气，且炎症之有无，虚实之分辨尤关重要。

三黄泻心汤治大便热秘，本方治虚秘。

【方剂】

旋覆代赭汤方

旋覆花三两，人参二两，生姜五两（切），大枣十二枚（擘），甘草三两（炙），半夏半升（洗），代赭石一两。

上七味，以水一斗，煮取六升，去滓，再煎取三升，温服一升，日三服。

【药物】

旋覆花 味咸，性温，有小毒。利尿药。

药能：逐水肿大腹，健胃，止呕逆，消坚行痰，治噫气。

药征：因水毒胸腹满大或痞塞而噫，大便不利者。

调剂：凡水毒致上述症状者，本药能行水降气理血。

代赭石 味苦，性寒。收敛药。

药能：补血止血，镇逆收敛，止反胃，除五脏血脉中热。

药征：噫气不除，气逆不降者。

调剂：本药收敛，以气为主，故于气逆不降者有效。本药能补血兼以止血，女子赤白漏下亦效。

【治验】

各家医案：反胃噎膈属不治证，若元气未大伤，本方治之神效。老人、虚人便秘不宜大黄剂者，本方为宜。下利不止，呕吐宿水者亦效。有本方证而其人咳逆、气虚太甚者先服四逆，胃寒先服理中，后再与本方为佳。

【习题】

本条与上条之异同点如何？

171. 麻杏石甘汤证之二

【原文】

下后不可更行桂枝汤，若汗出而喘，无大热者，可与麻黄杏子甘草石膏汤。

【征引】

成无己：63 条发汗后不可更行桂枝汤。汗出而喘，无大热者与此证治法同。汗下虽殊，不当损正气则一，邪气所传既同，遂用一法治之。

程知："下"在"用桂枝汤"后，从"更"字上看出。

【讲义】

本条解见 63 条，重出此者，盖说明下后亦能致本证，不拘汗后始见，且用药当从证，不拘汗后下后也。下后未必皆见虚寒。前数条皆以寒见，本条则以热见也。

172. 桂枝人参汤证

【原文】

太阳病，外证未除而数下之，遂协热而利，利下不止，心下痞硬，表里不解者，桂枝人参汤主之。

【征引】

张璐：以表未解，故用桂枝以解之，以里适虚，故以理中和之。

钱天来：外证未解，一误已足致变，况数下之乎。

喻昌：此方即理中加桂枝，治虚痞下利之圣法也。

山田宗俊："协热"与"挟热"通，乃内寒挟外热之意。

【讲义】

太阳病外证未除，即不当下。今数下之，虚其肠胃则内寒夹外热而利，因下利不止而成虚性之心下痞硬。倘表证虽经误下而尚在，表里不解者，则以人参汤和中，加桂枝以治表。

【附注】

159条云误下之后邪陷在上成结胸，在下则下利，与本条同一病理。利有寒热二种，表热不罢者，皆为协热利也。

按： 本条是误下太阳，表热尚在者，至肠胃虚寒下利属太阴病。人参汤为太阴病主方，外兼太阳，故用本方。

【方剂】

桂枝人参汤方

桂枝四两（切），甘草四两（炙），白术三两，人参三两，干姜三两。

上五味，以水九升，先煮四味，取五升，内桂，更煮取三升，去滓，温服一升，日再夜一服。

【治验】

各家医案：治人参汤证（心下痞，小便不利，或急迫，或胸中痹者）而上冲剧者。头痛、发热、汗出、恶风、肢倦、心下支撑、水泻如倾者，夏秋之间多有之，宜本方。素有之里寒夹表热而下利不止，本方以桂解表，姜、术蠲寒饮，止下利，人参解心下痞，甘草缓急迫。

按： 人参汤治吐利，今加味治下利兼表证者。

桂枝气香，久煮散力。凡用桂枝者俱当依此法。且本方以里证为主，表证为客也。

【习题】

1. 最初有表证，何以误用下法？本证数经误下，何以表证尚在？

2. 桂枝何以后入？

173. 表里不解，先表后里之治法

【原文】

伤寒大下后，复发汗，心下痞，恶寒者，表未解也。不可攻痞，当先解表，表解乃可攻痞，解表宜桂枝汤，攻痞宜大黄黄连泻心汤。

【征引】

方有执：解，犹救也。解表与发表不同，伤寒病初之表当发，故用麻黄汤；此以汗后之表当解，故曰宜桂枝汤。

吉益东洞：本证疑脱"发热"二字，不然则与附子泻心汤同证矣。

【讲义】

伤寒大下后，复发汗致表里俱虚。心下痞是误下后里虚气满证，恶寒是汗后表未解之表虚证，皆因汗下倒施致表里兼病，仍遵先表后里之正法，以桂枝汤解表，以大黄黄连泻心汤攻痞也。

【附注】

下后里虚，病变有二：一者肠胃无物停滞，补其虚即愈；二者因机能弱而有物停滞，又当以大黄黄连泻心汤消炎去滞，则机能自复矣。表里兼病，有急救里者。下利清谷较心下痞为重，故先救里。本证恶寒弱，身疼为重，故先解表也。伤寒传变，由表入里，故治法亦先表后里。唯正气虚寒不能抵抗病毒者，则当先温里以扶正矣。又，本证之恶寒是始终未罢之证，是表未解。附子泻心汤之恶寒是汗出恶寒已解之后复见恶寒，阳虚之微恶寒也。此处临床最宜注意。

【习题】

1. 何证宜先表后里，何证宜先里后表？

2. 何证宜表里兼治，何证宜表里分治？

174. 大柴胡汤证之三

【原文】

伤寒发热，汗出不解，心下痞硬，呕吐而下利者，大柴胡汤主之。

【征引】

钱天来：本条不因误下，乃自表传里之痞也。

程知：心下痞硬，呕吐而下利，较之心腹濡软，呕吐下利，里虚者不同；发热，汗出不解，较之呕吐下利，表不解者可攻之十枣汤证又不同。况痞不因下后，非阳邪陷入之痞，而里气内拒之痞填入心中，致上下不交，故吐利也。大柴胡汤管理上中之邪，从下焦而出，攻中寓和解之义。

【讲义】

伤寒发热，汗出不解，系病不解，非表不解也。不因误下而心下痞硬，乃伤寒自然传变。夫一般之次序，由表而小柴胡而大柴胡，今由表直转大柴胡，故为本方证之最剧者。心下痞硬，心下急也。呕吐而下利者，盖以呕吐为主，下利为客也。凡此皆太阳转少阳而兼肠胃热者，非经误下肠胃虚者可比，故以大柴胡汤主之。

【附注】

凡暴饮暴食而致急性胃、大肠发炎，赤痢等应用本方者多。

按： 注家多以下利当用大柴胡汤为疑，多改"下利"为"不和"。盖便秘用下剂，粗工所知，下利用下剂，医家易失治，故作叮咛。

下利之寒热虚实是否可下，应辨之于下：①腹诊。腹硬满拒按，脐下热者，阳证，可下；若不拒按而软，脐下清冷者，阴证，不可下。②大便。屎色焦黄而热臭，或下清水，色纯青，或水中杂小结块，皆阳证，可下；若屎色淡黄，或白青黑：或完谷，或如米泔，不臭而腥，皆阴证，不可下。③小便。小便赤涩者，可下；清白不涩者，阴证，不可下。此外，更参以脉舌气息必不致失。

【治验】

一妇妊娠数月，适当夏日，下利呕哕，晕厥，医皆无策，乃以热熨斗注醋熏鼻，别作大柴胡汤，晕止，熟睡而愈。

【习题】

1. 本证何以不用泻心汤？

2. 下利证之可用下剂治疗者于何证辨识？

175. 瓜蒂散证之一

【原文】

病如桂枝证，头不痛，项不强，寸脉微浮，胸中痞硬，气上冲咽喉，不得息者，此为胸中有寒也，当吐之，宜瓜蒂散。

【征引】

成无己：病如桂枝证者，为有发热、汗出、恶风等证也。

方有执：寒以痰言，气上冲咽喉者，痰涌上逆，喉如拽锯是也。

【讲义】

痰饮内动，身必有汗，加以发热恶寒颇似中风，故曰如桂枝证。但头不痛，项不强，且脉不阴阳俱浮，但寸脉微浮，此非外感可知。胸中痞硬，气上冲咽喉，不得息者，乃内蕴之痰窒塞胸间，故曰此为胸中有寒。在上者越之，宜瓜蒂散，因其势而吐之也。

【附注】

胸有寒，谓痰也。病如桂枝证，指上冲而言。盖病毒在胸，而正气有欲驱之，使上出之势也。然胃力衰弱不能胜任，只压迫气体上冲，至不得呼吸自如。汗吐下为攻病三大法，经文汗下多方，吐法惟此，盖吐法不讲久矣。

【方剂】

瓜蒂散方

瓜蒂一分（熬黄），赤小豆一分。

上二味，各别捣筛为散已，合治之，取一钱匕，以香豉一合，用热汤七合，煮作稀糜，去滓，取汁，和散，温顿服之。不吐者，少少加，得快吐乃止。诸亡血、虚家不可与瓜蒂散。

【药物】

瓜蒂　味苦，性寒，有毒。催吐药。

药能：催痰涎涌吐，去湿热身肿。

药征：胸中痞满，气逆上冲不得息者。

调剂：本药属苦味催吐药，以其刺激黏膜之力弱，夺取水分之力强，为催吐之上乘，故病毒在胸膈，须行吐者，以本药为佳。

赤小豆　味甘、酸，性平。利尿药。

药能：下水消肿，利小便，排脓血，健脾胃。

药征：体表黄肿，脚气，痈肿脓血。

调剂：脾胃衰弱，体表见有湿肿，痈脓，或各脏腑肿大，或有脓血之候者。

【治验】

各家医案：咳嗽痰厥，口眼歪斜，半身不遂者；上喘中满，酸心腹胀，时时作声。痞气上下不宣畅者；赤白带下或白物如脂；小儿三五岁至十余岁发惊搐，涎如拽锯，不省人事，目瞪喘急将死者；癫痫、噤口痢、龟胸龟背者，黄疸，反胃；诸气痰、积聚、心下痞硬、脏腑上逼者，向其生平无咳血、吐血、衄血之患者，悉可吐之，后服泻心汤。伤寒用承气不下者，吐后再下则必下；月事积年不下，心下痞硬，抵当诸药不验者，吐后再服；吐大便者，即肠梗阻，西医须用手术，先吐之，后服诸泻心汤。小儿急惊，风热口疮，手心伏热，痰嗽痰喘，重则本散，轻则用赤小豆、苦参末。真心痛，真头痛及产后郁冒，忽晕厥，并胸痹，皆主之。

按： 瓜蒂散虽为有毒，然服后并不吸收，只刺激肠胃黏膜，故无中毒之患。唯过则引起急性肠胃炎，使吐利不止，故一次所服不得过六分五厘。

瓜蒂须于瓜未熟时新采，味苦者良。熟或放置过久则失味无效。

服吐剂后，须安卧二时许。若动易速吐，毒不及尽也。每隔数日，如法行之。三五行之后，终吐黏胶污秽，其病乃尽。又，欲吐之时，先饮沸汤一杯则易吐，欲再吐，更饮沸汤一杯。饮冷则止，诸缓慢证宜吐者，先用附子剂以动其郁滞之毒，再服本药。凡用吐方，精神昏冒者，宜服泻心汤。吐中或吐后，烦躁脉绝，不知人事，肢厥勿骇，乃瞑眩也。以冷水溅面或饮之则醒，和麝香饮之更佳。吐中有死黑血者佳。右有生血者，急用麝香以消药毒。吐后二五日内当调饮食，省思虑，不可风，不可劳动，不可内。

【习题】

1. 何种病证宜服瓜蒂散？

2. 瓜蒂散之使用法及误服之救逆法？

176. 脏结证

【原文】

病胁下素有痞，连在脐旁，痛引少腹入阴筋者，此名脏结，死。

【征引】

程知：其人胁下素有痞积，阴邪之伏里者，根底深固。今因新得伤寒，未察其阴经之痞，误行攻下，致邪气入里，与素积相互，使脏之真气结而不通，因连在脐旁，痛引少腹入阴筋，故名脏结。盖痞为阴邪，脐旁阴分也，在脏为阴，以阴邪结于阴经之脏，阳气难开，至此而结势已成，于法为死。

【讲义】

胁下素有痞，连在脐旁。所谓积聚之类，乃素有之宿疾也。痛引少腹下入阴筋，是新起之卒病。阴筋，谓睾丸之系也。新病引动宿疾而成，不必因误下伤寒而成。脏结，谓脏气结塞不通，与厥阴篇冷结在膀胱关元相同。

【附注】

脏结属阴证，有痞。盖阴证不可攻下，而痞积又不能不攻下，施治极难。故前论脏结为难治，本条脏结为不治。后世有主灸气海、关元者，灸后与吴茱萸加附子汤，此非急性热病之兼变证，但以胁有痞，故类及之。以上十九条皆为痞硬一类之证。

【习题】

脏结何以属难治之证？

177. 白虎加人参汤证之二

【原文】

伤寒若吐若下后，七八日不解，热结在里，表里俱热，时时恶风，大渴，舌上干燥而烦，欲饮水数升者，白虎加人参汤主之。

【征引】

成无己：邪热结而为实者，则无大渴，邪热散漫则渴。今虽热结在里，表里俱热，未为结实，邪气散漫，重蒸焦膈，故大渴，舌上干燥而烦，欲饮水数升，与白虎加人参汤散热生津。

【讲义】

伤寒若吐若下后，里无实毒可知，七八日不解，正气必经亏耗。热结在里是述病源，表里俱热是说病变。此病最初是表病，因吐下而表证已解，经时不愈，乃里热使然。由里热而及表热，则表里俱热，非表不解之发热也。内热熏蒸，汗出肌疏，遂时时恶风；热耗津液必大渴；若舌上干燥而烦，欲饮水数升者，是说明热渴之程度。阳明证之未至胃实而胃气受损者，以白虎加人参汤主之。

【附注】

恶风不常见，而时时恶风非表不解之恶风也。盖表不解者不可与白虎汤。白虎汤证属造热与散热机能皆盛而散热不及，造热之更多也。人参之使用目的有三：①胃机能衰弱，理中、泻心之类也。②强心复脉，茯苓四逆、炙甘草汤之类是也。③伤津，白虎加人参汤、竹叶石膏汤之类是也。三者皆以心下痞为候。本条及下两条承上文痞硬而来，虽未言心下痞，由用人参推测之，当有此证也。

【习题】

1. 本方有无表证？属何病证？

2. 用人参应凭何证？分若干类举例以明之。

178. 白虎加人参汤证之三

【原文】

伤寒无大热，口燥渴，心烦，背微恶寒者，白虎加人参汤主之。

【征引】

《医宗金鉴》：伤寒身无大热，不烦不渴，口中和，背恶寒，附子汤主之者，属少阴病也。今伤寒身无大热，知热渐去，表入里热；口燥渴，心烦，知热已入阳明也。虽有背微恶寒一证，似乎少阴，但少阴证口中和，今口燥渴，是口中不和也。背恶寒非阳虚，恶寒乃阳明内热熏蒸于背，汗出肌疏，故微恶之也。主白虎汤，直走阳明，大清其热。

【讲义】

伤寒无大热，白虎汤证由皮肤尽量放散体温，其肌表之热有的反不如麻黄、大青龙之盛。肌表无大热，非谓病无大热性也。本病表无大热，里有大热，故口燥渴，心烦。今里热向外放散，体温与气温相差过远，故恶寒。其恶寒独见于背，并非周身，且恶寒甚微，故与太阳之恶寒自异，白虎加人参汤主治之证也。

【附注】

本条之背微恶寒与上条之时时恶风同义，皆内热过盛之外证，非表不解之恶风寒也，于"时时""背微"等处可征。

【习题】

1. 伤寒无大热，何以用白虎剂？

2. 背微恶寒是何病理？

179. 白虎加人参汤证之四

【原文】

伤寒脉浮，发热无汗，其表不解者，不可与白虎汤。渴欲饮水，无表证者，白虎加人参汤主之。

【征引】

成无己：伤寒脉浮，发热无汗，其表不解，不渴者宜麻黄汤，渴者宜五苓散，非白虎所宜。大渴欲饮，无表证者，乃与白虎加人参以散里热。

《医宗金鉴》：其表不解者，虽有燥渴，乃大青龙汤证。不可与白虎汤加人参者，速生津液也。

山田宗俊：凡阳明大渴引饮者，乃多汗亡津，加人参复津。世医遇渴，概去人参，终归非其方，可胜唉哉。病者吝财，以致轻者重，重者危。此言切中时弊。

【讲义】

伤寒脉浮，发热无汗，其表不解，明言热未深入。与白虎汤徒伤胃气，言当于麻黄汤、大青龙汤、桂枝二越婢一汤等为治法。且白虎证脉滑大，其热在内，尤以无汗一证见于表不解时不可与白虎汤。若其人渴欲饮水，是表邪变热，里热已深。无表证指无恶寒头痛、身疼等证，故用白虎以解热，加人参以复津液也。

【附注】

表不解者为白虎所忌，无汗亦为白虎所忌。以热而论，为表无大热，热结在里，表里俱热，非发热者也。以寒而论，时时恶风、背微恶寒非表证之恶寒可知。大渴为白虎必见证，其胃家不实，故曰若吐若下后。合观177至179三条，本方主治自明。

【习题】

白虎之主证为何？何证忌用？

180. 太少并病不可用下法

【原文】

太阳少阳并病，心下硬，颈项强而眩者，当刺大椎、肺俞、肝俞，慎勿下之。

【征引】

成无己：心下痞硬而眩者，少阳也。颈项强者，太阳也。刺大椎、肺俞以泄太阳之邪，刺肝俞以泄少阳之邪。

【讲义】

太阳与少阳并病属柴胡桂枝汤证，102条可征。心下硬，颈项强而眩，虽为太少之证，乃属兼证，刺大椎、肺俞以泄颈项之郁，刺肝俞以泄心下之郁。太少并病，慎不可下之，159条可征。

【附注】

本条与151条皆论太少并病而用刺法者。151条言太少并病，头项强痛，或眩冒，时如结胸，心下痞硬者，当刺不可汗，并言若误汗后变证为谵语。本条言心下硬，颈项强而眩，当刺不当下，未言误下后之变证，盖已于159条中详之矣。

【习题】

1. 太少并病，若误下成何变证？

2. 本条之证，若不用刺法，宜何汤主治？

181. 黄芩汤及加半夏生姜汤证

【原文】

太阳与少阳合病，自下利者，与黄芩汤。若呕者，黄芩加半夏生姜汤主之。

【征引】

成无己：太阳阳明合病，自下利为在表，当与葛根汤发汗。阳明少阳合病，自下利为在里，可与承气汤下之。此太阳少阳合病，自下利为在半表半里，非汗下所宜，故与黄芩汤以和半表半里之邪。呕者，胃气逆也，故加姜夏以散逆。

发秘：太少合病，方中无解表之品，盖所主在少阳也。犹三阳合病，主在阳明处，以白虎之类也。

【讲义】

太阳少阳合病，自下利者，黄芩汤证也；兼呕者，加半夏、生姜，为黄芩汤与小半夏两汤合方也。

【附注】

并病势缓，则兼解两经；合病势急，则独解一经。少阳阳明并病，大柴胡汤；太阳少阳并病，柴胡桂枝汤；太阳太阴并病，桂枝加芍药汤；太阳阳明合病，葛根汤或麻黄汤；太阳少阳合病，黄芩汤；三阳合病，白虎汤。黄芩汤之证，不恶寒恶热、脉数，参阅341条"伤寒脉迟六七日，而反与黄芩汤彻其热，脉迟为寒……"可推测之。又，黄芩汤必有心烦证，如小柴胡汤、大柴胡汤、甘草泻心汤、黄连阿胶汤等皆有心烦而用黄芩矣。

本证虽不属阳明（因胃家不实），亦不属太阴（因肠不寒也）。仲师此方为万世治利之祖。

【方剂】

黄芩汤方

黄芩三两，芍药二两，甘草二两（炙），大枣十二枚（擘）。

上四味，以水一斗，煮取三升，去滓，温服一升，日再夜一服。

黄芩加半夏生姜汤方

黄芩三两，芍药一两，甘草二两（炙），大枣十二枚（擘），半夏半升（洗），生姜一两半。

上六味，以水一斗，煮取三升，去滓，温服一升，日再夜一服。

【治验】

朱丹溪：治热利腹痛，更名黄芩芍药汤。

张洁古：本方加木香、槟榔、大黄、黄连、当归、官桂，名为芍药汤，治下利。

　　按：后世以本方加枳实、桔梗、木香、槟榔、白头翁等味治利，取效甚速者，盖方中寓排脓、止腹痛、治里急之效，且黄芩加姜、夏有治咳之效也。

【习题】

试述以下各病之主方：太阳少阳合病、三阳合病、太阳少阳并病、少阳阳明并病、太阳太阴并病。

182. 黄连汤证

【原文】

伤寒胸中有热，胃中有邪气，腹中痛，欲呕吐者，黄连汤主之。

【征引】

成无己：湿家下后，舌上如苔者，以丹田有热，胸中有寒，是邪气入里，而为下热上寒。本条是邪气传里，下寒上热也。

程知：本证属本气所生之寒热，无关于表，故着二有字。

【讲义】

伤寒邪热入里，随脏气之寒热而化合。若胸中有热，则邪随热化；胃中有邪气，则邪随寒化。腹中痛，欲呕吐者，上热下寒也。黄连汤者，主治升降失常之方也。

【附注】

上热下寒以阳不得降、阴不得升，所谓升降失常也。本方药物寒温并用，调其阴阳，使和解也。桂枝、干姜以逐胃寒，黄连、半夏以除心热，人参以扶胃气甘草、大枣调和诸药。

以上三条论太少合病，并及上热下寒证。

【方剂】

黄连汤方

黄连三两，甘草三两（炙），干姜三两，桂枝三两（去皮），人参二两，半夏半升（洗），大枣十二枚（擘）。

上七味，以水一斗，煮取六升，去滓，温服，昼三夜二。

【治验】

各家医案：治霍乱疝瘕，攻心腹痛，发热上逆，心悸欲吐，及妇人血气痛，呕而心烦，发热头痛。湿家下之，舌上如苔，上寒下热，亦宜本方。杂病干呕，舌有滑润苔，诸治不效者，兼有腹痛，其效如神。

按：本方与半夏泻心汤较之，后者治冷热在胃肠相结，要其温凉混合，所以再煎；本方是寒热异位，要温凉各别立功，故淡煮而不再煎。

【习题】

1. 黄连汤主治何病？

2. 上热下寒证由何知之？

183. 桂枝附子汤及去桂加术汤证

【原文】

伤寒八九日，风湿相搏，身体疼烦，不能自转侧，不呕不渴，脉浮虚而涩者，桂枝附子汤主之。若其人大便硬，小便自利者，去桂加白术汤主之。

【征引】

成无己：不呕不渴，里无邪也。脉得浮虚而涩，身有疼烦，知风湿在经也。与桂枝附子汤，以散表中风湿。

山甲：本条与下条俱系中湿之病，但湿不能独伤人，必随风寒之气，然后敢中之，故有寒湿风湿之解。

【讲义】

伤寒八九日为表病传里之期，因受风湿相搏而见身体疼烦，属风，不能转侧属湿，不呕不渴是无伤寒之里证。脉浮虚而涩非伤寒之表脉，脉浮虚者，表虚，风也，涩者，经寒湿也。与桂枝附子汤温散风湿，使从表解。若其人有此证，虽大便硬、小便自利而不议下者，以其非邪热入里之硬，乃风燥湿去之硬，故仍以本汤去其未尽之邪。不用桂枝者，以大便硬、小便自利，不欲再发其汗，重夺津液也。加白术者，以身重，湿在肌肉。佐附子，令走肌表而逐湿也。

【附注】

搏，逼迫也。凡湿之伤人必与风寒之气相逼迫而复中之。疼烦，当作烦疼。下条"骨节烦疼"及柴胡桂枝汤证"支节烦疼"均同义，谓疼之甚，犹"烦渴""烦惊"之烦也。里有湿者，大便滑泄，小便不利，此其常也。今大便坚，小便自利，知是湿。唯在表，故去桂易术。方后云附子、白术并走皮内，则此方之白术是发表湿而不为燥脾矣。本方与桂枝去芍药加附子汤同，只分量不同，而方名与治法迥异。彼曰微恶寒，此方身重烦疼，盖本证系由外感诱起。

【方剂】

桂枝附子汤方

桂枝四两（去皮），附子三枚（炮，去皮，破），生姜三两（切），大枣十二枚（擘），甘草二两（炙）。

上五味，以水六升，煮取二升，去滓，分温三服。

桂枝附子去桂加白术汤方

附子三枚（炮，去皮，破），白术四两，生姜三两，甘草二两（炙），大枣十二枚（擘）。

上五味，以水六升，煮取二升，去滓，分温三服，初一服。其人如痹，半日许复服之。三服都尽，其人如冒状，勿怪，此以附子、术并走皮内，逐水气，未得除，故使之耳。法当加桂四两，此本一方二法，以大便硬、小便自利，去桂也。以大便不硬、小便不利，当加桂。附子三枚恐多也，虚弱家及产妇，宜减服之。

【治验】

《兰轩医谈》：本方治中风（桂附汤加大黄、棕叶）不论虚实，奇效。

按：本方乃治上冲难降者之剂，主治痛风。术附相配，治风湿流注，微毒甚效。

【习题】

1. 本方与桂枝去芍加附子汤异同之点安在？

2. 小便自利，何以反加行水之白术？

184. 甘草附子汤证

【原文】

风湿相搏，骨节疼烦，掣痛不得屈伸，近之则痛剧，汗出短气，小便不利，恶风不欲去衣，或身微肿者，甘草附子汤主之。

【征引】

喻昌：此较上条为重，痛不可近，汗出短气，恶风不欲去衣，小便不利或自微肿，正相搏之最剧处。

钱天来：掣痛，谓筋骨肢节抽掣疼痛也。不得屈伸，寒湿之邪流注于筋骨肢节之间，故拘挛不得屈伸也。短气，邪在胸膈，气不得伸也。小便不利，寒湿在中，清浊不得升降，下焦真阳之气化不行也。恶风不欲去衣，风邪在表也。微肿，湿淫肌肉，经所谓湿伤肉也。

【讲义】

风湿相搏于骨节之间，非在肌表者，至手不可近，自较上条为重。汗出者，风湿相搏也。短气者，湿阻呼吸而致急迫也。小便不利者，气冲逆而不下降也。恶风不欲去衣者，虽因汗出，实以血压下降，各部机能沉衰所致。若血中水分渗透血管壁或充于肌肉之间时，则身见微肿之象，故以甘草缓解疼痛。附子治尿酸性骨节炎，且振兴机能。白术利尿，桂枝催汗，协力排毒，乃对因治疗也。

【附注】

183、184 两条同属风湿相搏证，一在肌表，一在骨节，在肌则身体烦疼，在骨节则掣痛剧，不得屈伸。两条同属虚证，在表则脉浮虚而涩、不呕不渴，在里则短气、小便不利。又，上条大便硬，小便自利者，先愈于里也。本条恶风不欲去衣，或身微肿者，里证涉及表也。综错论之，自能随证施治。

【方剂】

甘草附子汤方

甘草二两（炙），附子二枚（炮，去皮，破），白术二两，桂枝四两（去皮）。

上四味，以水六升，煮取三升，去滓，温服一升，日三服。初服得微汗则解，能食汗止，复烦者，将服五合，恐一升多者，宜服六七合为妙。

按："能食"至"五合"十一字，注文误入。

【治验】

各家医案：本方治桂枝甘草汤证而骨节疼烦，小便不利者。治后世所谓痛风，历节风，手近之痛剧者。一人卒倒，手足不遂，腰背疼痛，身肿心满，服本汤，通身汗出而愈。

【习题】

试分述本条与上条之证治异同之点。

185. 白虎汤证之一

【原文】

伤寒脉浮滑，此以表有热，里有寒，白虎汤主之。

【征引】

《玉函经》：伤寒脉浮滑而表热里寒者，白通汤主之（本经《厥阴篇》）。脉滑而厥者，里有热也，白虎汤主之。

按：本节经文必有错误，阙疑待考。

【方剂】

白虎汤方

知母六两，石膏一斤（碎），甘草二两（炙），粳米六合。

上四味，以水一斗，煮米熟汤成，去滓，温服一升，日三服。

【治验】

各家医案：中暑、口渴、身热、头晕。时疫杂病、胃热咳嗽、发斑。小儿疱疮瘾疹、伏热。痘纯红、目赤、口气热、唇口肿痛、烦躁闷乱、循衣摸床、小便赤、大便秘、身如火、发斑谵语、实热等证，并治口臭、牙疼、口舌干渴者。目痛如燎、赤脉怒张或头脑眉棱骨痛、烦渴者俱加黄连，兼用三黄。狂证加黄连。两胫逐冷、胸腹满、多汗、头目痛、妄言名湿温，不可汗，又，三阳合病谵语、遗尿，不可下，均宜本方。

【习题】

1. 白虎汤证中有无表证？有自汗证否？

2. 白虎汤主治何病？凭何脉证？

186. 炙甘草汤证

【原文】

伤寒脉结代，心动悸，炙甘草汤主之。

【征引】

《医宗金鉴》：心动悸者，谓心下筑筑，惕然，动而不安也。若因汗下者多虚，不因汗下者多热，欲饮水、小便不利者属饮，厥而下利者属寒。合病伤寒，不因汗下而心动悸，又无饮热寒虚之证，但据结代不足之阴脉，即主以炙甘草汤者，以其人平日血气衰微，不任寒邪，故脉不能续行也。此时虽有伤寒之表未罢，亦在所不顾，总以补中生血复脉为急，通行营卫为主也。

山田宗俊：此乃108条小建中汤证而脉结代者。

【讲义】

伤寒脉结代，结、代皆是歇止之脉。结脉是止后更来，稍数；代脉是止后更来，不数。若见此脉而心动悸者，乃气者衰微不能续行，以补中生血之炙甘草汤主治而复其脉也。

【附注】

心悸原因不一，本证是血液虚少，血压有低落之虞。血液不能充盈脉管，心脏代偿性搏动，故心悸者自悸，而血少者自少，脉搏必有不能依次跳动而中止者也。故古人谓虚里或膻中跳动，以纯甘壮水之剂填补真阴者，即本方之义也。虚里，胃之大络，贯膈络肺，出于左乳下（见《素问·平人气象论》），正是心尖搏动之处。膻中，本两乳中间之穴名，通常指胸中。

【方剂】

炙甘草汤方

甘草四两（炙），生姜三两（切），人参二两，生地黄一斤，桂枝三两（去皮），阿胶二两，麦门冬半斤（去心），麻仁半斤，大枣三十枚（擘）。

上九味，以清酒七升，水八升，先煮八味，取三升，去滓，内胶，烊消尽，温服一升，日三服。一名复脉汤。

【药物】

生地黄 味甘、苦，性大寒。强壮性滋润药。

药能：消瘀通血脉，平血逆，治吐衄、崩漏，利尿，强心，解热镇咳，镇静镇痛。

药征：贫血虚弱，或脐下不仁，烦热而渴者。

调剂：凡有内热之血证用之为宜。外用"治癣，兼服其汁"，疗"痈疽、跌扑伤，掺木香末"。以上皆以本药杵为泥，摊患处。骨碎筋伤，以本药熬膏裹之，以竹简夹缚，勿令动。一日一易，凡十易则差。犬咬伤，捣汁，饭饼涂之，百度愈。竹木屑入内，本药嚼烂敷之。耳鸣，塞本药耳中，日数易。

阿胶 味甘，性平。黏滑性滋润药。

药能：滋润组织枯燥，和血养筋，故治一般之出血证，并治因组织之枯燥而发疼痛，出血脓，小便减少或频数，咳嗽，崩带等证。

药征：诸血证，出脓证，烦热、咳嗽、疼痛而呈组织枯燥之候者。

调剂：本药以津液枯燥为适应证，故泻者忌用。

麦门冬 味甘，性平。黏滑性滋润药。

药能：润经益血，除热消炎，止嗽止烦，强心，强壮，利尿。

药征：肺痿，烦热，口干燥渴，或妇人血少津枯者。

调剂：本药黏滑，泄而不收，寒多者禁服。

麻子仁 味甘，性平。黏滑缓下性滋润药。

药能：润五脏，清利肠胃，去风热燥结，缓脾。

药征：肠胃燥结而不宜硝黄者，或血脉凝滞，气急促迫者。

调剂：大便因实者，承气汤用硝黄是也；因津枯者，脾约丸用本药是也。又，炙甘草汤用之滋养血脉，治脉结代。盖以本药含植物性脂肪油，发挥其滋润作用，故可缓下也。

【治验】

各家医案：此治伤寒脉结代，心动悸之圣方也。孙真人用之以治虚劳，王刺史用之以治肺痿，故不论何病，但脉结代先用此方。此脉在大病后见之难治，气逆见之无忧，后世之调气血、补劳虚不足等方多出此。痢证，老人、虚人津亏便秘。仲圣凡于不足之脉，阴弱者用芍药以益阴，阳虚者用桂枝以通阳，甚则加人参以生脉。此以中虚、脉结代，用生地为君，麦冬为臣，峻补真阴者，然地黄、麦冬味属甘而气则寒，非发陈蕃秀之品，必得人参、桂枝以通阳脉，生姜、大枣以和营卫，阿胶补血，甘草之缓不使速下，清酒之猛捷于上行，内外调和，悸可宁而脉可复。久煎则气不峻，此虚家用酒之法，且知地、麦得酒则良。此证当用酸枣仁，肺痿用麻子仁，如无真阿胶，以龟板胶代之。甘草通经脉，利血气，治伤寒心悸、脉结代者。甘草二两，水三升，煮一半，服七合，日一服，由此知甘草乃通经脉、利血气者。

【习题】

1. 本方与小建中汤有何异同？

2. 试述各药物在本方内之功用？

187. 结代脉辨

【原文】

脉按之来缓，而时一止复来者，名曰结，又脉来动而中止，更来小数，中有还者反动，名曰结，阴也。脉来动而中止，不能自还，因而复动，名曰代，阴也。得此脉者必难治。

【征引】

刘栋：后人之注文误入。

【讲义】

脉按之来缓者，迟也。而时一止者，中有止也，后来者，止后自复也。促脉在23、36、147等条凡三见，谓数中一止之脉。结脉是迟中一止之脉，则结也促也。同是时见一止之脉，唯在未止之前有迟速之不同耳。

又，脉来中动，首尾不显，主气虚血滞。时而中止，更来时较前稍快，稍快者，补偿歇止之至数也，故曰中有还者反动。此即郁而暴伸之象，名曰结也。辨脉法云阴盛则结，故结属阴。设脉来动而中止与结脉同，唯止后有不复再动之状，似不能自还，外则因而复动，是来时并不加速，微续而见者，名曰代，亦结脉之属，故曰阴脉。得此脉者为危候，必难治矣。

【附注】

夫脉有歇止，或因心肌衰弱，或因瓣膜锁闭不全，或因动脉失弹力性，迟速不匀，凡此多起于代偿性之心脏病，必致全身贫血也。

【习题】

1. 结代之脉何以别之？

2. 促脉与结脉是否同类？

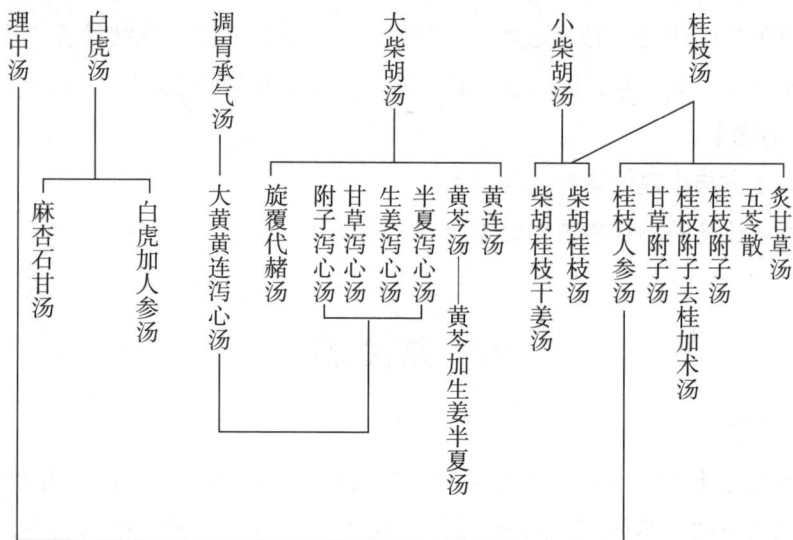

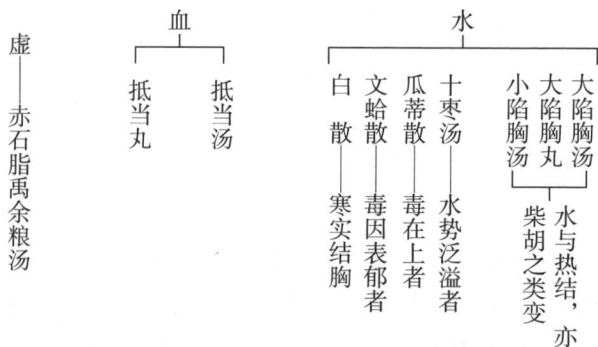

第二部分

阳明病篇

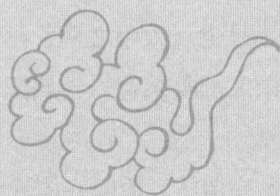

辨阳明病脉证并治

188. 阳明三证

【原文】

问曰：病有太阳阳明，有正阳阳明，有少阳阳明，何谓也？答曰：太阳阳明者，脾约是也；正阳阳明者，胃家实是也；少阳阳明者，发汗利小便已，胃中燥烦实，大便难是也。

【征引】

《医宗金鉴》：太阳之邪，乘胃燥热，传入阳明，谓之太阳阳明，不更衣无所苦，名脾约者是也。太阳之邪，乘胃宿食，与燥热结，谓之正阳阳明，不大便，内实满痛，名胃家实者是也。太阳之邪，已到少阳，法当和解，而反发汗利小便，伤其津液，少阳之邪复乘胃燥转属阳明，谓之少阳阳明，大便涩而难出，名大便难者是也。

刘栋：本条为后人所记，余亦谓然。盖问答体裁者，皆非经文也。

【讲义】

太阳阳明者，乃太阳证因汗吐下伤津胃燥兼见阳明者。脾约是胰脏不能分泌而致胃燥。前贤谓：脾无以转输，如穷约不舒，故曰脾约是也。正阳阳明者，乃热邪宿垢实满于胃，即消化器有充实之积滞，非外经传来，乃本经胃家自实之证也。少阳阳明者，乃少阳证因发汗利小便令胃中之津液干燥而烦实，兼见阳明者，故而大便难也。

【附注】

阳明病者，胃肠里热之实证也，邪热里陷，燥屎搏结。脾约是胰病，胃家实是胃病，大便难是腹病。来自太阳少阳不一，病之轻重各异。若其人胃素有热，燥屎结实，不由他经转来者，即名正阳阳明也。凡太少二经转属阳明，本经证不见者，虽病因不同，即使同胃实，则与正阳阳明治法不二也。若太少二经之证未罢，兼见阳明者，又有以下：在太阳者桂枝加大黄汤，在少阳者大柴胡汤，兼治之法矣。

自太阳转属者，48 条二阳并病"太阳初得病，发其汗，汗先出不彻，因转属阳明……"又，190 条"问曰：何缘得阳明病？答曰：太阳病，若发汗，若下，若利小便……"自少阳转属者，273 条"少阳不可发汗，汗之则谵语……"

按：太阳之脾约与少阳之大便难疑属倒置。因太阳亡津大便难，胰病应属少阳较妥。姑志待证。

【习题】

1. 试述太阳阳明与少阳阳明之转属证及兼见证治法？

2. 何谓脾约？如何施治？

189. 阳明病提纲

【原文】

阳明之为病，胃家实是也。

【征引】

山田宗俊：阳明指里而言。盖邪之中人始于太阳，次及少阳，终于阳明，自表而里，自轻而重，势之必然。今阳明置于少阳前者乃《素问》之说，古医相传，未便遽易，故从其次第。

柯琴：阳明为传化之腑，当更实更虚。食入胃实而肠虚，食下肠实而胃虚。若但实不虚，斯为阳明病根。胃实不是阳明病，而阳明之为病，悉从胃实上来，故以胃家实为阳明经之提纲。

【讲义】

胃家指肠胃而言，非仅指胃也。热盛于里，津液亏耗，肠胃蠕动缓慢，食毒壅滞者，即为阳明病也。

【附注】

热盛于里致表里俱热，胃未实者，属白虎汤证，前贤所谓阳明经者是也。热盛于里，食毒壅滞，肠胃俱实者，属承气汤证，即本篇所论，亦即前贤所谓阳明腑病是也。又，注家每以大热属胃，邪盛为实，白虎汤证亦可称胃家实之说，未若前说清晰。

凡得病之初，体温骤增，食滞较甚，即阳明病，后世所谓温病是也。

【习题】

1. 何谓阳明病？

2. 何谓胃家实？

190. 太阳阳明

【原文】

问曰：何缘得阳明？答曰：太阳病，若发汗，若下，若利小便，此亡津液，胃中干燥，因转属阳明。不更衣，内实，大便难者，此名阳明也。

【征引】

成无己：太阳病，因汗下利小便，亡津胃燥，表邪入腑，转属阳明。人登厕必更衣，不更衣者常为不大便，不大便故为内实。胃无津液，加之蓄热，大便则难，为阳明里实也。

【讲义】

本条似为188条之注文，解如"征引"。

191. 阳明外证

【原文】

问曰：阳明病外证云何？答曰：身热，汗自出，不恶寒，反恶热也。

【征引】

汪琥：上言阳明病系胃家内实，其外见证从未言及，故设此条。夫身热与发热异，以其热在肌肉之分，非若发热之翕翕然，仅在皮肤以外也。汗自出者，胃中实热则津液受其蒸迫，故其汗自出，与太阳中风汗虽出而不能透，故其出甚少亦有异。此则汗由内热蒸出，其出必多而不能止也。不恶寒者，邪不在表也，反恶热者，明其热在里也。伤寒当恶寒，故以恶热为反。夫恶热虽在内之证，其状必见于外，因外以征内，其为阳明无疑矣。

【讲义】

上条言胃家实，未言所见外证，本条补之。虽非经文，确属重要。身热者，非发热之热在肌肉皮肤者比，翕翕发热与蒸蒸身热自有别也。汗自出者，胃中实热，津液受蒸，迫使外出也。不恶寒者，邪不在表；反恶热者，热在里也。伤寒病以恶寒为常，以恶热为反。

【附注】

表属太阳，故太阳病必恶寒，或恶寒发热，治之则以汗解也。少阳病属半表半里，位置稍远不必由肝（疑为汗）解，而犹有汗解之机，故见往来寒热，治宜和解。阳明病之位置距汗腺尤远，反接近肛门，绝无汗解之望，故不恶寒反恶热，治之必以攻下也。身热、汗出之两证，太阳与阳明皆见之，分别之法唯在恶寒、恶热耳。太阳之脉浮，阳明经病脉洪大，腑病脉迟实，自能鉴别。

【习题】

1. 阳明之外证为何？

2. 身热、汗出为太阳阳明共有之证，两证有无分别？

192. 太阳传阳明病

【原文】

问曰：**病有得之一日，不发热而恶寒者，何也？答曰：虽得之一日，恶寒将自罢，即自汗出而恶热也。**

【征引】

周：承上反恶热言，亦有于得之一日恶寒者，此尚在太阳。若转阳明，未有不罢而恶热者。

【讲义】

太阳病必恶寒，阳明病必恶热，此不易之原则。初得之一日时有恶寒，即在一日时有表病。本条系由表传里，无余义也。

【附注】

随证施治，经中大纲。有恶寒即按太阳病治，恶寒罢，自汗出，恶热，即按阳明病治。太阳篇中言之详矣，本条重出，注文误入也。

【习题】

太阳转阳明病之发热恶寒如何变化？

193. 太阳转阳明恶寒自罢

【原文】

问曰：恶寒何故自罢？答曰：阳明居中，主土也。万物所归，无所复传，始虽恶寒，二日自止，此为阳明病也。

【征引】

《医宗金鉴》：此释上条阳明恶寒自罢之义。阳明属胃，居中土也。土为万物所归，故邪热归胃则无所复传，亦万物归土之义。阳明初病一日，虽仍恶寒，是太阳之表未罢也，至二日恶寒自止，则太阳之邪已并阳明，此为阳明病也。

柯琴：阳明从燥化为实，实则无所复传，此胃家实，所以为阳明病根也。

刘栋：以上四条，后人之言也。

【讲义】

问曰：恶寒何故自罢？答：寒随燥化，此太阳转阳明也。阳明为胃家实，实则聚结，无所复传。初得时为太阳病，故恶寒二日自止为转阳明也。

【附注】

世之所谓温病风温者即阳明病，阳明正方即治温病。今世医家不知此法，妄分门户，去古远矣。又凡病在太、少阳者，施治往往传变阳明。阴证回阳之后，亦常转为胃家实证，然后微下之而愈。是故阳明者，疾病获愈之机也。又，古人谓阳明无死证，正所以无所复传也。阳明病易愈之故，由于燥实病情单纯，下之而愈。不善医者，每遇伤寒先议下法，犯误下太阳之禁，及至阳明时期反成下利，肠出血而死。世之治湿温喜用石斛、生地者，因见口干唇燥，持此以滋阴，致湿热因滋阴反缠绵不去而致败。凡误下太早，妄用滋阴，于是阳明有死证矣。

【习题】

1. 温病是否属阳明病，宜用何法施治？

2. 滋阴适用于何病？

194. 太阳汗不彻转属阳明

【原文】

本太阳病，初得病时，发其汗，汗先出不彻，因转属阳明也。

【征引】

魏荔彤：太阳初受风寒之时，发其汗而汗终出不彻者，则在表之邪以日久变热于外，内郁之热日久耗津于内，阳盛津亡，大便因硬，转属阳明也。

【讲义】

48 条与本条同义，太阳转阳明而太阳病仍未罢者为二阳并病。此因太阳发汗，汗出不解，因而转属者也。

【附注】

两条经文相同，立论有异。在太阳篇中者，示太阳有转阳明之变。本条示阳明得病之由太阳转属，以汗出不彻之故，兼及以次各条传变之途径。

按：太阳病，有发汗后热退身和者，有日许复发热而转阳明者。转属之义有二：①热盛者，汗后转属阳明，非汗之不宜，亦非汗之不足，因病本盛，不能即愈于太阳也。发汗转属足以缩短愈期，其汗不为无功。②汗出不透，邪未尽去，辛热药反稽留于内，助动燥邪，因而转属阳明者。《辨脉篇》云：汗多则热愈，汗少则便难，与现代病理发汗解热同义，与本条有关。但其程度多少，自与"发汗太过，遂漏不止"有别也。

【习题】

太阳病发汗不彻何以转属阳明？

195. 太少并病转属阳明

【原文】

伤寒发热，无汗，呕不能食，而反汗出濈濈然者，是转属阳明也。

【征引】

方有执：濈濈，热而汗出貌。

程知：濈濈，连绵貌，谓一汗不已，一汗又出也。

【讲义】

伤寒发热，无汗，呕不能食，是表热逐渐内传。若初得病时无汗是太阳病，呕不能食已至少阳，及至内转已纯，则反汗出不已。经云阳明病法多汗，是太阳少阳并病转属于阳明也。

【附注】

本条示太阳转阳明之路径经过少阳，此证最为常见，多宜大柴胡加石膏汤。又，本条之证虽属小柴胡汤证，而小柴胡之来路系由表而至者。盖发热、无汗，寒邪在表也；呕不能食，寒邪在胸也；汗出濈濈者，热实于里也。

【习题】

1. 发热、无汗、呕不能食属何汤证？

2. 汗出濈濈然何以属阳明证？

196. 阳明脉大

【原文】

伤寒三日，阳明脉大。

注：阳明脉大是阳明经病、白虎汤证之脉。此条论凡由表传里者，不但经过少阳，更常经过白虎汤证，最后热入于腑，无所复传矣。自193条至此

条，言治病勿失病机，若随证论治，本可愈于麻葛、柴胡、白虎等证之时。一篇活泼文字，经旨未能注出。

【征引】

《医宗金鉴》：伤寒一日太阳，二日阳明，三日少阳，乃《内经》言传经之次第，非必以日数拘之也。此云三日阳明脉大者，谓不兼太阳阳明之浮大，不兼少阳阳明之弦大，而见正阳阳明之大脉也。盖由表传里，邪热入胃而成内实之诊，故其脉象如此。

山田宗俊、刘栋：皆以自本条以次十八条均非经文。

按：山田等所见甚是，盖洪大脉属白虎证，本篇所论属承气证，且论脉舍证，叔和语气也。

197. 太阴阳明辨

【原文】

伤寒脉浮而缓，手足自温者，是为系在太阴。太阴者，身当发黄，若小便自利者，不能发黄。至七八日大便硬者，为阳明病也。

注：前论伤寒转阳明，今脉浮缓是论中风转属证，冠以伤寒者，以风寒无别也。本条乃承 194 条转属而来。中风转属因肠胃之湿燥而有太阴、阳明之别。手足自温者，太阴湿也；手足濈然汗出者，阳明燥也。湿郁成热，身发黄；小便自利，湿有出路，则不发黄。又，小便自利者，肠胃当燥。若至七八日，因小便利而肠胃燥则大便硬。此又去阴转阳，为阳明病矣。

【征引】

程知：脉浮而缓是为表脉。然无头痛、发热、恶寒等外证，而只手足温，是邪不在表而在里。但入里有阴阳之分，须以小便别之。小便不利者，湿蒸郁热而发黄，以其人胃中原来无燥气也。小便自利者，胃干便硬而成实，以其人胃中本有燥气也。病虽成于八九日，而其始证却脉浮而缓，手足自温，则实是太阴病转属来也。既已转系阳明，脉必转沉，手足必濈濈然汗出。

【讲义】

《金匮·黄疸病》篇"寸口脉浮而缓……瘀热以行"与本条正相符合，故此脉或属太阴，或属太阳桂枝证。太阴虽为阴证，因循环机能不衰，故手足不冷而温也。太阴者身当发黄，即《金匮》黄疸病之类。黄疸病之治必由小便排除，故小便利否与发黄有关。七八日后正气回复，寒证化热，大便因硬，病虽仍在小肠，然寒湿属太阴，燥热属阳明，故为阳明病矣。

【附注】

太阴篇亦有此文，唯后两句"至七八日大便硬者，为阳明病也"易为"至七八日，虽暴烦下利，日十余行，必自止，以脾家实，腐秽当去故也"，足证太阴与阳明为燥湿之别，无部位器官之差也。

湿性寒证向称太阴，故曰太阴身当发黄。系，关系也。观黄疸病人之小便奇黄，而茵陈以利小便治黄疸，可以知小便与黄疸之关系也。

【习题】

1. 太阴与阳明是何处脏器疾病，有何区别？
2. 太阴与阳明手足之诊有何不同？

198. 伤寒转系阳明之汗证

【原文】

伤寒转系阳明者，其人濈然微汗出也。

【征引】

汪琥：此承上文而言。上言伤寒系在太阴，要之既转而系于阳明，其人外证不但小便利，当濈然微汗出。盖热蒸于内，汗润于外，汗虽微而腑实矣。

【讲义】

与195条之一部分同义。

199. 阳明兼太阳少阳证不可攻

【原文】

阳明中风，口苦咽干，腹满微喘，发热恶寒，脉浮而紧，若下之则腹满，小便难也。

【征引】

阳明中风，热邪也。腹满而喘，热入里矣，然喘而微，则未全入里也。发热恶寒，脉浮而紧，皆太阳未除之证。口苦咽干，为少阳之半表半里。若误下之，表邪乘虚内陷，而腹益满矣；兼以重亡津液，故小便难也。

【讲义】

本条为三阳合病之太阳证重者。太阳证重，虽有腹满亦不可下，下则邪陷热结而气滞，使腹益满，下之伤津则小便难。

【附注】

太阳阳明病多，则以桂枝加大黄汤两解之；少阳阳明病多，则以大柴胡汤和而下之。若唯从里遽下之，则腹益满矣；小便难者，津愈伤矣。

【习题】

本证不应下，宜用何治法？

200. 阳明病之能食与不能食

【原文】

阳明病，若能食，名中风；不能食，名中寒。

【征引】

程知：本因有热，则阳邪应之，阳化谷，故能食，曰中风，其实乃郁热在里证也。本因有寒，则阴邪应之，阴不化谷，故不能食，曰中寒，其实乃胃中虚冷证也。

柯琴：此不特以能食不能食别风寒，更以之审胃家虚实也。要知风寒本一体，随人胃气而别。

【讲义】

经中无中寒之字，解恐未免，参阅征引可也。

201. 欲作固瘕证

【原文】

阳明病，若中寒者，不能食，小便不利，手足濈然汗出，此欲作固瘕，必大便初硬后溏。所以然者，以胃中冷，水谷不别故也。

【征引】

周扬俊：本条阳明中之变证，着眼在中寒不能食句。此系胃弱素有积饮之人，兼膀胱之气不化，故邪热虽入，未能实结，况小便不利，水并大肠，故手足汗出，此欲作固瘕也。其大便始虽硬后必溏者，以胃阳衰不能蒸腐水谷。

程知：固瘕者，固而成瘕，水气所结，其腹必有响声，特以结在胸为水结胸，结在腹为固瘕。

钱天来曰：固瘕，为坚凝固结之寒积。欲作，非已作也。

【讲义】

阳明病，若中寒者，肠胃吸收功能减退，致不能食，小便不利，大便必溏；及手足濈然汗出，由阴转阳，则为转系阳明；其屎渐结，是为欲作固瘕，以其乍结而未燥，故大便初硬后溏；乍结之屎乃寒去而热未盛，故不成燥屎而欲作固瘕。所以然者以次，言欲作固瘕，由于胃中冷，水谷不别之故也。

【附注】

阳明篇中多太阳证，本条系太阴转阳明者。195 条是太少阳转阳明。

【习题】

1. 何谓固瘕？

2. 胃中冷，水谷不别，大小便应见何象？

202. 阳明之变证

【原文】

阳明病，初欲食，小便反不利，大便自调，其人骨节疼，翕翕如有热状，奄然发狂，濈然汗出而解者，此水不胜谷气，与汗共并，脉紧则愈。

【征引】

成无己：阳病客热初传入胃，胃热则消谷而欲食。阳明病热为实者，则小便当数，大便当硬，今小便反不利，大便自调者，热气散漫不为实也。欲食则胃中谷多，谷多则阳气盛。热消津液则水少，水少则阴血弱。《金匮要略》曰：阴气不通即骨疼，其人骨节疼者，阴气不足也。热甚于表者，翕翕发热；热甚于里者，蒸蒸发热。此热气散漫，不专著于表里，故翕翕如有热状。奄，忽也。忽然发狂者，阴不胜阳也。阳明蕴热为实者，须下之愈。热气散漫不为实者，必待汗出而愈，故云濈然而汗出解也。水谷之等者，阴阳气平也。水不胜谷气，是阴不胜阳也。汗出则阳气衰，脉紧则阴气生，阴阳气平，两无偏胜则愈，故曰与汗共并，脉紧则愈。

203. 阳明病欲解时

【原文】

阳明病，欲解时，从申至戌上。

【征引】

成无己：四月为阳，土旺于申酉戌，向旺时，是为欲解。

柯琴：申酉为阳主时，即日晡也。

204. 胃中虚冷，攻热必哕

【原文】

阳明病，不能食，攻其热必哕，所以然者，胃中虚冷故也。以其人本

虚，攻其热必哕。

【征引】

魏荔彤：阳明病，不能食，即使有手足濈然汗出之假热见于肤表面、目之间，一考验之于不能食，自不可妄言攻下。若以胃实之热而攻之，则胃阳愈陷而脱，寒邪愈盛而冲，必作哕证，谷气将绝矣。

钱天来：胃阳败绝而成呃逆，难治之证也。

汪琥：宜附子理中汤。

按：前条言不能食者名中寒，中寒乃太阴，非阳明，乃肠胃有寒，故攻热必哕。《金匮·湿病篇》：湿家若下之早则哕。误下之哕为难治证。

阳明病不能食，名中寒。寒是肠胃机能衰弱。若胃家实而寒者，不可攻热，攻则胃败而哕。所以然以次，自注语。

205. 欲作谷疸证

【原文】

阳明病，脉迟，食难用饱，饱则微烦头眩，必小便难，此欲作谷疸。虽下之，腹满如故，所以然者，脉迟故也。

【征引】

程知：脉迟为寒，寒则不能宣行胃气，故非不能饱，特难用饱耳。饥时气尚流通，饱则填滞，以故上焦不行而有微烦头眩证，下脘不通而有小便难证。小便难中包有腹满证在内。欲作谷疸者，中焦升降失职，则水谷之气不行，郁而成黄也。曰谷疸者，明非邪热也，下之，兼前后部言，茵陈、五苓之类也。热蓄成黄之腹满，下之可去。此则谷气不得宣泄，属胃气虚寒使然，下之益虚，故腹满为故。

【讲义】

阳明病属热郁食滞，其脉必迟。本条脉迟属寒，为太阴寒湿之黄疸病，非急性热病也，不可不辨。其证为腹满、食难用饱、小便难等。文中无腹满证而曰腹满者，因下文有"虽下之，腹满如故"，是未下之前腹已有满证矣。食难用饱者，非不能饱，唯饱后有微烦、头眩之不适耳。谷疸证，由于饮食不节引起的黄疸证。欲作者，将成未成者也。将成谷疸证之腹满慎不可下，所以然者，脉迟故也。

【附注】

饱则微烦头眩者，此消化衰减，胃有积水之故，与苓桂术甘汤证、真武汤证之头眩同理。小便难者，系水谷不别，水由肠泻，非肾不分泌也。本条脉迟与62、66条之新加汤、厚姜半甘参汤证之脉迟同理。

【习题】

1. 何谓谷疸证？

2. 本条之脉迟与阳明之脉迟有何区别？

206. 胃气久虚，表气不足证

【原文】

阳明病，法多汗，反无汗，其身如虫行皮中状者，此以久虚故也。

【征引】

成无己：胃为津液之本，气虚津液少，病则反无汗。胃候身之肌肉，其身如虫行皮中者，知胃气久虚也。

【讲义】

阳明病里热盛，理应多汗，今反无汗，是胃阳不足。盖汗生于水谷之精，胃阳既虚，化生者少，有汗亦不能透出肌表，故怫郁皮中，如虫行状。虚指胃言，胃气久虚者，表气必不足。久虚，胃久衰，非新病也。

【附注】

本证宜健胃生津，使阴阳自和，汗出而解也。

注：胃虚则身痒，汗腺不能出也。

【习题】

1. 如虫行皮中主何病理？

2. 久虚何以如虫行皮中状？

207. 寒邪变证

【原文】

阳明病，反无汗，而小便利，二三日呕而咳，手足厥者，必苦头痛。若不咳不呕，手足不厥者，头不痛。

【征引】

成无己：阳明病法多汗，反无汗而小便利者，寒气内攻也。至二三日，呕咳而肢厥者，寒邪发于外也，必苦头痛。若不咳不呕，手足不厥者，是寒邪但攻里而不外发，其头亦不痛也。

按：本条亦属胃阳不充证。

208. 能食名中风证

【原文】

阳明证，但头眩，不恶寒，故能食而咳，其人咽必痛。若不咳者，咽不痛。

【征引】

钱天来：上虚则眩，热越亦眩。本条头眩，热在上也。不恶寒，即提纲不恶寒反恶热之。又，能食，阳明中风也。咳者，热在上焦，肺气受伤也。阳邪壅于上焦，故咽痛。若不咳者，上焦热不甚，故咽不痛。

按：本条是热邪，上条是寒邪。两条对照，示人知寒热之辨也。

209. 湿热发黄证

【原文】

阳明病，无汗，小便不利，心中懊侬，身必发黄。

【征引】

成无己：阳明病，无汗而小便不利者，热蕴于内不得外越。心中懊侬者，热气郁蒸，欲发于外而为黄也。

张志聪：阳明之气不行于表里上下，则内逆于心中而懊侬。阳热之气留中，入胃之饮不布，则湿热蒸而发黄矣。

按：本证系热不外越，水不下行，水热毒初蒸，故令心中懊侬。发黄，黄疸也。

210. 热炽发黄证

【原文】

阳明病，被火，额上微汗出，而小便不利者，必发黄。

【征引】

喻昌：阳明病，湿停热郁而烦渴有加，势必发黄。然汗出，热从外泄则黄可免。小便多，热从下泄则黄可免。若误下之，其热邪愈陷，津液愈伤，汗与小便愈不可得。误火，则热邪愈炽，津液上奔，额虽微汗，周身之汗与小便愈不可得矣，发黄之变安能免乎。

211. 胃阳气虚证

【原文】

阳明病，脉浮而紧者，必潮热，发作有时，但浮者，必盗汗出。

【征引】

钱天来：邪在太阳，以浮紧为寒，浮缓为风。在阳明，则紧为在里，浮为在经。

按：以脉测证非仲师之法。潮热自汗固为下证，但本条为潮热盗汗，颇类阳明下证，实际是虚寒，非实热也。

212. 气血上充衄血证

【原文】

阳明病，口燥，但欲漱水，不欲咽者，此必衄。

【征引】

喻昌：口中干燥与渴异。漱水不欲咽，知不渴也。阳明气血俱多，以漱水不欲咽，知邪在血分。阳明之脉起于鼻，故知血得热而妄行，必由鼻出也。

按： 热盛，故欲漱水。胃不燥，故不欲咽。气血上充，病毒有上越之势。衄后而愈者，勿论矣。血证仍急者，宜选用桃核承气汤或泻心汤，血证自平矣。

213. 津液与大便之关系

【原文】

阳明病，本自汗出，医更重发汗，病已差，尚微烦不了了者，此必大便硬故也。以亡津液，胃中干燥，故令大便硬。当问小便日几行，若本小便日三四行，今日再行，故知大便不久出。今为小便数少，以津液当还入胃中，故知不久必大便也。

【征引】

柯琴：胃者，津液之本也，汗与溲皆本于津液。自汗出，小便利，其人胃之津液本多。今揭出亡津液句，为世之不惜津液者告也。病差，指身热汗出言。烦，即恶热之谓。烦而微，知恶热将自罢，以尚不了了，故大便硬耳。数少，即再行之谓。大便硬，小便少，皆因胃亡津液所致，不是阳于里也。因胃中干燥，则饮入于胃，不能上输于肺，通调水道，下输膀胱，故小便反少；而游溢之气，尚能输精于脾，津液相成，还归于胃，胃气因和，则大便自出。

【讲义】

阳明病本自汗出，医更重用发汗，则水分排泄过多，津少胃燥，便硬因烦。今病已差，血中水分供肠黏膜之分泌，则小便自少，大便自润利矣。

【附注】

水谷入胃，清者化液，粗者成渣。津液外出则为汗，下行为小便，故汗与小便多皆足以亡津，致大便难出。二便者，水谷分行之道路，此通彼塞。小便少，则大便软滑，必自出也。196条至本条非经文也。

【习题】

1. 汗、小便与津液之关系如何？

2. 水泻者利小便能否止之？

214. 呕多不可攻

【原文】

伤寒呕多，虽有阳明证，不可攻之。

【征引】

成无己：呕者热在上焦，未全入腑，故不可下。

张志聪：呕多胃气虚也，虽有阳明实热之证，不可攻之。

山田宗俊：本条接195条发之，可见前十八条皆非经文。

【讲义】

伤寒呕多不可攻，以少阳证在也，且正气有向上之势，不可逆之使下。攻者，盖专指大承气而言，其他硝黄之剂（如大柴胡汤等）非攻剂也。

【附注】

本证大柴胡汤为对证之方。呕多是水热在上焦，虽有胃实，攻之恐有利遂不止之祸。要知阳明病津液未亡者慎不可攻。盖腹满呕吐是太阴阳明相关证，胃实胃虚是阳明太阴分别处。胃家实虽其变百出，不失为生阳。下利不止，参、附不能挽回，便是死阴矣。

津液未伤者，下之伤津液；津液已伤者，下之存津液。医者手段须慎选择。

【习题】

呕多何以不攻?

215. 心下硬满不可攻

【原文】

阳明病，心下硬满者，不可攻之。攻之利遂不止者死，利止者愈。

【征引】

魏荔彤：若胃家实者，硬满在中焦，今心下硬满，非胃实可知。虽曰阳明证，亦可以痞论，主治仍当察其虚实寒热，于泻心诸方中求治法。

按：痞者，满而不硬，应注意。

汪琥：结胸证，心下硬满而痛，为胃中实，故可下。本证不痛，当是虚硬、虚满，故不可攻。

刘栋：本条及下条为后人所记。

按：阳明腹满为邪入腑，可下之。心下硬满，则邪气尚浅，未全入腑，不可攻也。心下硬满者，邪聚阳明之膈，膈实者腹必虚，攻之是为重虚也。

216. 面赤不可攻

【原文】

阳明病，面合色赤，不可攻之。必发热色黄者，小便不利也。

【征引】

成无己：合，通也。阳明病，面通赤色，热在经也，不可攻。虚其胃气，耗其津液，经中之热乘虚入胃，必发热色黄，小便不利也。

柯琴：面色正赤，阳气怫郁在表，当以汗解，而反下之，热不得越，故复发热。转赤为黄，总因津液枯燥，不能通调水道而然，须栀子、柏皮滋水源而致津液，非渗泄之剂所宜。

按：如上说，经病不可攻，误攻则津伤，必发热、色黄、小便不利也。误攻发黄，其说待考。

217. 调胃承气汤证之六

【原文】

阳明病，不吐不下，心烦者，可与调胃承气汤。

【征引】

汪琥：不吐不下者，热邪上不得越，下不得泄，郁胃腑之中，其气上熏于膈则心烦，烦闷而热也，但不若潮热便硬之胃实，所以不必攻下，而用本方。

《医宗金鉴》：不吐不下心烦者，谓未经吐下而心烦也，其为热盛实烦可知。故与本汤泻热而烦自除也。

柯琴：若吐下后而烦，为虚烦，宜栀子豉汤。

山田宗俊：病人呕吐而心烦者，少阳柴胡证也。下利而心烦者，少阴猪肤汤证也。吐下后心烦者，栀子豉汤证也。不吐不下心烦者，乃阳明热烦，但未至潮热谵语、便秘腹满、大渴引饮诸证，故先与本汤以解内热。

【讲义】

阳明病未施吐下剂而心烦者属实，不属虚。热盛实烦，与本汤以泄热，烦自除矣。

【附注】

吐下并不禁用本汤，见130条。先其时自极吐下者，与调胃承气汤，可以知矣。本条之义，盖谓胃虚者不可下。又，吐下后之心烦，栀子豉汤与本汤自有分别。心烦一证，阴阳证皆有之，宜详察焉。

【习题】

1. 吐下后之心烦宜用何治法？

2. 吐下后气逆不降宜用何治法？

218. 大小承气汤证辨

【原文】

阳明病，脉迟，虽汗出不恶寒者，其身必重，短气，腹满而喘，有潮热者，此外欲解，可攻里也，手足濈然而汗出者，此大便已硬也，大承气汤主之。若汗多，微发热恶寒者，外未解也；其热不潮，未可与承气汤。若腹大满不通者，可与小承气汤微和胃气，勿令至大泻下。

【征引】

魏荔彤：汗出，太阳所有，而不恶寒则太阳所无。身疼体痛，太阳所有，而身重则太阳所无。兼以短气腹满，喘而潮热，纯见里证而不见表证，知此外之太阳欲解乃转属阳明，胃实将成也。考此，乃可攻里无疑矣。但攻里又非一途，更必于汗、于热辨之。如手足濈然汗出为胃热盛，逼汗于四末，津液知其内亡，大便必硬，胃实之成确乎不易，大承气汤主之。若汗虽多而微，且带恶寒，仍存表证可知。再谛之于热，汗出虽多，热却不潮，则阳明之病未尽全，仍当从太阳表治可也。或腹大满不通者，则胃已有闷塞之征，小承气汤调和胃气，勿令人泻下以伤正也。

【讲义】

脉迟，疑似缓脉，但与桂枝汤证之脉缓非但浮沉有差，且弛懈与迟慢亦迥然有别也。汗出，为太阳阳明共有证。翕翕，与蒸蒸亦自不同。不恶寒，非表证，但不能遽然断定为阳明证。身重，与表证身重异，其因由于高热也。腹满，属腹内充实。喘，因腹部压迫。潮热，如潮水之热，无孔不热，属内实之热也。由以上各证而知表里。大承气汤之适应证除上述之里证外，尚须有大便硬、手足濈然汗出方可攻之，其热不潮则不可攻。若汗多，微发热恶寒，属外未尽解，不可下也。若腹大满不通者，属里已实，可下之，与小承气汤微和其胃气。其热不潮，则勿大泻下，恐伤正气也。

【附注】

241条"阳明病，脉迟，汗出多，微恶寒者，表未解也，可发汗，宜桂枝汤"应与本条参看。濈然汗出有二：①遍身濈然汗出者，为里热蒸迫之故。②手足濈然汗出者，为邪热内结之征。《巢源》《活人书》有掌心汗湿之说，亦热结也。身重有多种：杂病多属湿滞，阳明多属热灼，更有因高热者。《内台方议》云：仲师用大承气汤者二十五证，虽曰各异，即泻下法也。其法虽多，不出大满、大热、大实，其脉沉实滑者所当用也。

【方剂】

大承气汤方

大黄四两（酒洗），厚朴半斤（炙，去皮），枳实五枚（炙），芒硝三合。

上四味，以水一斗，先煮二物，取五升，去滓，内大黄，更煮取二升，去滓，内芒硝，更上微火一两沸。分温再服。得下，余勿服。

小承方汤方

大黄汤四两，厚朴二两（炙，去皮），枳实三枚（大者，炙）。

上三味，以水四升，煮取现在升二合，去滓，分温二服。初服汤当更衣，不尔者尽饮之；若更衣者，勿服之。

【治验】

吴又可最善用承气汤，今录《温疫论》应下诸证如下：舌白苔渐变黄，又黑苔，又芒刺，又舌裂，又舌短，又舌硬，又舌卷，又白砂苔，又唇燥裂，又唇焦黑，又唇口皮起，口臭，鼻孔如煤，口燥渴，目赤，咽干，气喷如火，小便赤黑，涓滴作痛，小便极臭，扬手掷足，脉沉而数，潮热，善太息，心下高起如块，腹胀满拒按，头胀痛，大小便闭，矢气臭极，大便胶闭，协热下利，热结旁流，四逆，脉厥，体厥，发狂。以上选用三承气汤。凡有燥屎，脐下必坎坷，肌肤必枯燥，腹必拒按。癫狂，热壅，便秘。脉数实，登高弃衣，狂骂，盖阳盛则四肢实，能登高，宜大承气汤。病身热后厥，扬手掷足，烦躁饮水，头汗，大便秘，小便赤，怫郁昏聩，盖当下失下，气血不通，故四肢逆冷，所谓热深厥深。又，下证悉具，见厥逆，与大承气汤者，此也。舌四边红，中夹灰黑色，此由失下所致。舌黄苔，黑点乱生，证必渴而谵语；痘色赤紫，形塌顶焦，齿燥唇裂，腹胀拒按，舌刺谵语，睡不安，不能起，皆因便闭，用本汤去之，则毒火泄，痘自起，色转红活，但须认清实热，不可妄用攻下，虚其正气，反致内陷，祸如反掌。凡痼毒壅滞，腹中坚实，胸腹动悸，或喜怒无常，或惊惕，健忘，怔忡，或身体不仁，或战曳瘫痪，筋挛骨痛，或言语謇涩，缄默如偶，或饮食倍常，或数十日不食不饥等，变怪百出，不可名状，世称狂痫中风，或称心脾气虚，能审其脉证，以本方与真武、附子、桂枝加苓术附，或加蜀龙牡等汤交用。宽猛并行，犄角以攻，可救垂绝。又，脚气，胸腹硬满，身浮肿，胸如怒涛动，短气而呕，二便闭，冲心之甚，非此方莫救。又，痿躄，腹中有坚块，便秘口燥，脉实有力，本方与真武、附子互用佳。

按：《痿论》有"治痿独取阳明"之语，此言针刺宜取阳明经脉，故下文云各补其荥，而通其俞是也。后世即以治痿多议攻下，误矣。上条治痿用本方，盖有本方之证，不可以文害义也。

治痢，又疝积留饮，又急惊风，又破伤风，又脚气肿满冲心。

《琉璃壶》云：若见必死病可用承气，勿令人知，可期万一，其语甚趣。本药用于小便闭，诸药无效者。消中证，以本方下之，不欲食而愈。哕逆证，有属热闭邪实者，有属寒饮精虚者，又有因蛔虫者。王宇泰用泻心、小承气、调胃承气、桃仁承气，龚廷贤用黄连解毒汤、白虎汤等，可谓得法。调胃承气汤治结实腹不满，小承气汤治腹满不结实，大承气汤治结实腹满。厚朴三物汤、厚朴大黄汤与小承气汤药物皆同，量数有殊，主治迥异。

【习题】

1. 试述本条之承气证。

2. 大、小承气分别处何在？

3. 全身濈然汗出与手足濈然汗出是何证候？

219. 大小承气汤之用法

【原文】

阳明病，潮热，大便微硬者，可与大承气汤；不硬者，不可与之。若不大便六七日，恐有燥屎，欲知之法，少与小承气汤，汤入腹中，转矢气者，此有燥屎也，乃可攻之。若不转矢气者，此但初头硬，后必溏，不可攻之，攻之必胀满不能食也。欲饮水者，与水则哕。其后发热者，必大便复硬而少也，以小承气汤和之，不转矢气者，慎不可攻也。

【征引】

成无己：潮热者实，得大便微硬者便可攻之。若不硬者，则热未成实，微有潮热亦未可攻。若不大便六七日，恐有燥屎，先便与小承气汤渍之。如有燥屎，小承气汤药力缓，不能宣泄，必转气下矢。若不转矢气，是胃中无燥屎，但肠间少硬尔，只初头硬后必溏，攻之则虚其胃气，致腹胀满不能食也。

山田宗俊：欲饮水以下三十八字系叔和文字误入。

【讲义】

阳明病，潮热属实，经云"潮热者，实也"。潮热、便硬二者俱见，方可与大承气汤；虽有潮热，若大便不硬者，不可与之。若六七日不大便，是否大便已硬，疑似之间犹豫未决时，施用药物诊断法，即少与小承气汤。汤入腹而转矢者为有燥屎，即大便微硬之征，乃可以大承气汤攻之。若汤入腹不转矢气者，此一时性之大便燥结，初头虽硬其后必溏，不可用攻法也，可参阅 201 条欲作固瘕证。若误攻之，以其既无燥屎，徒伤肠胃，不但呈虚性胀满，且不能食也。胃中干燥则欲饮水，水入与虚寒相搏，气逆则哕。此时肠胃已虚，后复发热者，盖邪热乘虚复聚于胃，胃燥得热，必大便复硬而少，少与小承气汤和之可也。重云不转矢气不可攻者，慎之至也。

【附注】

燥屎结实，气不得宣，稍有渗透即转矢气，因此而知原有燥屎梗阻之也。不转矢气者，是胃虽热而不亢，初头硬后溏。转之一字，形容大便全硬，非初头硬也。

【习题】

1. 试燥屎用小承气汤是何义？
2. 误攻见胀满，以何方救治为宜？

220. 谵语与郑声

【原文】

夫实则谵语，虚则郑声。郑声者，重语也。直视，谵语，喘满者死，下

利者亦死。

【征引】

成无己：《内经》云："邪气盛则实，精气夺则虚。"谵语由邪气盛而神识昏也，郑声由精气夺而声不全也。

王肯堂：谵语，谓乱言无次，数数更端也。郑声，谓郑重频繁也。盖神有余则机变乱语，神不足则只守一声。

【讲义】

本条以谵语立论，与郑声无关。下半应读作"直视、谵语、喘满者死，直视、谵语、下利者亦死"。夫直视、谵语原非死证，纵有微喘，亦有脉弦者生之例（见222条）。今直视、谵语而喘满，乃脑病兼心肺上实证，故主死。若脑病兼肠胃下虚证，亦主死也。

【附注】

谵语属胃家实，今直视、谵语系病毒侵犯脑神经，喘满是体循环麻痹而瘀血，顷刻生变故，主死也。直视、谵语，邪实也；下利者，正必虚也。邪实正虚，故主死。

【习题】

1. 谵语与郑声之差别安在？

2. 直视、谵语、喘满者，或下利者何以主死？

221. 汗后转阳明证

【原文】

发汗多，若重发汗者，亡其阳，谵语。脉短者死，脉自和者不死。

【征引】

汪琥：此系太阳病转属阳明谵语之证。本太阳经得病时，发汗多转属阳明。重发其汗，汗多亡阳。汗本血液，阳亡阴亦亏。津血耗竭，胃中燥实而谵语。谵语者，脉当弦实或洪滑，为自和。自和者，言脉与病不相背也，是病虽甚不死。若谵语脉短者，为邪热盛，正气衰，乃阳证见阴脉也，以故主死。

柯琴：亡阳，即津液越出之互辞。

【讲义】

本条首论太阳转阳明以亡阳。亡阳有转寒者，有邪热伤津者。谵语，邪盛也；脉短，正衰也。邪盛正衰，故主死。脉自和者，邪盛正不衰，故不死。

【附注】

大汗则伤津，伤津能转阳明；大汗必亡阳，阳亡则转阴证。同属大汗致病，则有阴阳寒热之异，故随证施治而不拘于病名方可应变。

【习题】

1. 太阳病发汗多，何以有转阳明者，有转阴证者，试述其故。

2. 本条证"脉短者死，自和者不死"，其理安在？

222. 吐下后转阳明证

【原文】

伤寒，若吐若下后不解，不大便五六日，上至十余日，日晡所发潮热，不恶寒，独语如见鬼状。若剧者，发则不识人，循衣摸床，惕而不安，微喘直视，脉弦者生，涩者死。微者，但发热谵语者，大承气汤主之。若一服利，则止后服。

【征引】

成无己：其邪热微而未至于剧者，但发热谵语，可与大承气汤以下胃中热。

钱天来：伤寒法当先汗，此但曰若吐若下后不解，明是当汗不汗而误下，以致外邪内陷而不解也。

【讲义】

伤寒法当汗解，今误吐下，反致伤津而邪热内结，其病不解。不大便五六日，上至十余日，为传里可下之期。日晡所发潮热是内热已实。不恶寒是表证已罢。独语如见鬼状者，即谵语也。以上皆属可攻之证。但重者若发则不识人，循衣摸床，怵惕不安，微喘直视，同220条之死证。唯脉弦，虽津液一时少，循环未衰弱，尚有一线生机。若脉涩，为血少而循环已衰，故主死矣。病势轻者只见发潮热、谵语，如第一段，即以大承气汤主之，但见利止服，不可过剂。

【附注】

循衣摸床，危候也。经曰四肢为诸阳之本，阳虚故四肢扰乱，失所倚也。注家多以"伤寒"之下漏去"发汗"二字，皆主加入。唯本条与上条合看，其义自明。盖汗吐下后变证分述于两条中也。"发则不识人"与"但发热谵语者"均由日晡所发潮热连贯下来，故皆指潮热言也。

【习题】

1. 脉弦者是否须服药？抑应服何汤？

2. 本病微者见证为何？

223. 便硬谵语之小承气汤证

【原文】

阳明病，其人多汗，以津液外出，胃中燥，大便必硬，硬则谵语，小承气汤主之。若一服谵语止者，更莫复服。

【征引】

张璐：多汗、谵语，下证急矣。以其人汗出既多，津液外耗，故不宜大下，但当略与小承气汤和其胃气，谵语自止，若过服反伤津液也。

柯琴：多汗是胃燥之因，便硬是谵语之根。一服谵语止，大便虽未利而胃濡可知矣。

【讲义】

阳明病因汗而胃燥，因胃燥而大便必硬，大便硬则谵语，此必然之势。唯此已亡津，且病机甚速，非渐渐搏实，虽满而不大坚，故用小承气汤。若一服谵语止，纵未大便，亦莫尽剂，恐伤元气耳。

【附注】

无大实大满之证，但便硬、谵语，故主小承气汤。谵语既止，为里邪已解之征，则大便虽硬，不宜过下，惧伤津液也。

【习题】

本证有谵语、便硬，何以不与大承气汤？

224. 谵语潮热之小承气汤证

【原文】

阳明病，谵语，发潮热，脉滑而疾者，小承气汤主之。因与承气汤一升，腹中转矢气者，更服一升；若不转矢气者，勿更服之。明日又不大便，脉反微涩者，里虚也，为难治，不可更与承气汤也。

【征引】

成无己：阳明病，谵语，发潮热，若脉沉实者，内实者也，则可下。若脉滑疾，为里热未实，则未可下，先与小承气汤和之。汤入腹转矢气者，中有燥屎，可更与小承气一升以除之。若不转矢气者，是无燥屎，不可更与小承气汤。至明日邪气传时，脉得沉实紧牢之类，是里实也，反得微涩者，里气大虚也。若大便利后脉微涩者，只为里虚而犹可。此不曾大便脉反微涩，是正气内衰，为邪气所胜，故云难治。

【讲义】

阳明病，谵语，发潮热，若脉沉实为可攻之证。今脉滑疾，滑为热盛于里，疾则热未成实，故主以小承气汤。因与承气汤以次系注文误入。服一升后，腹中转矢气者，为有燥屎之征，更服一升。若不转矢气者，乃无燥屎，勿更服之。明日以次另为一段，言明日不大便，脉不滑而涩，不疾而微，为转阴证，里虚之脉。便硬当下而里虚又不可下，因不可更与承气汤，故施治颇难措手也。

【附注】

本条上段虽未言不大便，以证测之，当有不大便证。试其大便是否已硬，服汤。若不转矢气者，是大便未硬，勿更服承气汤，当与柴胡加芒硝汤以和之。

【习题】

本条有谵语、潮热，何以不与大承气汤？

225. 谵语潮热有燥屎之大承气汤证

【原文】

阳明病，谵语，有潮热，反不能食者，胃中必有燥屎五六枚也；若能食者，但硬尔，宜大承气汤下之。

【征引】

成无己：胃热当消谷引食，按阳明病多不能食，仲师故设此语以启下文。能食但硬句，重申存津之旨也。

山田宗俊：燥屎五六枚者，以腹诊言之，脐下底如杏核鸡卵者是也。能食但硬，与小承气汤可也。

【讲义】

阳明病，谵语、潮热属胃中热盛。胃热则能消谷，今反不能食，此必热伤胃中津液，气化不能下行，燥屎郁结，气逆作满之故，宜大承气汤去其亢极之阳，以救垂绝之阴也。胃中有燥屎句非燥屎真在胃中，盖言胃以赅肠，即胃家实之义也。若能食者，但硬尔，系括弧笔法，言若能食者，胃中气化自行，热不亢，津未伤，大便虽硬，不可用承气，反伤津液也。

【附注】

本条以能食、不能食辨燥结之微甚，定可攻、不可攻之大法，与上两条参看，则大小承气之用法自在其中矣。

【习题】

阳明病"能食""不能食"属何病理？本条旨意安在？

226. 证象阳明之热入血室证

【原文】

阳明病，下血，谵语者，此为热入血室。但头汗出者，刺期门，随其实而泻之，濈然汗出则愈。

【征引】

《医宗金鉴》：血已止，其热不去，蓄于阳明，不得外越而上蒸，故但头汗出也。

成无己：经云夺血者无汗。热上蒸，故但头汗。又，发黄证亦常头汗。

【讲义】

阳明病，谵语者，为热入血室之故，非有燥屎，不可下也。刺期门者，泻其上源之郁热也。但头汗出者，热郁为实，上冲作汗也。濈然汗出而愈者，实因刺解，热散作汗也。

【附注】

152 条状似结胸，本条证象阳明，其郁热在里则同，故均用刺法。仲师云勿犯胃气及上二焦者，此也。

按：热入血室，下血者必自愈，今不自愈而用刺法者，因有头汗，为郁热在里，故随其实而泻之也。

【习题】

本条与 152 条有何异同？

227. 表虚不可与大承气汤

【原文】

汗出谵语者，以有燥屎在胃中，此为风也，须下之，过经乃可下之。下之若早，语言必乱，以表虚里实故也。下之则愈，宜大承气汤。

【征引】

成无己：胃中有燥屎则谵语。以汗出为表未罢，故云风也。燥屎则当下，表未解又不当下，须过经无表乃可下之。若下之早，燥屎虽除，则表邪乘虚复陷于里。胃虚热甚，语言必乱。

【讲义】

汗出、谵语为燥屎在胃之征，下之则愈，宜大承气汤。自"此为风也"至"以表虚里实故也"一段属另一文，言虽有阳明可下之证，若兼表证，须过太阳经，即表解后乃可下之。下之若早，则表邪内陷，邪随热化，语言必乱。盖表虚里实者不可攻也。

【附注】

按"此为风也"以次二十八字，注家多随文注释，致有"更下之""不因误下而遂不下"等论。详考经义，实难从同。有谓系注文误入者，其说似较妥善。若另属一义，理亦可通，未知孰是，阙疑待考。

【习题】

1. 本条与 225 条有何异同？

2. 表虚里实以何方治？

228. 里证误汗则谵语

【原文】

伤寒四五日，脉沉而喘满，沉为在里，而反发其汗，津液越出，大便为难，表虚里实，久则谵语。

【征引】

山田宗俊：越，发也，散也。本条合 231 条考之，此证宜以白虎汤以解其里热。而反发汗，津液越出，则胃中干燥，大便因为难，以屎硬故也。久发谵语者，以哕气犯神明也，宜用大小承气汤下之。

【讲义】

伤寒四五日为邪气传里之期。脉沉为在里，喘满为实。里实之证而反汗之，必致津外出而胃燥，大便为难矣。误汗虚其表，失下实其里，久之则谵语。本条虽未出方，其治当同 223 条。

【附注】

223 条示伤津而成阳明之治法，本条示伤津而成阳明之机转。夺液而成燥者，非大热入胃者，此师不出方，有微甚之斟酌耳。

【习题】

1. 本证喘满，病邪是否在胸部？

2. 220 条喘满主死，本条亦喘满，何以不主死，试述其异。

229. 白虎汤证之二

【原文】

三阳合病，腹满，身重，难以转侧，口不仁而面垢，谵语，遗尿。发汗则谵语，下之则额上生汗，手足逆冷。若自汗出者，白虎汤主之。

【征引】

《医宗金鉴》：太阳主背，阳明主腹，少阳主侧，今一身尽为三阳热邪所困，故身重难以转侧也。胃之窍出于口，热邪上攻，故口不仁。阳明主面，热邪蒸越，故面垢也。热结于里则腹满。热盛于胃故谵语。热迫膀胱则遗尿。热蒸肌腠故自汗。证虽属于三阳，而热皆聚胃中，故当从阳明热证主治也。若从表治，汗之则津愈竭，胃热愈深，必增谵语。若往里治，下之则阴益伤，而阳无依则散，故额汗肢冷。要当审其未经汗下，而身热自汗出者，始为阳明经证，主以白虎汤大清胃热，急救津液，存其阴可也。

【讲义】

本条虽以三阳合病命名，实际并无三阳合病之证。且表证不罢，不可与白虎汤，亦足以知本条必无太阳证也。自"腹满"至"遗尿"等证乃一身尽热遍见于表里、半表半里之间，故名之曰三阳合病耳。夫表里俱热，若投辛温发汗剂，则津愈伤、热益高而发谵语。若下之则虚其胃气，阴血益伤，阳无依据，孤阳上越则头汗，不达四肢则逆冷。自"发汗"至"手足逆冷"为括弧笔法，示本证不可汗下及误治之变。若自汗出者遥接上文，示热蒸汗出方为白虎汤之正证也。

【附注】

腹满，因高热也。身重，亦因高热也。难以转侧，言身重之甚也。口不仁，是高热致味觉消失，语言不利。面垢，面色垢晦，即后世所谓油妆是也。谵语、遗尿，热上炎伤脑则谵语，下炽而遗尿。以上各证表示内外上下无处不热也。

太阳证之热，以手抚其面，热必甚壮，以体温表测之热反不高。承气汤证之热则反是，身热似不甚壮，若以表测之则热弥高。以此可帮助鉴定汗下之治法。白虎汤证其热内外俱壮，因此而得三阳之名欤。

【习题】

1. 白虎汤是否三阳合病之主方？试述其理。

2. 桂枝、承气、白虎三阳热证之不同点安在？

230. 潮热汗出便难谵语之大承气汤证

【原文】

二阳并病，太阳证罢，但发潮热，手足漐漐汗出，大便难而谵语者，下之则愈，宜大承气汤。

【征引】

成无己：本太阳病并于阳明，名曰并病。太阳证罢，是无表证。但发潮热，是热并阳明。一身汗出为热越，今手足漐漐汗出，是热聚于胃，必大便难而谵语。经曰：手足濈然汗出者，必大便已硬也。

柯琴：先揭二阳并病，见未罢时便有可下之证，今太阳已罢，则全属阳明矣。

【讲义】

二阳并病，太阳证罢，只见潮热（阳明实证）、手足漐漐汗出（便硬之征）、大便难而谵语（虽未至便硬而谵语已成）等，是下证具矣。唯手足汗出不濈然而漐漐，大便不利未定硬而便难，故不曰攻而曰下，不曰主而曰宜者。虽用大承气汤施治，其轻重缓急自有等差。

【附注】

上条内外俱热者，白虎汤主之。本条里热虽实，燥结不甚，以大承气汤下之者，权宜之计也。

【习题】

本条之"太阳证罢""下之""宜""漐漐汗出""大便难"等字句作何解释？

231. 三阳病之误治变证及治法

【原文】

阳明病，脉浮而紧，咽燥口苦，腹满而喘，发热汗出，不恶寒反恶热，身重；若发汗则躁，心愦愦，反谵语；若加温针，必怵惕，烦躁不得眠；若下之，则胃中空虚，客气动膈，心中懊侬，舌上苔者，栀子豉汤主之。若渴欲饮水，口干舌燥者，白虎加人参汤主之。若脉浮发热，渴欲饮水，小便不利者，猪苓汤主之。

【征引】

成无己：愦愦，心乱貌。

方有执：怵惕，恐惧貌。

山田宗俊："阳明病"至"身重"二十七字乃热结在里而无燥屎之证，与前三阳合病条同，宜与白虎汤以挫其热。若认其脉浮为表未解而发其汗，则津液越出，大便为硬，令人烦躁心乱而反谵语，乃承气证也。谓之反者，以其发汗，不徒无益，反使之增剧也。若加温针则致火逆，怵惕、烦躁不得眠，所谓"太阳伤寒者，加温针必惊"是也，乃桂枝去芍药加蜀漆龙骨牡蛎汤或桂枝甘草龙骨牡蛎汤等证也。若认其腹满、汗出、恶热，以为有燥屎而下之，则胃中空虚，客气动膈，令人心下痞硬。所以然者，以本有燥屎也，乃甘草泻心汤证也。

《医宗金鉴》：渴欲饮水，口干舌燥者，为表邪已衰，阳明热盛，宜白虎加人参汤滋液生津。若发热，渴欲饮水，小便不利者，是阳明饮热并盛，宜猪苓汤利水生津。

【讲义】

本条表里各证皆有。自首句至"身重"脉证错杂，有似 229 条白虎汤证。此证汗下均不可施，火攻尤非所宜。若误治后热在上焦者，栀子豉汤证也；热在中焦者，白虎加人参汤证也；热在下焦者，猪苓汤证也。施治务以存津为本，既不使胃燥，复不使水渍入胃耳。

【附注】

水与热结者，利其水而热即去。食与热结者，下其食而热亦除。胃虚而心烦，栀子豉汤证。热甚津液伤，白虎汤证也。唯本条脉证治法所举甚杂，恐有错简，但能随证施治，自可不违经旨也。

【方剂】

猪苓汤方

猪苓（去皮），茯苓、泽泻、阿胶、滑石（碎）各一两。

上五味，以水四升，先煮四味，取二升，去滓，内阿胶，烊消，温服七合，三服。

【药物】

滑石 味甘，性寒。黏滑通利性利尿药。

药能：利尿止泻，止渴消炎，治结石、难产。

药征：小便不利而渴者。

调剂：本药因其黏滑性，故小便不利常用本药。且其性寒有消炎作用，故膀胱、尿道、肠管各部发炎而有小便不利时，用之有效。

【治验】

各家医案：治淋沥，便脓血。又下利，咳呕，渴而心烦不得眠，小便淋沥，或便脓血，兼用滑石矾甘散（滑、矾各二，甘一）。满身洪肿，按之即起，不碍呼吸，本方证也。腰以下肿，呼吸为常者。

按：肿而呼吸如常，谓非瘀血性水肿也。

淋疾点滴不通，阴头肿痛，少腹胀痛，茎中痛，出脓血者，本方兼用滑石矾甘散。

【习题】

1. 滑石治淋多单用，其效能为何？五苓散何以无本药？

2. 试述栀子豉汤、白虎加人参汤、猪苓汤三方之异同点。

232. 汗多而渴，不可与猪苓汤

【原文】

阳明病，汗出多而渴者，不可与猪苓汤，以汗多胃中燥，猪苓汤复利其小便故也。

【征引】

成无己：天寒衣薄则为溺，天热衣厚则为汗，汗溺一液也。汗多为津液外泄，胃中燥，故不可以本方利小便也。

【讲义】

本条承上条，阳明证用猪苓汤而发。汗与小便既同是一液，阳明多汗，小便自然减少。若强责之则伤津液，故不可与猪苓汤。

【附注】

汗多而渴，白虎汤证；胃中燥，承气汤证；膀胱蓄水不利，猪苓汤证也。上条之本方虽系借宾定主，亦足见病证变动不居也。

【习题】

本条宜与何汤主治？

233. 四逆汤证之四

【原文】

脉浮而迟，表热里寒，下利清谷者，四逆汤主之。

【征引】

成无己：浮为表热，迟为里寒。下利清谷者，里寒甚也，与四逆汤温里散寒。

山田宗俊：表热里寒者，明其因也。外有太阳表热，内有太阴里寒，治法本宜先表后里，今以下利清谷为急，故先救里也。

【讲义】

脉浮是表热，脉迟是里寒。虚阳在外、阴寒在里之真寒假热证，若兼下利清谷者，四逆汤主治之。四逆汤者，兴奋循环、刺激消化之剂也。

【附注】

表里兼病，不治表而治里，识缓急也。阳明之热，下利属寒，不治热而治寒，辨假真也。学者于此处当慎思而熟辨之也。

【习题】

本条依何证以四逆汤主治之？

234. 胃冷则哕

【原文】

若胃中虚冷，不能食者，饮水则哕。

【征引】

张锡驹：此论阳明中焦虚冷也。承上条言，不特下焦。生阳不启而为虚寒，即中焦火土衰微而亦虚冷也。夫胃气壮则消谷而水化，胃中冷则谷不消而不能食。既不能食，水亦不化，两寒相得，是以发哕。

【讲义】

胃中虚冷是太阴病，故不能食。哕是胃寒，不能运水下降，故曰饮水则哕。

【附注】

武陵陈氏：法当大温。

山田宗俊：宜茯苓四逆汤。

按：理中辈乃为正治。

【习题】

本条在未饮水时由何而知为胃中虚冷证？

235. 胃气盛之自衄证

【原文】

脉浮，发热，口干，鼻燥，能食者则衄。

【征引】

魏荔彤：脉浮发热，太阳病尚有存者，而口干鼻燥能食，虽阳明里证未全成，阳明内热已盛。热盛则上逆，上逆则引血，血上则衄，衄则热亦随之而泻矣。

【讲义】

脉浮发热，病有向外之机；口干鼻燥，内热已成之候。此时全视正气之如何而定病愈之机。能食者，胃气强，故能迫邪外出而致衄也。

【附注】

后世有谓红衣伤寒属不治之证，盖后世治衄概以寒凉，冰凝生变，酿成不治矣。

【习题】

1. 本条属何病证？

2. 能食者何以则衄？

236. 阳明误下之变证，亦为善后之法

【原文】

阳明病，下之，其外有热，手足温，不结胸，心中懊恼，饥不能食，但头汗出者，栀子豉汤主之。

【征引】

汪琥：此亦阳明误下之变证。阳明误下，邪热虽应内陷，不比太阳病误下之深，故其身外犹有余热，手足温，不结胸。表里已无大邪，其邪在胸膈之间，以故心中懊恼，饥不能食，但头汗出。热自胸熏蒸于上而身无汗也。

【讲义】

阳明经病，误下虚其胃气，余热未除，故手足不厥冷而温。无实热，则手足亦不溅然汗出，亦不结胸。心中懊恼者，虚热心烦也。饥不能食者，胃中空虚，故饥。虚热内扰，故不能食。但头汗出者，郁热上越也，故以有散热之能而无辛热之弊之栀子豉汤主之也。

【附注】

本条为阳明经病误下之变证，亦为阳明大邪已去，余热未除善后之方。饥不能食有寒热虚实之别。若胃中虚冷，饮水则哕，附子理中、吴茱萸等汤之证也；若心中懊恼，但头汗出者，本方证也。

【习题】

1. 阳明病在何时应用栀子豉汤？

2. 饥不能食属何病理？

237. 阳明兼少阳证治之一

【原文】

阳明病，发潮热，大便溏，小便自可，胸胁满不去者，与小柴胡汤。

【征引】

王肯堂：阳明为病，胃家实是也。今便溏而言阳明病者，谓阳明外证，身热汗出，不恶寒，反恶热之病也。

成无己：阳明病潮热为胃实，大便硬，小便数。今大便溏，小便自可，则胃未实而水谷不别也。大便溏，应气降而胸胁满去，今反不去者，邪气犹在半表半里之间。

【讲义】

本条证见潮热、胸胁满，应属阳明兼少阳证，唯胃家不实。若潮热属实，必大便硬。今大便溏，知非阳明里实也。大便溏者，小便必不利，属胃弱水谷不别之征。今大便虽溏，小便自可，知非太阴肠胃虚寒也。见阳明外证兼胸胁满不去者，以少阳证在故也。宜先与小柴胡汤，然后随证施治，不可以有阳明外证而先议下也。

【附注】

本条虽云阳明病，而主证不备。经云伤寒中风，但见柴胡一证，不必悉具。故凡少阳证见便不可汗下，宜与小柴胡先和之也。凡云与者，皆权宜之义，其后仍可汗也。

【习题】

本条与 109 条柴胡加芒硝汤有何异同？

238. 阳明兼少阳证治之二

【原文】

阳明病，胁下硬满，不大便而呕，舌上白苔者，可与小柴胡汤。上焦得通，津液得下，胃气因和，身濈然汗出而解也。

【征引】

成无己：阳明病，腹满，不大便，舌上苔黄者，为邪热入腑，可下。若胁下硬满，虽不大便而呕，舌上白苔者，为邪未入腑，在表里之间，与小柴胡汤以和解之。

程知：胁下硬满，不大便而呕，大柴胡汤证也。以舌上白苔犹带表寒，故用小柴胡汤。

【讲义】

阳明病胁下硬满，胸腔之证也。不大便而呕，由高热津枯，下路不通，上逆作呕。舌上白苔，属苔之初见，热邪去表入里之渐，因无黄、黑、燥、刺之象，为半表半里之证，可与小柴胡汤以和解之也。小柴胡汤者，既能消热，复能去滞，郁热之解兼由汗腺以排除。质言之，汗出者，便通之机也。

【附注】

上条与本条同为阳明兼少阳证。上条虽有潮热而大便反溏、小便自可，本条虽不大便而未见潮热，皆为胃热不实之证。上条之胸胁满，本条之呕与舌苔白，均为少阳所主之证。唯上条少阳证重，故曰主之；本条入里较深，故曰可与。总之，柴胡剂主津液得下，有和胃之能，去胸胁满亦能和胃。盖胸胁硬满之时正气方竭，其全力上救胸胁，无暇下滋而排便。今胸胁既解，生理复常，三焦通畅，大便自通矣。呕者，中焦不治，胃气不和也。舌上苔白者，上焦不通，火郁于上也。

【习题】

1. 小柴胡汤何以能和胃气，试详言之。

2. 小柴胡汤是否为发汗剂？

239. 三阳病之从太阳少阳解者

【原文】

阳明中风，脉弦浮大而短气，腹都满，胁下及心痛，久按之气不通，鼻干，不得汗，嗜卧，一身及目悉黄，小便难，有潮热，时时哕，耳前后肿，刺之小差，外不解。病过十日，脉续浮者，与小柴胡汤；脉但浮，无余证者，与麻黄汤。若不尿，腹满加哕者，不治。

【征引】

刘栋：此后人所记。因太阳中篇太阳病十日以去条，又论柴胡、麻黄之别也。

方有执：弦，少阳；浮，太阳；大，阳明；胁下痛，少阳；小便难，太阳，膀胱不利也；腹满、鼻干、嗜卧、一身及目悉黄、潮热，阳明也。时时哕、耳前后肿，三阳具见也。

钱天来曰：久按之气不通，言不按已短气。盖言邪气充斥也。

【讲义】

阳明中风，表热兼里热证也。脉弦浮大，三阳合病之脉也。短气，腹都满，胁下及心痛，久按之气不通，三焦邪气充斥不通也。鼻干，不得汗，外热不泻也。嗜卧，热盛气衰身倦也。一身及目悉黄，血热也。小便难，黄无出路也。有潮热，时时哕，胃实热也。耳前后肿，腮炎症也。似此杂乱混淆之证，教人俟其病势所向，乘机施治，故用刺法。若刺之小差后以下有小柴胡、麻黄二汤变证，与37条同义。若由小便难而至不尿、腹满不减、时时哕，为正衰邪实，故主不治。

【附注】

本条之证以不得汗为主。盖风热内壅，阳气至重，怫郁不得越，无处宣泄，故见证如此。刺法，由经泄热。二汤，亦通闭、使汗之义。若胃气已竭，三焦不复流通，邪永无出路，故不治也。

刺之，是刺足阳明，随其实而泻之。小差，言内病俱减，但外证未解耳。都满，气化不行也。《内经》云膀胱者，州都之官，津液藏焉，气化则能出焉。耳前后肿，《内经》所谓发颐，世俗所谓痄腮。脉续浮，《金鉴》谓系"续弦"之误。

按： 本条各证杂乱，不类经文。刘栋谓系后人所记，盖有因也。

【习题】

本条各证应属何病？

240. 直肠燥结之通便法

【原文】

阳明病，自汗出，若发汗，小便自利者，此为津液内竭，虽硬不可攻之，当须自欲大便，宜蜜煎导而通之。若土瓜根及大猪胆汁，皆可为导。

【征引】

成无己：津液内竭，肠胃干燥，大便因硬，此非结热，故不可攻，宜以药外治而导引之。

《医宗金鉴》：大便虽硬而无满痛之苦，不可攻下，当待津液还胃，自欲大便，燥屎已至直肠难出肛门之时，则用蜜煎润窍滋燥，导而利之。或土瓜根宣气通燥，或猪胆汁清热润燥，皆可为导引之法，择而用之可也。

【讲义】

阳明病有可攻者，有不可攻者。若汗与小便过多，亡失津液，大便虽硬不可攻之，当须俟其自欲大便之时，因势而利导之。燥屎已近直肠者，或用润燥之蜜煎导，或用通气之土瓜根，或用清热之猪胆汁。随证择用，皆可为导也。若燥屎仍在回肠内者，是麻子仁丸主治之证也。

【附注】

本证三"自"字，意在肠燥便难，非胃家实可比，当任其自然，不可妄攻也。凡元气素虚之人，便欲下而不能者，亦当用此法。津枯用蜜，邪热用胆，湿热痰饮固结用姜汁、麻油浸栝楼根导。热结旁流者，为实结在内，不在下也，非承气不可。至阴结便秘者，宜蜜煎导中加姜汁、生附子末导之。

【方剂】

蜜煎

食蜜七合。

上一味，于铜器内微火煎之，稍凝如饴状，搅之，勿令焦著，欲可丸，并手捻作挺，令头锐，大如指，长二寸许，当热时急作，冷则硬。以内谷道中，以手急抱，欲大便时乃去之。

猪胆汁

大猪胆一枚，泻汁，和少许清醋，以灌谷道内，如一食顷，当大便出宿食恶物，甚效。

土瓜根方（缺）

按：《外台》引《古今录验》疗大小便不通方：取生土瓜根捣取汁，以水解之于筒中，吹内下部，即通。《证类本草》引《肘后方》治小便不通及关格方：生土瓜根捣取汁，以少水解之，筒中吹下部，取通。

【药物】

蜂蜜 味甘，性凉。黏滑滋润性缓和药。

药能：去急迫，润燥，缓痛，通大便，治喘咳。

药征：颇似甘草，以含滋养成分，故专用于里证；甘草无滋养性，且通用于表里内外各证。

调剂：水煎或水化，或浸药外传，或和药为丸。

猪胆汁 味苦，性寒。利便药。

药能：清心，解热，明目，凉肝胆，治目赤目翳，小儿五疳。

药征：阳明热结，大便不通者（少阴泻不止，白通和本药）。

调剂：本药一枚，和醋少许，灌谷道中，少顷即大便出。敷恶疮。入汤沐发，去腻光辉。

土瓜根 味苦，性寒。驱瘀药。

药能：排脓消肿，下乳驱瘀，消炎利尿，治经闭。

药征：排瘀血，主凝血，或带下，经水不利，或阴囊肿大者。

调剂：本药治阴肿故为特能，然其驱瘀作用亦颇有力。唯瘀血在胃凝结者用之佳，故治带下、经血不利或男子血证而腹时痛者有效。陈血癥瘕，非本药力所及也。

【治验】

各家医案：用蜜五合，煎凝时加皂角末五钱，作挺，以猪胆汁或油润谷道内之。猪胆汁方不用醋，以小竹管插入胆口，一头油润入谷道中，以手拈胆，其汁自入。土瓜根捣汁用。胃有燥屎宜服承气，外用生姜兑，削生姜如小指长二寸，盐涂之，内谷道即通。用蜜作挺，入薄荷末亦佳，或嚼薄荷末作挺用亦佳。用盐相合能软坚，和草乌末能化寒消结，随症选用。

【习题】

本条三方各施于何证为宜？

241. 太阳初传阳明（桂枝汤证之十五）

【原文】

阳明病，脉迟，汗出多，微恶寒者，表未解也。可发汗，宜桂枝汤。

【征引】

《医宗金鉴》：汗出多之下，当有发热二字，若无此二字，乃是表阳虚，桂枝附子汤证也，岂有发汗之理乎。阳明病脉当数大，今脉迟，汗出多，设不发热恶寒，是太阳表邪已解。今是表未尽解，使初入阳明之表邪仍还表而出也。

【讲义】

阳明病，承上条大便硬而言，发热自在言外。虽曰阳明，胃家未实，有恶寒在，表邪未解。脉迟，对脉不数而言，为中风缓脉之变。汗出多，桂枝证虽曾见之，而此处则属阳明内热之证。本证乃太阳初传阳明而表未解者，宜先解表，以桂枝汤也。

【附注】

此下两条为二阳并病，以表未解不可攻里，先解表者，为后攻里之地步也。

本条应与218条参看。

【习题】

1. 本条证属何病？

2. 汗多，微恶寒，何以不与桂枝附子汤？

242. 太阳初传阳明（麻黄汤证之八）

【原文】

阳明病，脉浮，无汗而喘者，发汗则愈，宜麻黄汤。

【征引】

《医宗金鉴》：是太阳之邪未悉入阳明，犹在表也，当从太阳伤寒治之。

钱天来：本条所以谓阳明病者，因无恶风寒而恶热也。

【讲义】

阳明病，脉浮，是病有向外之机。无汗而喘，内热盛也。此病系初由太阳转入阳明，内热虽盛，而向外之机未灭，属表未解，宜从先表后里，无汗用麻黄之法治之。

【附注】

凡并病，表里兼病，其表未解者，多先解表，后治其里。观此二条，知麻桂解表，虽热证犹所不忌。陆氏云：世医囿于辛温苦温之说，殆不敢用之于恶热阳明病，即恶寒之太阳病亦不敢用之。夫伤寒阳证岂无一二热候，有热候而用麻桂，世医必以为误，必待纯阴寒证，则姜附犹恐不及，尚可攻表乎，故彼终身不敢一用也。且太阳中篇"阳气重故也，麻黄汤主之"，又"阳气怫郁在表，当解之，熏之"，皆热盛也，麻桂皆所不禁。曷后世畏之如虎，盖误于《瘟疫论》中之"伤寒万不一见"一语耳。聚蚊成雷，蔚为风气，谬说传流，延误病机，横夭莫救，曷深浩叹。对此，吾辈当有严重之责任在肩也。

【习题】

1. 阳明篇中何以用桂枝麻黄两汤主治？

2. 两汤用后是否尚须议下？

243. 茵陈蒿汤证之一

【原文】

阳明病，发热汗出者，此为热越，不能发黄也。但头汗出，身无汗，剂颈而还，小便不利，渴引水浆者，此为瘀热在里，身必发黄，茵陈高汤主之。

【征引】

成无己：但头汗出身无汗，剂颈而还者，热不得越也；小便不利，渴饮水浆者，热甚于胃，津液内竭也。与茵陈蒿汤逐热退黄。

程知：无汗而小便利者，属寒；无汗而小便不利者，属温热。两邪交郁，不能宣泄，故瘀而发黄。

柯琴：身无汗，小便不利，不得用白虎。瘀热发黄，内无津液，不得用五苓。故制本方以佐栀子、承气之不及也。

【讲义】

阳明病发热汗出者，若渴，白虎加人参汤证也。不渴者，此有燥屎，承气汤证也。此二证以热发扬于外，故俱不发黄。但头汗出，身无汗，剂颈而还，小便不利，言水无出路也。渴引水浆者，言水热内蓄也。故曰瘀热在里，身必发黄，茵陈蒿汤主之。

【附注】

凡言瘀者，皆有夹湿之义。本证为急性热病之黄疸并发症也。阳明病皆从燥化，独本证从湿化，谓之湿热。别有寒湿，当为理中辈证也。凡黄证皆系胆汁混入血液，其责多在肝脏。茵陈蒿治黄疸主药，以其能将血中胆汁由小便排出。栀子亦有此能力。大黄能开通胆汁入肠之通路。本方乃标本兼治，故为治黄根本之法也。

【方剂】

茵陈蒿汤方

茵陈蒿六两，栀子十四枚（擘），大黄二两（去皮）。

上三味，以水一斗二升，先煮茵陈，减六升，内二味，煮取三升，去滓，分温三服。小便当利，尿如皂角汁状，色正赤。一宿腹减，黄从小便去也。

按：小便当利以下二十三字非经文，或系注文误入。

【药物】

茵陈蒿 味苦、平，性微寒。消炎性利尿药。

药能：治黄疸，去风湿，利尿，除湿热结。

药征：小便不利而发黄者。

调剂：本药有治黄疸之特能，凡瘀热在里，小便不利而致黄者，无不用为主药，而收消炎利尿之功。若大便不利，更宜以硝黄除里实。

【治验】

各家医案：治一身发黄，大便难者。发黄，小便不利，腹微满，寒热不食，头眩，心胸不安者。本方为治发黄圣剂，以腹满，小便不利为主。若心下郁结，大柴胡加茵陈佳。本方之治黄，以发黄为标，以小便不利为本。虽然病源不在膀胱，乃胃实移热，又当以小便不利为标，胃实为本。设去大黄而服山栀、茵陈以治本证，鲜见有效。

【习题】

1. 黄疸病多由何因？

2. 本方何以能治发黄，兼述各药之功能？

244. 蓄血之抵当汤证

【原文】

阳明证，其人喜忘者，必有蓄血，所以然者，本有久瘀血，故令喜忘。屎虽硬，大便反易，其色必黑者，宜抵当汤下之。

【征引】

钱天来：前太阳篇中因郁热之表邪不解，故随经之瘀血内结膀胱，故有如狂、发狂之证。此无瘀热，故但喜忘耳。

【讲义】

凡经文称某之证，如39条"无少阴证者"，214条"虽有阳明证，不可攻之"，皆于条中见之。冠于条之首者，只此一条。其义在虽有阳明证，因其人喜忘，必有蓄血，而非阳明病，宜抵当汤下之，不宜承气汤也。所以然者以下二十五字，注文误入。

【附注】

凡喜忘，发狂，谵语，皆脑神经病。至于病气、病血之分，应以大便难易识之。

【习题】

阳明外证具，何以不用承气汤下之？

245. 下后有虚实之辨

【原文】

阳明病下之，心中懊憹而烦，胃中有燥屎者，可攻。腹微满，初头硬，后必溏，不可攻之。若有燥屎者，宜大承气汤。

【征引】

成无己：下后，心中懊憹而烦者，虚烦者当与栀子豉汤；若胃中有燥屎者，非虚烦也，可与大承气汤下之。其腹微满，初硬后溏，此无燥屎，故不可攻。

《医宗金鉴》：阳明病，下之后，心中懊憹而烦者，若腹大满，不大便，小便数，知胃中未尽之燥屎复硬也，乃可攻下。

柯琴：腹微满，是栀子厚朴汤证。

【讲义】

阳明病，下之后，见心中懊憹而烦者有虚实之辨。实者腹大满，胃中有燥屎者，可攻；虚者腹微满，初头硬后必溏者，不可攻。若有燥屎者，宜大承气汤。若初头硬者后必溏，经未出方，应于清热健胃法中求之。

【附注】

下之后，下而未尽者有之，燥屎复结者亦有之。凭证而治，虽再下、三下，乃至四五次攻下，除恶务尽，无伤也。若下后实热已去，腹满而微，知其便初头虽硬后必溏，不可攻也。

【习题】

本条下后心中懊憹、腹微满者宜用何方治也？

246. 辨燥屎法

【原文】

病人不大便五六日，绕脐痛，烦躁，发作有时者，此有燥屎，故使不大便也。

【征引】

钱天来：不大便五六日而绕脐痛者，燥屎在肠胃也。烦躁，实热郁闷之所致也。发作有时者，日晡潮热之类也。

【讲义】

病人不大便五六日是燥屎已成，应于以下三点辨之：绕脐痛者，是燥屎无去路，滞于肠而作痛也；烦躁者，热之征也；发作有时者，属潮热，实也。热实满痛兼而有之，故曰此有燥屎，故使不大便也。

【附注】

本条承上条立论。上条云若有燥屎者，宜大承气汤。本条云此有燥屎，故亦大承气汤证也。测燥屎之法，前言以潮热、谵语、手足濈然汗出、服小承气转矢气等为辨，其法可谓备矣。今复绕脐痛、烦躁、发作有时等，可见病证多端，变化万殊。学者不可执一，而医者当知所达变矣。

【习题】

1. 病人不大便五六日，何以知有燥屎？

2. 本条宜用何方治之？

247. 除热以脉定汗下之法

【原文】

病人烦热，汗出则解，又如疟状，日晡所发热者，属阳明也。脉实者，宜下之；脉浮虚者，宜发汗。下之与大承气汤，发汗宜桂枝汤。

【征引】

《医宗金鉴》：病人，谓病太阳经中风、伤寒之人也。

钱天来：言病人烦热，至汗出而后解者，又或如疟状。必至日晡时发热者，即潮热也。如此则邪气已属阳明矣，然表里之分当以脉辨之。若按其脉实大有力，为邪在阳明之里而胃实，宜攻下之；若脉浮虚，即浮缓之义，为风邪在太阳表未解，宜汗解之。

按：浮虚非虚弱，宜审。又，本条与56条同义。

【讲义】

病人烦热属太阳也。太阳病汗出则解，今汗后非但不解，反如疟状，为内传也。日晡所发热者，阳明证也。本节为太阳转阳明证。脉实者，表证已去，里实已成，故下之。脉浮虚者，表证仍在，转而未纯也，宜先汗解。下之与承气汤，发汗宜桂枝汤。

【附注】

经中烦热仅于79条及本条中见之，一云表热，一谓虚烦。本条亦二阳并病之类变。若太阳病未解者，则宜以桂枝汤先解其表也。与大承气汤者，言大承气汤之不可多次服也。宜桂枝汤者先汗，属权宜之计，终须复下也。

【习题】

一般宜汗下法之脉象如何？

248. 大下后燥屎复结之大承气汤证

【原文】

大下后，六七日不大便，烦不解，腹满痛者，此有燥屎也。所以然者，本有宿食故也，宜大承气汤。

【征引】

方有执：烦不解，则热未退可知；腹满痛，则胃实可诊，故曰有燥屎。

《医宗金鉴》：下之未尽，仍当下之。

山田宗俊：所以然者以次十字，注文，当删。

【讲义】

烦不解，言原有烦证，下后仍不解也。腹满痛属实，因六七日不大便，邪热复聚，为有燥屎之征，宜大承气汤。究其燥屎之成，以其人本有宿食，下后隐匿不去之故也。

【附注】

下后有燥屎，245 条已言之矣。邪热未除或宿食不消，虽大下后仍可再下也。唯此证有时格阴于外，阳极似阴，不可不审。又，有从阴证而传实者，须用从治之法，如附子泻心类也。

【习题】

1. 本条凭何证宜大承气汤？

2. 何谓格阴于外，阳极似阴？

3. 何谓从治之法？

249. 喘冒不能卧之大承气汤证

【原文】

病人小便不利，大便乍难乍易，时有微热，喘冒不能卧者，有燥屎也，宜大承气汤。

【征引】

钱天来：凡小便不利，皆由三焦不运，气化不行所致。惟此小便不利则又不然，因肠胃壅塞，大气不行，热邪内郁，津液枯燥，故清道皆涸也。乍难，大便燥结也。乍易，旁流满出也。时有微热，潮热之余也，喘者，中满而气急也。冒者，热邪不能下泄，气蒸而郁冒也。冒邪时满，喘冒不宁，故不得卧，经所谓胃不和则卧不安也。若验其舌苔黄黑，按之痛而脉实大者，有燥屎在内故也，宜大承气汤。

【讲义】

小便不利，有气化不行者，有津液内竭者，有并肠作利者。本条之小便不利，大便乍难乍易，乃里热结成燥屎，阻碍肠道则乍难，小便不利则乍易。里热虽见于表，而身热不大。里热上冲而喘冒，乃烦躁、谵语、狂之渐。不能卧，喘冒之甚也。虽无满痛，热实已成，必有燥屎，宜大承气汤。

【附注】

若验之，舌色必正赤或苔刺，脉必沉滑或沉迟，证必无汗而渴也。

【习题】

本条何者属大承气汤证？

250. 呕证之辨识

【原文】

食谷欲呕者，属阳明也，吴茱萸汤主之。得汤反剧者，属上焦也。

【征引】

程知：食谷欲呕者，不能纳之象，属胃气虚寒，不能消谷使下行也。曰属阳明者，以之别于少阳喜呕兼半表、太阳干呕属表者。

山田宗俊：阳明当作中焦。

汤本：本方之呕从内从下方以迫胃，小柴胡汤证则从外从上以迫胃。虽有寒热之异，俱有呕证，难辨，盖示二方之鉴别法也。

【讲义】

食谷欲呕者，胃部虚寒，水饮停蓄，吴茱萸汤证也。不欲食，喜呕者，胸腔有热，津液不下，小柴胡汤证也。本条若果为吴茱萸汤证，则属太阴，不当属阳明。既属阳明，以吴茱萸汤主之，其证当然加剧。不得为反，属上焦也。未出治法，文义不全。本条恐有错简，不释。

【方剂】

吴茱萸汤方

吴茱萸一升（洗），人参三两，生姜六两（切），大枣十二枚（擘）。

上四味，以水七升，煮取二升，去滓，温服七合，日三服。

【药物】

吴茱萸　味辛，性温，有毒。散寒药。

药能：温中止痛，除湿血痹，治心腹诸冷绞痛，杀虫，通关节，治痞满、脚气水肿。

药征：呕而胸满痛，或烦躁者。

调剂：本药治水毒上攻，较蜀椒为峻。血虚有火者忌用。

【治验】

各家医案：治食毕噫醋，治心痛。本药为厥阴药，故治肝气上逆，呕涎头痛，加附子治寒疝腰痛牵引睾丸。霍乱不吐不下，心腹剧痛欲死者，先用备急丸（大黄、干姜、巴豆等分，每服三分）或紫丸（巴豆、赤石脂、代赭石各一，杏仁二，米糊丸，每服三分），继投本方，则无不吐者，吐无不下者。得快吐下后，苦楚即除，其效速。本方主下降浊饮，故治吐涎沫（小儿尤效）、头痛、食谷欲呕、烦躁。后世治哕逆，凡危笃证，审系浊饮上逆，本方效不可枚举。霍乱转筋加木瓜，久腹痛、吐水谷加沉香，均后世引用古方。而另有解释者：加木瓜谓敛肝和脾，化湿舒筋；加沉香谓去风水毒肿，香窜去恶。病理虽未必尽符，功效不可磨也，故及之。

【习题】

试述本方之义及主治何病。

251. 太阳转阳明及其变证

【原文】

太阳病，寸缓关浮尺弱，其人发热汗出，复恶寒，不呕，但心下痞者，此以医下之也。如其不下者，病人不恶寒而渴者，此转属阳明也。小便数者，大便必硬，不更衣十日，无所苦也。渴欲饮水，少少与之，但以法救之。渴者，宜五苓散。

【征引】

成无己：太阳病，脉阳浮阴弱，为邪在表，今寸缓关浮尺弱，邪气渐传里，则发热汗出，复恶寒者，表未解也。传经之邪入里，里不和者必呕。此不呕、但心下痞者，医下之早，邪气留于心下也。如其不下者，必渐不恶寒而渴，太阳之邪转属阳明也。若吐、若下、若发汗后，小便数，大便硬者，当与小承气汤和之。此不因吐下发汗后小便数，大便硬，若是无满实，虽不更衣十日，无所苦也。候津液还入胃中，小便数少，大便必自出也。渴欲饮水者，少少与之以润胃气，但审邪气所在，以法攻之。如渴不止，与五苓散是也。

山田宗俊："寸缓关浮尺弱其人"八字，叔和所搀。

【讲义】

太阳病寸缓关浮尺弱，乃表未解之脉象。其人发汗出，复恶寒者，表未解之证候。不呕，邪未传少阳。只见心下痞者，以医误下之所致也。若未经误下，病人（谓有心下痞以上各证之人）不恶寒而渴者，此转属阳明，白虎加人参汤证也。"小便数"至"无所苦也"十七字系倒装笔法。"渴欲饮水"遥接"病人不恶寒而渴"句，言渴证非尽属转阳明，而仍有在阳者。在太阳而渴者，病变凡二：一属亡津，则少少与饮之；一属水不化液生津，则以法救之，属五苓散证也。水蓄不行当有小便不利，若小便数者，大便必硬。此非结热，不更衣十日无所苦，非转属阳明里实之证也。

【附注】

本条与 75、165 两条有关，宜参考之。

【习题】

本条共分几段？试述其病理。

252. 阳微之脉汗少为和

【原文】

脉阳微而汗出少者，为自和也。汗出多者，为太过。

【征引】

《医宗金鉴》：脉阳微，谓脉浮无力而微也。脉阳微则热微，微热蒸表作汗。若汗出少者，为自和欲解；汗出多者，为太过不解也。

【讲义】

脉阳微者，热微也。汗出者，自汗出也，热散也。凡病脉证相当者，为自和也，故脉阳微而汗出多者为太过也。举汗为例，他证亦然。

【附注】

23 条"太阳病八九日……脉微缓者，为欲愈也"，37 条"太阳病十

日以去，脉浮细而嗜卧者，外已解也"，均脉证相和者也。本条以次四条
（252～255条）皆非经文。

【习题】

脉阳微、汗出少为自和，试述其理。

253. 阳实之脉发汗多为太过

【原文】

阳脉实，因发其汗，出多者，亦为太过。太过者，为阳绝于里，亡津
液，大便因硬也。

【征引】

《医宗金鉴》：阳脉实，谓脉浮有力而盛也。脉实则热盛，因热盛而发其
汗，出多者，亦为太过，则阳极于里，亡津液，大便因硬而成内实之证矣。

程知：阳绝于里者，热从中起，阳气闭绝于内而不下通也。下条其阳则
绝，同此。

【讲义】

阳脉实，热实也。热实不可发汗，今发其汗，出反多，亦为太过。其太
过之结果为阳气闭绝于内，津液亡失于外，大便因津夺而硬也。

【附注】

阳实属阳明脉象，过汗夺津，致胃之津液干燥，故大便硬。前条微脉而
自汗多者为亡阳，本条实脉而发汗多者为伤津。

【习题】

1. 阳脉实，发汗多，何以便硬？

2. 本证宜以何法治之？

254. 脉浮芤主阳盛津亏

【原文】

脉浮而芤，浮为阳，芤为阴，浮芤相搏，胃气生热，其阳则绝。

【征引】

钱天来：浮为阳邪盛，芤为阴血虚，阳邪盛则胃气生热，阴血虚则津液内竭，故其阳则绝。言阳邪独治，阴气虚竭，阴阳不相为用而阻绝不相流通也，即《生气通天论》所谓"阴阳离决，精气乃绝"之义也。

沈金鳌：此脉当养津，不可攻也。

【讲义】

脉浮，邪在表，为阳胜之脉。芤，血不充，为阴性之脉。太阳表不解，津血内不足而成胃热之证，其胃之功用因以消失。

【附注】

其，指胃而言。阳，作用也。绝，中止也。本条承上条，言过汗之误，津液被夺，为太阳传阳明证也。

【习题】

1. 芤脉属何脉象？

2. "其阳则绝"应作何解？

255. 趺阳脉浮涩主脾约便硬

【原文】

趺阳脉浮而涩，浮则胃气强，涩则小便数，浮涩相搏，大便则硬，其脾为约，麻子仁丸主之。

【征引】

成无己：趺阳者，脾胃之脉。诊浮为阳，知胃气强；涩为阴，知脾为约。约者，俭约之约，又，约束之约。《内经》曰"饮入于胃，游溢精气，上输于脾，脾气散精，上归于肺，通调水道，下输膀胱，水精四布，五经并行"，是脾为胃行其津液者也。今胃强脾弱，约束津液不得四布，但输膀胱，致小便数，大便难，与脾约丸通肠润燥。

【讲义】

趺阳者，胃脉之总称，非专指足冲阳也。胃热盛为阳强，故趺阳脉浮。小便数致津少，故脉涩。浮涩相搏，胃热津少，大便因硬。其脾为约者，言胃强脾弱，约束津液，不得四布，但输膀胱，致小便数，大便难。与麻子仁丸以通肠润燥。

【附注】

脾之功能在生理学上无明确记载，古籍所谓脾之转输云云，皆属小肠之吸收分泌作用也。脾约，属肠吸收水分力强致小便数，同时肠分泌黏液力弱致大便硬。

【方剂】

麻子仁丸方

麻子仁二升，芍药半斤，枳实半斤（炙），大黄一升（去皮），厚朴一尺（炙，去皮），杏仁一升（去皮尖，熬，别作脂）。

上六味，蜜和丸如梧桐子大，饮服十九，日三服。渐加，以知为度。

按：厚朴一尺，《本草》无考。《医心方》引《小品方》之厚三分、广一寸为准。《玉函》厚朴作一斤。

【药物】

麻子仁 味甘，性平。黏滑缓下性滋润药。

药能：润五脏，滑利肠胃，去风热燥结，缓脾。

药证：肠胃燥结，不宜硝黄者，或血脉凝滞，气急促迫者。

调剂：大便难实者，硝黄证。津枯者，本药证也。炙甘草汤用之滋养血脉。盖本药含植物性脂肪油，故用之为黏滑缓下药也。

【治验】

《外治》：治大便难，小便利，而反不渴者。

《方极》：平日大便秘者。又，宜痔疾。

《方函口诀》：老人便秘佳。

按：本方虽和缓，究属攻破之剂。老人血液枯燥而便秘者，用本方虽取快一时，不旋踵而便结益甚，不可不知。后世用大剂肉苁蓉辄利，但仍以随证治之为宜。

【习题】

何谓脾约？试详述之。

256. 调胃承气汤证之七

【原文】

太阳病三日，发汗不解，蒸蒸发热者，属胃也，调胃承气汤主之。

【征引】

程知：何以发汗不解便属胃？盖以胃燥素盛，故表证虽罢而汗与热不解也。征其热如炊笼蒸之，故知汗必连绵溅溅而来，此大便已硬之象，故曰属胃。而以未见潮热谵语，于下法中从乎中治，以其为日未深故也。

【讲义】

太阳表病三日，发汗后病仍不解（非表不解，为病不去），其发热情形不翕翕而蒸蒸，属胃热也。今以发汗津亏而转阳明，为太阳阳明证。虽阳明证见，而无大承气汤证，故主以调胃承气汤也。

【附注】

本条太阳病发汗，表病已解之转属阳明者，蒸蒸发热，其热不潮，为轻度胃家实证。

【习题】

1. 本条有无表证，何以知之？

2. 由何证知必属胃实？

257. 调胃承气汤证之八

【原文】

伤寒吐后，腹胀满者，与调胃承气汤。

【征引】

程知：吐法为膈邪而设。吐后无虚烦等证，必吐其所当吐者。只因胃家素实，吐亡津液，燥气不能下达，遂成土郁，是以腹胀，其实无大秽浊之在肠也。调胃承气汤一夺其郁可乎。

山田宗俊：伤寒行吐方之后，诸证皆去，惟胃中不和，其腹胀满者，药毒贻害也。调胃承气可以解毒和胃。若夫发汗后之胀满则痞，故治法不同也。

【讲义】

伤寒病毒在胸者当用吐法。今用吐法后，胸毒虽去，而上逆之气未和，自觉胀满反增，须调胃承气汤微下，以安其气也。

【附注】

汗吐下三法为治伤寒去邪之要义。汗与大便皆生理所固有，用药汗下，不过时间、质量上有所增益耳，故汗下后不须善后之药。若夫吐非生理之自然，故吐后须药物以调之，其逆气始平也。胀满是自觉证，非他觉证，故不需枳朴。吐法善后，唯此方为佳，参阅130条。

【习题】

1. 吐后用调胃承气汤，其义安在？

2. 腹胀满属何病理？

258. 伤津便硬之小承气汤证

【原文】

太阳病，若吐若下若发汗后，微烦，小便数，大便因硬者，与小承气汤和之愈。

【征引】

喻昌：微烦，小便数，大便因硬，皆是邪渐入里之机，故用小承气汤和之。

《医宗金鉴》：太阳病，若吐若下若发汗后不解，入里微烦者，乃栀子豉汤证也。今小便数，大便因硬，是津液下夺，当与小承气汤和之，以其结热未甚，入里未深也。

【讲义】

太阳病，汗吐下三者皆属夺津。若无便硬，栀子豉汤证也。小便数而大便硬者，小承气汤证也。微烦者，其热不甚也。热微津少之便硬，与小承气汤则胃和而病自愈。

【附注】

本条方义于前属见之矣，重申于此者，乃承上启下文字，为三承气之鉴别法。

【习题】

1. 小承气汤之主证为何？

2. 大小承气汤皆治便硬，其分别之点安在？

259. 大小承气汤之用法

【原文】

得病二三日，脉弱，无太阳柴胡证，烦躁，心下硬，至四五日，虽能食，以小承气汤少少与，微和之，令小安。至六日，与承气汤一升。若不大便六七日，小便少者，虽不能食，但初头硬，后必溏，未定成硬，攻之必溏；须小便利，屎定硬，乃可攻之，宜大承气汤。

【征引】

丹波氏：脉弱非虚，盖谓不浮，盛实大也。

山田宗俊：四五日、五六日皆不大便之日数也，故下文云不大便六七日。不大便而能食，其屎才硬未燥之候。若不大便而不能食，乃定硬，为燥之诊，宜与 225 条（反不能食者，胃中必有燥屎五六枚也，若能食者，但硬尔）参阅。

【讲义】

得病二三日，阳明证见二三日也。脉弱者，其热不盛。无太阳柴胡证，言邪已不在表或半表半里也。烦躁，心下硬，其邪已入里可知。不大便四五日，邪入不深，其人虽能食，不可认为胃强而轻用攻法，当与小承气汤，少少与微和之，令小安。若与之而不得屎，延至六日者，乃与承气汤一升。不言大小，有斟酌之意。若小便少者，虽不大便六七日之久且不能食，不可以为胃有燥屎而轻攻下，攻之必令人溏泄（盖以小便少，屎未定硬，初头硬，后必溏，故不可攻），言外仍宜小承气汤。必须小便利，屎定硬，乃可攻之，方宜大承气汤。

【附注】

本条之能食不能食与辨中风中寒无涉。若小便少不可攻者，以屎未定硬，攻之必溏。须小便利，若六日不大便，屎已定硬，乃可攻之。此段属"乃与承气汤一升"之斟酌句，自注之文也。

【习题】

1. 本条之二三日、四五日、六日、七日各有何分别？

2. 能食与不能食病理为何？

3. 小便利与不利意义安在？

4. 本条与上条有何关联？

260. 急下证之一

【原文】

伤寒六七日，目中不了了，睛不和，无表里证，大便难，身微热者，此为实也。急下之，宜大承气汤。

【征引】

成无己：目中不了了，睛不和者，邪热内甚，上熏于目也。

《医宗金鉴》：目中不了了而睛和者，阴证也；睛不和者，阳证也。虽外无阳证，惟身微热，内无满痛，只大便难，亦为热实，故曰此为实也。睛不和者，谓睛不活动也。

【讲义】

伤寒六七日为邪热内传之期。目中不了了，病人自觉视物不清也。睛不和者，医者视病人睛光散乱也。无表证之发热恶寒，无里证之大实满痛，只见大便难、身微热，虽见证似轻，而目不了了、睛不和之危候已见。但凭此证，即宜急下之，以大承气汤也。

按： 病有脑症状者，概为危候。

【附注】

目中不了了，睛不和者，脑病之候也。凡此皆由热邪上冲，津涸在即，急宜与大承气汤祛实以存津。祛实则诸证自愈，所谓病在上取诸下者，此也。

【习题】

本条何以属急下之证?

261. 急下证之二

【原文】

阳明病，发热汗多者，急下之，宜大承气汤。

【征引】

成无己：汗多者，热迫津液将竭，急与大承气汤下其腑热。

《医宗金鉴》：阳明病，不大便，发热汗多不止者，虽无内实，亦当急下，以全津液为务也。

【讲义】

阳明病，胃家实证也。胃家既实，复发热汗多，阳气蒸迫于外，虑津液暴亡于内也。此等急下，宜大承气汤以救阴为主，夺实为辅矣。

【附注】

发热汗多而恶寒者，可更发汗；发热汗多而渴者，白虎汤证；发热汗多而胃家实者，本方急下证也。

【习题】

发热汗多何以属急下之证?

262. 急下证之三

【原文】

发汗不解，腹满痛者，急下之，宜大承气汤。

【征引】

成无己：发汗不解，邪热传入腑而成腹满痛，传之迅也，是须急下。

【讲义】

发汗不解，津液已外夺；腹满痛者，邪热急内转。热毒熏蒸，糜烂堪虞，急下去热，非仅去实存津也。

【附注】

经中急下证凡六条，见于《阳明篇》者凡三条，皆凭一二见证。病势至急而病情不备，医者应机制变最难得体，偶一不慎，祸出不测矣。

【习题】

汗后腹满痛何以属急下证？

263. 腹满不减之大承气汤证

【原文】

腹满不减，减不足言，当下之，宜大承气汤。

【征引】

成无己：若腹满时减，非内实也，则不可下。

《金匮》：腹满时减，复如故，此为寒，当与温药。

山田宗俊：满而不痛者，虚也，宜厚姜半甘参汤。

【讲义】

腹满不减，减不足言，有别于腹满时减之虚寒证。热实之腹满治法当下，下之之剂甚多，以大承气汤去其实满兼以除热为宜也。

【附注】

若下之后腹满不减者，危候也，属难治。

【习题】

本条腹满有无拒按之证？

附：腹满痛舌黄者当下之

【原文】

伤寒，腹满，按之不痛者为虚，痛者为实，当下之。舌黄未下者，下之黄自去，宜大承气汤。

【征引】

《医宗金鉴》：按之心下满痛者，此为实也，当下之，宜大柴胡汤。

程知：腹满之证，虚者可按，实者不可按，故实者当下之。若舌有黄苔而未经下者，则实热结于中焦，下之则实热除而黄苔自去。

【讲义】

本条承前条之腹满而识其虚实也。虚实之异以痛为辨，舌苔之黄又为可下之标准。可知上两条腹必满痛，舌苔必黄，方宜大承气汤以急下之也。

【附注】

本条乃旧本脱落错入《金匮要略》中，今依《玉函》增补于此。虽系承上两条立论，而一般病证定其是否可下时皆可引用此法也。

【习题】

1. 腹满虚实凭何鉴别？

2. 舌苔黄属何证？治之用何法？

264. 阳明少阳合病

【原文】

阳明少阳合病，必下利，其脉不负者，为顺也。负者，失也，互相克贼，名为负也。脉滑而数者，有宿食也，当下之，宜大承气汤。

【征引】

成无己：二经合病，气不相和则必下利，阳明脉不负，是不相克，为顺。若少阳脉胜，阳明脉负者，是为相克，为正气失也。《脉经》曰：脉滑者，为病食也。又曰：滑数则胃气实。下利者，脉当微，厥冷。今脉滑数，知胃有宿食，与大承气汤以下之。

山田宗俊：以下四条，叔和文字。

【讲义】

本条为叔和以脉辨证文字。阳明土也，少阳木也，木土合病，必见下利。若少阳弦脉见，为木克土甚，正气即失也。今阳明滑数脉见，为土胜不受木克，顺也。正气不虚，当下之而愈，宜大承气汤。此种立论殊难允当，未若负属脉败，作体力难胜病力解为妥。总之，以脉定证不可法也。

265. 待考之一

【原文】

病人无表里证，发热七八日，虽脉浮数者，可下之。假令已下，脉数不解，合热则消谷善饥，至六七日不大便者，有瘀血，宜抵当汤。

【征引】

《医宗金鉴》：病人无表里证，是无太阳表、阳明里证也。但发热而无恶寒，七八日虽脉浮数，不可汗也。若屎硬，可下之。假令已下，脉不浮而数不解，是表热去，里热未去也。至六七日又不大便，若不能消谷善饥，是胃实热也，以大承气汤下之。今既能消谷善饥，是胃和合热，非胃邪合热，故屎虽硬，色必黑，乃有瘀血热结之不大便也，宜用抵当汤下之。若脉数不解，不大便硬而下利不止，必有久瘀，协热腐化而便脓血也，则不宜抵当汤下之矣。

【讲义】

本条既云无表里证，然发热脉浮果属何证乎？且脉象浮数，凭何议下？若谓此时大便已硬可下，即是有里证，何云无里证？脉数善饥，六七日不大便，肠胃病往往见之，何以知必有瘀血而用抵当汤？病理矛盾，文义难通。唯"发热七八日，虽脉浮数者，可下之"一段文字开后世计日妄下之端，为害至烈。抵当汤一段并无抵当汤证，但凭臆断施治，尤失经旨。《金鉴》曲作解释，恐贻误后学，不可从也。

266. 待考之二

【原文】

若脉数不解而下不止，必协热便脓血也。

【讲义】

经文体例：凡曰"下"皆谓以药下之，"下利"乃未用药而自利也。本条文义为自下利而曰"下不止"，体例不符。

267. 待考之三

【原文】

伤寒发汗已，身目不黄，所以然者，以寒湿在里不解故也，以为不可下也，于寒温中求之。

【讲义】

文义不合，缺疑不释。

268. 茵陈蒿汤证之二

【原文】

伤寒七八日，身黄如橘子色，小便不利，腹微满者，茵陈蒿汤主之。

【征引】

钱天来：此言阳明发黄之色状，与阴黄如烟熏之不同也。伤寒至七八日，邪气入里已深，身黄如橘子色者，湿热之邪在胃，独伤阳分，故发阳黄也。小便不利则水湿内蓄，邪实壅滞而腹微满也。以逐热实于胃，故以本方主之。

山田宗俊：此乃前 243 条而加腹微满一证者，盖瘀热在里而大便硬故尔。

【讲义】

伤寒七八日为由里入表之期。病转入里，若证见发热汗出者，其内郁之热能越于外，故不发黄。若不发热，身无汗，小便不利，是热不得越，身必发黄。243 条中已详言之，与本条病理相同。今更详其发黄如橘子色，小便不利致腹微满二证而已。茵陈蒿汤者，阳明证之类变也。本方为治黄疸病之良方。

【附注】

承气汤证，燥热，腹实满；茵陈蒿汤证，湿热，腹微满。燥热必小便自利，无利则危；湿热小便必不利，见利则愈。

【习题】

1. 本条有无汗出证？

2. 本方能主治阳明病否？

269. 栀子柏皮汤证

【原文】

伤寒身黄发热者，栀子柏皮汤主之。

【征引】

成无己：伤寒身黄，胃有瘀热，须当下去之。此以发热为里热未实，栀子柏皮汤解之。

【讲义】

伤寒身黄发热，若无汗之表证重者，宜用麻黄连翘赤小豆汤汗之。若有里实证重者，宜茵陈蒿汤下之。今外无可汗之表证，内无可下之里证，唯宜本方清之也。

【附注】

本证属高热性黄疸，以栀子能将血中胆汁由尿道排出；柏皮治结热，故为高热性黄疸病之特效药，以清热去黄为治也。

【方剂】

栀子柏皮汤方

肥栀子十五个（擘），甘草一两（炙），黄柏二两。

上三味，以水四升，煮取一升半，去滓，分温再服。成本、《玉函》栀子上均无肥字。

【药物】

柏皮 黄柏之原名。味苦，性寒。消炎性收敛药。

药能：止泻，治消渴，口疮，目赤，热肿痛，赤白带，黄疸。

药征：高热身黄。

调剂：有效成份与黄连同。强壮健胃，增进饮食。外用为眼药与皮肤药。又治糖尿病、肾脏炎。

【治验】

各家医案：治小儿衄多闷绝者。本方专以解热为治。洗眼，救黄赤热痛甚者效。又，胞睑糜烂痒痛，及痘疮落痂以后眼犹不开者，加枯矾少许，洗之妙。

按：本药与黄连皆同，唯本药主湿热及下部之病与黄连异耳。黄疸病多兼内脏出血者，故黄疸方亦兼止血之效，可以治衄，此中外古今一贯之法也。

【习题】

本方与茵陈蒿汤之区别安在？

270. 麻黄连翘赤小豆汤证

【原文】

伤寒瘀热在里，身必发黄，麻黄连翘赤小豆汤主之。

【征引】

钱天来：瘀，留蓄壅滞也。言伤寒郁热与胃中之湿气互结湿蒸，如泽中之淤泥，水土黏疗不分也。经云：湿热相交，民多病疸。盖以湿热胶固壅积于胃，故曰瘀热在里，身必发黄也。麻黄连翘赤小豆汤治表，利小便，解郁热，故以此主之。

【讲义】

伤寒，无汗之表证也。兼见发黄，乃里有瘀热，邪无从出。解之以麻黄连翘赤小豆汤，解表清里也。

阳明篇中各方分类，引表以明之。

阳明篇附表：

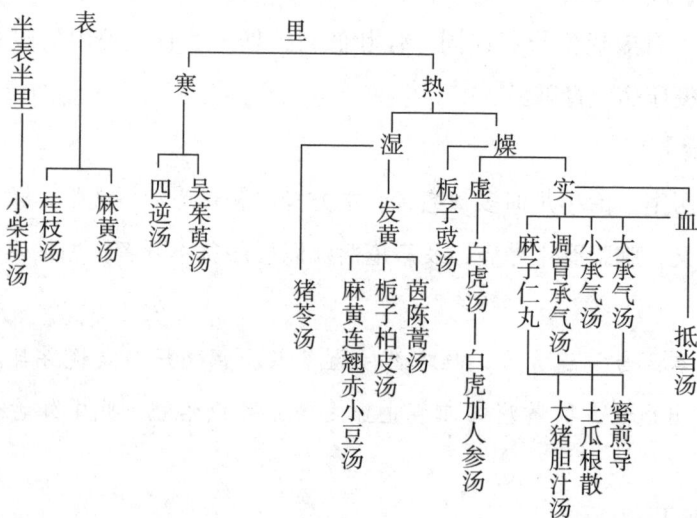

【附注】

治黄三方，有汗、下、清三法之异，前已言之。本条与上条同是由表及里之证，但有轻重之差耳。上条为高热性黄疸，以清热去黄为治。本条或系肝痛黄疸，故主解毒清热，以黄由痫来，连翘能消炎除黄、解毒排脓也。

【方剂】

麻黄连翘赤小豆汤方

麻黄二两（去节），连翘二两（即连翘根），杏仁四十个（去皮尖），赤小豆一升，大枣十一枚（擘），生梓白皮（切）一升，生姜二两（切），甘草二两（炙）。

上八味，以潦水一斗，先煮麻黄，再沸，去上沫，内诸药，煮取三升，去滓，分温三服，半日服尽。潦水，无根水也。《千金》作劳水，即甘澜水，非也。

【药物】

连翘 《别录》云连翘之根。味甘，性寒平，有小毒。消炎解毒药。

药能：下热，益阴精，悦面，明目。

药征：瘀热发黄。

调剂：实为连翘，根为连轺。又，连轺即连翘之古籍别名，其利湿、消毒、镇吐之能大致相同也。

按： 连翘为诸疮疡消肿排脓之药，兼利小便。用本药治小儿惊风后吐乳，一服即止。凡呕吐证，于对证方中加连翘速效。

生梓白皮　性苦，味寒。杀虫消炎药。

药能：去虫热毒、目疾、吐逆、一切疮疥、皮肤瘙痒。

药征：温病感寒，变为胃呃。

调剂：生山野间，为乔木类，其根白皮供药用，其叶疗手足大烂疮。小儿热疮煎汤洗，饲猪肥大三倍，又为皮肤外治药。生者尤难得。《金鉴》：茵陈可代本药，但不如桑白皮有泻肺、利水、消肿之效也。

【治验】

各家医案：治癣疥内陷，一身瘙痒、发热、喘咳、肿满，加反鼻（即蝮蛇）奇效。

【习题】

1. 本方与上两治黄方剂有何区别？

2. 试述连翘之药物功能？

第三部分

少阳病篇

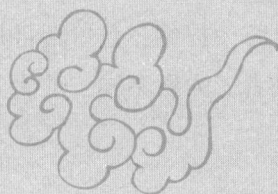

辨少阳病脉证并治

271. 少阳病提纲

【原文】

少阳之为病，口苦，咽干，目眩也。

【征引】

《医宗金鉴》：口苦者，热蒸胆气上溢也。咽干者，热耗其津液也。目眩者，热熏眼发黑也。此揭中风、伤寒，邪传少阳之总纲。凡篇中称少阳中风、伤寒者，即具此证之谓也。

柯琴：太阳主表，头项强痛为提纲。阳明主里，胃家实为提纲。少阳居半表半里，以口苦、咽干、目眩为提纲。盖口咽目是表之入里、里之出表处，所谓半表半里也。若干眩者，人所不知，惟病人独知，故诊家不可无问法。

【讲义】

少阳病既不在肌肤之表，又不在脏腑之里，故曰半表半里，古称三焦。夫三焦究为何物，论者甚多。经云：三焦者，决渎之官，水道出焉。以部位而论，属胸腔、腹腔；以实体而论，属各种油膜；以关系而论，属淋巴系统。名称虽异，病理则同。少阳病主方为小柴胡汤，主证为往来寒热、胸胁苦满、默默不欲饮食、心烦喜呕等。

【附注】

经云：上焦得通，津液得下，胃气因和。是三焦为津液弥散、水道通调之场所也。淋巴系统者，循环作用之机构也。此机构与场所发生障碍，或水积不行，汗与小便不利，或食毒郁滞，热与胃气不和，则胸腹腔、口、咽、目等部位之病证作矣。

太阳篇苓桂术甘汤证之起则头眩，真武汤之头眩，阳明篇之阳明中风、口苦咽干，阳明病脉浮紧、咽燥口苦等证，虽分列于太阳、阳明等篇，亦少阳之类变也。

【习题】

1. 少阳病属半表半里而以口咽目之病证为提纲，其故安在？

2. 小柴胡汤为少阳病之主方，何以与本条之见证不同？

272. 少阳中风不可吐下

【原文】

少阳中风，两耳无所闻，目赤，胸中满而烦者，不可吐下，吐下则悸而惊。

【征引】

《医宗金鉴》：少阳，即首条口苦、咽干、目眩之谓也。中风，谓此少阳病是从中风之邪传来也。此少阳之胸满而烦，非太阳之邪陷胸满而烦者比，故不可吐下。若吐下则虚其中，神志虚怯则悸而惊也。

【讲义】

少阳中风属热在半表半里，而见两耳无所闻、目赤、胸中满而烦者，属热攻上焦也。因无气上冲咽不得息及腹实满痛之肠胃结实证，故不可吐下以伤正。若误吐下，虚其中则津少而悸，热炽而惊也。

【附注】

凡热证，胸有湿方用吐法，结实在腑者方用下法。本条属小柴胡汤证。若误吐下变悸而惊者，当与柴胡加龙骨牡蛎汤。

【习题】

1. 少阳中风何以不可吐下？

2. 本条应以何方施治？

273. 少阳不可发汗

【原文】

伤寒，脉弦细，头痛发热者，属少阳。少阳不可发汗，发汗则谵语，此属胃。胃和则愈，胃不和则烦而悸。

【征引】

《医宗金鉴》：脉弦细，少阳之脉也。上条不言脉，此条补言之也。头痛，发热，无汗，伤寒之证也，又兼见口苦，咽干，目眩之证，故曰属少阳。盖少阳之病已属半里，故不可发汗。若发汗，则益伤其津而助其热，必发谵语。既发谵语，则是转属胃矣。若其人津液素充，胃能自和，则或可愈，否则津干热结，胃不能和，不但谵语，且更烦而悸矣。

【讲义】

伤寒见少阳弦细之脉，虽有头痛、发热之表证，以脉不浮，知邪已入少阳之界，故曰属少阳，太阳转少阳也。少阳病已不在表，即不宜发汗，若误汗则伤津液。少阳之热移入于胃而发谵语，少阳转入阳明矣，以承气汤和胃则愈。若津损过甚，胃阳衰微，邪气内陷，此少阳发汗后不能转阳明，而为烦为悸，有阴证之机转者，又属小建中汤证也。

【附注】

本条原系太阳转少阳证。少阳不可发汗，若误汗则转阳明矣。亦有陷于阴证之机转者，虽未出方，治法自在其中。

凡柴胡证误汗致胃实者，少阳阳明之类也。

【习题】

1. 少阳病应见何脉？

2. 少阳病宜何治法，可汗吐下否？

274. 太阳转少阳（小柴胡汤证之十）

【原文】

本太阳病不解，转入少阳者，胁下硬满，干呕不能食，往来寒热。尚未吐下，脉沉紧者，与小柴胡汤。

【征引】

《医宗金鉴》：脉沉紧当是脉沉弦。若沉紧是寒实在胸，当吐之诊也。惟脉沉弦方与上文之义相属，始可与小柴胡汤。

【讲义】

太阳病不解转入少阳者，应与柴胡桂枝汤两解之法。今证见胁下硬满、干呕、不能食、往来寒热，是太阳转少阳。脉象沉紧见于未经吐下者，知非坏病，与小柴胡汤。愈病于少阳，免再传也。

【附注】

本条与下条，《玉函》《千金翼》皆合为一条。

【习题】

1. 与小柴胡汤时当有表证否？于何证见之？

2. 沉紧之脉应于何证见之？

275. 少阳坏病

【原文】

若已吐下，发汗，温针，谵语，柴胡证罢，此为坏病，知犯何逆，以法治之。

【征引】

沈金鳌：吐下、发汗、温针，邪热陷入阳明，故发谵语。乃阳明受病，即当知犯阳明之逆而治之。若无谵语，而见他经坏证，须凭证凭脉，另以活法治之也。

【讲义】

若已吐下、发汗（参阅 272、273 两条）及误用温针而见谵语，柴胡证罢，病去少阳者，此为误治之坏病，应知所犯何种错误，以法救治之。

【附注】

误用温针而见谵语与误汗，则同为伤津、热入于胃之证，治法应于和胃镇惊各方中求之。《太阳篇》桂枝坏病条云：观其脉证，知犯何逆。"观"字与本条之"知"字皆寓见病知源之义，两条大旨相同也。

【习题】

1. 温针之逆宜何方救之？

2. 柴胡证罢指何证而言？

276. 三阳合病

【原文】

三阳合病，脉浮大，上关上，但欲眠睡，目合则汗。

【征引】

刘栋：此后人之言。

钱天来：关上，指关脉而言也。辨脉篇中称：尺脉曰尺中，关脉曰关上，寸脉曰寸口。

程知：大，为阳明主脉，太阳以其脉合，故浮大。上关上，从关部连上寸口也。少阳以其证合，故但欲眠睡，目合则汗。但欲眠为胆热，盗汗为半表里也。当是有汗则主白虎汤，无汗则主小柴胡汤也。

【讲义】

三阳合病，热甚也。若见太阳浮脉、阳明大脉、少阳但欲眠睡、目合则汗之证，即三阳合病，不必三阳之脉证悉具也。

【附注】

目合则汗，是但欲眠睡之注文。盖但欲眠睡有阴有阳，少阴病但欲寐而无汗，少阳病乃阳盛神昏、热势弥漫之睡，盗汗属半表半里之证，有别于机能沉衰之睡耳。

【习题】

欲眠睡，阴阳证皆有之，何以为辨？

277. 邪气内传之辨

【原文】

伤寒六七日，无大热，其人躁烦者，此为阳去入阴故也。

【征引】

成无己：表为阳，里为阴，邪在表则外有热。六七日，邪气入里之时，外无大热，内有躁烦者，表邪传里也，故曰阳去入阴。

【讲义】

伤寒六七日，内传之期也。无大热，无表热也。其人躁烦者，有内烦也。凡此之证，为病去阳入阴之故也。

【附注】

邪内传则躁烦，不内传则安静（《太阳篇》第 4 条，若躁烦、脉数急者，为传也。可征）。阴阳者，表里之谓也。

【习题】

邪气内传，于何为辨？

278. 传经不拘日数

【原文】

伤寒三日，三阳为尽，三阴当受邪，其人反能食而不呕，此为三阴不受邪也。

【征引】

汪琥：伤寒三日者，即《素问》相传日数。上条言六七日，此只言三日，可见日数不可拘也。邪在少阳原呕而不能食，今反能食而不呕，可征里气之和，而少阳之邪自解也。既里和而少阳邪解，则其不传三阴，断断可必，故云三阴不受邪也。

【讲义】

伤寒三日为三阳传尽之期。三阳传尽，三阴当受邪矣。若其人反能食而不呕，是少阳之证不见，欲愈者也。少阳之证尚不见者，为不内传三阴矣。

【附注】

本条与第 5 条同义。沿热论之说，三日三阳尽，一日传一经。本条至 280 条或非经文。

【习题】

本条所举之证应属何病？

279. 少阳欲愈之脉

【原文】

伤寒三日，少阳脉小者，欲已也。

【征引】

成无己：《内经》曰：大则邪至，小则平。伤寒三日，邪传少阳，脉当弦紧。今脉小者，邪气微而欲已也。

【附注】

少阳脉小，微见弦脉，非脉微小也。

280. 少阳病解时

【原文】

少阳病欲解时，从寅至辰上。

【征引】

成无己：《内经》曰：阳中之少阳通于春气。寅卯辰，少阳木旺之时。

柯琴：辰上者，卯之尽，辰之始也。

刘栋：以上三条皆后人所记。

少阳病小结

本篇共 10 条，分析如下：

（1）少阳病为胸腔、腹腔之各种炎症，且多属自觉证。

（2）少阳病有由太阳转来者（见 274 条），有属本经自感者（见 272 条）。

（3）少阳病之去路：有转阳明者（见 273 条），有转阴证者（见 277 条、278 条），有能自愈者（见 279 条）。

（4）少阳病治法：不可汗吐下，只有和法，小柴胡汤为初解主方（见 274 条）。

（5）少阳正脉为弦，故弦细（见 273 条）、沉弦（见 274 条）皆属少阳之脉。脉浮大，其热较少阳为甚。脉小，其热较少阳为微矣。

第四部分

太阴病篇

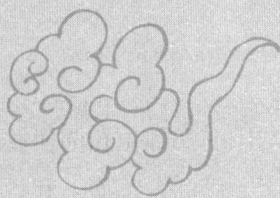

辨太阴病脉证并治

281. 太阴病提纲

【原文】

太阴之为病，腹满而吐，食不下，自利益甚，时腹自痛。若下之，必胸下结硬。

【征引】

《医宗金鉴》：此太阴里虚，邪从寒化之证也，当以理中、四逆辈温之。

程知：腹满而吐，食不下，则满为寒胀，吐与食不下总寒格也。阳邪亦有下利，然乍微乍甚而痛随利减。今下利益甚，时腹自痛，则肠虚而寒益留中也。

【讲义】

太阴病是虚寒性肠胃病，与阳明病部位相同而性质相反。腹满是消化失职，胃拒食不纳，故吐而食不下。肠驱食毒而下利益甚。若有燥屎，则腹常痛无已时也。今时腹自痛者，为虚寒性肠胃痉挛。实热当下，虚寒当温，若虚寒误下，愈伤于胃，必胸下结硬矣。

【附注】

吐利、食不下为肠胃病虚实寒热共有之证。时腹自痛而不常痛及下后胸下结硬为虚寒性肠胃病之所独见者也。前贤释太阴属脾，下利谓脾不转输，考之生理，盖小肠吸收机能减退而下利，蠕动亢盛不及吸收亦下利。古今理论不同，汇通尚待考证。又，理中丸属太阴之主方而见于《霍乱篇》内，亦须待考。下利有虚实寒热之殊，应于寒热情形及大便、小便、口舌、脉象等

——详参，自无遁情。

【习题】

1. 太阴与阳明有何异同？

2. 本条由何证知属太阴病？

282. 太阴中风欲愈证

【原文】

太阴中风，四肢烦疼，阳微阴涩而长者，为欲愈。

【征引】

张锡驹：太阴中风，风邪直中于太阴也。

钱天来：四肢烦疼，言四肢酸疼而烦扰无措也。盖脾为太阴之脏而主四肢故也。阳微阴涩者，言轻取之而微，重取之而涩也。长，阳脉也，以微涩，两阴脉中而来去皆长，为阴中见阳。阳回，阴病欲愈也。

【讲义】

太阴中风谓邪非由他经传来者。唯以肠胃自身虚寒而见太阴里证，风邪直中而见四肢烦疼证。其脉阳微，乃云中风而脉不浮；阴涩，病虽在里而谷不实。于邪不甚重之时，若正气不衰而见长脉，为正气足以抗邪，欲愈之机也。

【附注】

本条与下条体例不类经文。

283. 太阴病欲解时

【原文】

太阴病欲解时，从亥至丑上。

【征引】

成无己：脾为阴主，旺于丑亥子。向旺，故为解时。

柯琴：经曰：夜半后阴隆为重阴。又曰：合夜至鸡鸣，天之阴，阴中之阴也。脾为阴中之至阴，故主亥子丑时。

刘栋：上二条，后人之言。

284. 太阴病，桂枝汤证之十六

【原文】

太阴病，脉浮者，可发汗，宜桂枝汤。

【征引】

汪琥：太阴病当见腹满等候，诊其脉不沉细而浮，则知太阳经风邪犹未解也，故宜桂枝汤，以汗解之。

《医宗金鉴》：即有吐利、不食、腹满时痛一二证，其脉不沉而浮，便可以桂枝发汗，先解其外，俟外解已再调其内可也。于此又知，论中身痛、腹满、下利，急先救里者，脉必不浮矣。

【讲义】

太阴病之证已于提纲中见之，其脉未详。推诸病理，必沉缓而弱。今不沉而浮，是有里后有表也。表里兼病，非在特殊情形之下，总以先表后里为宜，故曰可发汗，宜桂枝汤。

【附注】

注家有谓本证宜理中加桂枝者。若专治太阳不顾太阴，大不合法，其说是矣。须视疾病之缓急轻重而定合治、分治、正治、从治之例，太阳篇中言之审矣。本条曰宜者，言外有表解后仍当治里之义，急则治标，非遗其本也。

【习题】

本条应属何病？

285. 太阴病之四逆证

【原文】

自利不渴者属太阴，以其脏有寒故也，当温之，宜服四逆辈。

【征引】

《医宗金鉴》：自利而渴者，里有热，属阳也；若自利不渴者，则为里有寒，属阴也。

魏荔彤：自利乃未经误汗、误吐、误下而成者，故知其脏本有寒也。

【讲义】

自利是自然下利，非经误治而下利也。凡属下利，津液必伤。津伤者，口必渴。今自利不渴，则证不属热利，不伤津，是其人素有寒湿凝滞，运行不利，肠胃水谷不分，故曰其脏有寒。四逆辈温里健运，恢复其肠胃机能为治也。

【附注】

口渴证非尽属热，亦有寒证而渴者。若火衰津液不布而渴者，以附子助阳温经，津液上行，其渴即止。此阴证之所以有渴，不可不审也。自利不渴属寒，自利而渴属热，语其常也。自利而渴亦属亡阳亡津之虚寒证，乃其变也。

【习题】

1. 自利何以有渴？自利不渴何以属太阴？

2. 寒证口渴属何病理？

286. 太阴利止

【原文】

伤寒脉浮而缓，手足自温者，系在太阴。太阴当发身黄，若小便自利者，不能发黄；至七八日，虽暴烦下利，日十余行，必自止，以脾家实，腐秽当去故也。

【征引】

钱天来：缓为脾之本脉。手足温，脾主四肢也。言温，知不发热矣，亦不致如少阴、厥阴之四肢厥冷，故曰系在太阴。

喻昌：暴烦下利，日十余行，其证又与少阴无别。而利尽腐秽当自止，则不似少阴之烦躁有加，下利漫无止期也。

汪琥：下利烦躁者死，为先利后烦，是正气脱，邪气扰也。今先烦后利，是脾家正气实，因暴发烦热，下利去其腐秽，利必自止而病亦愈。

【讲义】

伤寒脉浮而缓，或属桂枝证，或属太阴证，本条前半已于阳明篇第197条中释之矣。197条谓至七八日大便硬，是阴证转阳，其病愈于阳明也。本条至七八日暴烦下利，虽每日十余次，必能自止，以肠胃有湿热，腐秽当须排去。排净，其病自愈于太阴也。

【附注】

197条大便硬为阴证转阳，欲愈之征。本条暴烦下利，正气奋起，亦为欲愈之征。大便硬属肠胃燥实，下利为肠胃湿实，故曰脾家实，而不曰胃家实也。

【习题】

本条与197条有何异同？

287. 桂枝加芍药及加大黄汤证

【原文】

本太阳病，医反下之，因而腹满时痛者，属太阴也，桂枝加芍药汤主之；大实痛者，桂枝加大黄汤主之。

【征引】

钱天来：本太阳中风，医不汗解而反下之，致里虚邪陷，遂入太阴，因而腹时痛，故曰属太阴也。然终是太阳之邪未解，故仍以桂枝汤解之。加芍药者，因误下伤脾，故多用之以收敛阴气也。

汪琥：如腹满痛甚者，其人胃家本实，虽因太阳病误下，热邪传入太阴，然太阴之邪已归阳明而入于腑，此非里虚痛，乃里实痛也。

【讲义】

本病原属太阳病表，医者不察而误下之，因而腹满时痛。此时虽因误下，用本方仍由表解。重用芍药，止肠胃之拘挛也。此属太阳之坏病，因其满痛不属于实，病形有似太阴，故曰属太阴也。若肠胃因大实而痛者，此属太阳兼阳明病，又须加大黄汗下双解矣。

【附注】

本条前半是太阳坏病，病形略似太阴者，借宾定主之义。后一段是太阳阳明并病，以腹满痛证有虚有实，均与太阴病无关。若以本条两方为治太阴病之主方，则失之远矣。夫妄下必伤胃气，胃气虚而见腹满时痛，是太阴下利之兆已萌。误下伤津液，胃津涸而见腹满痛，是阳明燥屎之机已转，与表证误下，病有虚实同。盖人体有寒热之殊，感召有阴阳之异耳。

【方剂】

桂枝加芍药汤方

桂枝三两（去皮），芍药六两，甘草二两（炙），大枣十二枚（擘），生姜三两（切）。

上五味，以水七升，煮取三升，去滓，温分三服。

桂枝加大黄汤方

桂枝二两（去皮），大黄二两，芍药六两，生姜三两（切），甘草二两，大枣十二枚（擘）。

上六味，以水七升，煮取三升，去滓，温服一升，日三服。

按：方名加下脱芍药二字。

【治验】

各家医案：治桂枝汤证，腹拘挛剧者。又，遍身拘挛皆治之。又，奔豚拘挛者皆以本方主之。其人宿有癥瘕痼癖，因痢疾引起固有之毒，作腹痛，或有块，剧痛不止者，本方加大黄主之。吐泻后腹痛不止者，或痢毒解后而痛不止者，皆由因有之毒，本方主之。东洞、南涯以此二方加附或术附治霉毒、脚气等病。小儿宿食不化而腹痛者、呕者，倍大黄。

【习题】

1. 本条两方是太阴病主方否？

2. 桂枝加芍药汤何以能治腹满时痛？

288. 胃气弱者大黄芍药宜轻用

【原文】

太阴为病，脉弱，其人续自便利。设当行大黄芍药者，宜减之，以其人胃气弱，易动故也。

【征引】

程知：前条之行大黄芍药者，以其病为太阳误下之病，自有浮脉验之，非太阴为病也。若太阴自家为，则脉不浮而弱矣，纵有腹满大实痛等证，其来路自是不同。中气虚寒，必无阳结之虑。目前虽不便利，续自便利，只好静以俟之。大黄、芍药之宜行者，减之，况其不宜行者乎。诚恐胃阳伤动，则洞泄不止，而心下痞硬之证成，虽后从事于温，所失良多矣。胃气弱，对脉弱言。易动，对续自便利。太阴者，至阴也，全凭胃气鼓动，为之生化。胃阳不衰，脾阴自无邪入，故从太阴为病，指出胃气弱来。

张锡驹：曰便利，其非大实痛可知。曰设当行，其不当行可知也。总之伤寒无分六经，一切皆以胃气为本。

按：本经凡下后皆去芍药，盖以芍药对于胃弱者能致泻也。

刘栋：上条注文，后人加入。

【讲义】

本条承上条立论。太阴病属肠胃虚寒，其脉本弱，其证不断便利，本无用大黄、芍药之必要，于此可见上条非太阴病也，阴矣。设有为一时权宜之计而用者，亦当减量用之。以胃弱之人胃气易被冲动，一旦洞泄不止，胃气大伤，挽回不易。

【附注】

经文以存津保胃为主旨，吾辈当于此处用功夫。本条虽似注文误入，颇足示教。除暴安良，其目的在安良。设良之不安，除暴何为，故除暴时不忘于安良，斯得之矣。此太阴病设当行大黄、芍药者宜减之义也。

【习题】

1. 胃弱设当行大黄、芍药者宜减之，其理安在？

2. 太阴病治法中有下法否?

太阴病小结

本篇共八条，依次分析如下：

（1）太阴以自利甚为常（见提纲），以一时便秘为变（见287条）。以温里为常（见285条），以解表为变（见284条）。

（2）太阴发黄，以利小便为宜（见286条）。

（3）太阴病脉弱（见288条），其脉浮或浮缓者，虽非纯太阴证，亦太阴变证常见之脉也（见284、286条）。

（4）太阴病无热候（见285条）。

（5）太阴病，循环系统并无障碍（见286条）。

（6）太阴病有来自太阳误治者（见287条），有本经自感者（见282条）。

（7）太阳病有愈于本经者，阳回则愈（见282条）；有愈于太阳者，汗之则解（见284条）。

（8）太阳病治法以温里为正治（285条），太阴无下法。桂枝加大黄汤乃借宾定主。设当行大黄、芍药句言万一之变耳。

第五部分

少阴病篇

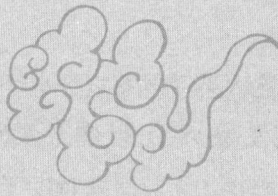

辨少阴病脉证并治

289. 少阴病提纲

【原文】

少阴之为病，脉微细，但欲寐也。

【征引】

《医宗金鉴》：少阴受邪，则阳气微，故脉微细也。卫气行阳则寤，行阴则寐。

程知：少阴病六七日前多与人以不觉，但起病喜厚衣，近火，善睡。凡后之亡阳发躁诸剧证便伏于此，最要提防。

【讲义】

少阴病者，全身机能衰减之人感受风寒之证也。凡邪之中人，其人素壮实者则发为太阳，素虚弱者则发为少阴。壮实者多热，虚弱者无热。《太阳篇》辨之云：发热恶寒者发于阳也，无热恶寒者发于阴也。二"发"字示外感变化，故太阳与少阴均是外感初证，邪从其人之虚实寒热所化不同耳。六经病之中，脉证并论者唯太阳与少阴，余者言证略脉，可见太阳为三阳之始，少阴为三阴之始矣。虚弱者，不问其原因，属于衰老自成，或误治传变，或未经误治，亦不衰老，因日久自变，举凡气血虚弱者，即其类也。本条提示少阴之为病，脉微细，但欲寐。此仅述少阴病之潜伏，未详其证及其邪之发也，或身疼蜷卧，或自利清谷，当于后条见之。

【附注】

注家有谓本条缺"恶寒"二字，所谓无热恶寒者是也。其说虽是，盖阴证属寒性病，以恶寒为常，非若太阳属热性，病必以恶寒为准也，故三阴病提纲中皆不言恶寒。

太阳之恶寒常伴头痛，寒甚有至战栗者，温覆亦不能解。少阴之恶寒则头不痛，亦不战栗，倘温覆向火则能一时不寒矣。

【习题】

1. 试述少阴与太阳之病理。

2. 但欲寐与多眠及嗜卧之区别？

290. 少阴自利而渴证

【原文】

少阴病，欲吐不吐，心烦，但欲寐。五六日自利而渴者，属少阴也。虚故引水自救，若小便色白者，少阴病形悉具。小便白者，以下焦虚，有寒，不能制水，故令色白也。

【征引】

魏荔彤：引水自救，虽渴未必能多饮，或多饮多尿，尿色淡白，则少阴肾脏为真寒，附子汤主之。少阴肾脏为病，内素虚寒者十之六七，外寒乘入者十之三四。无内寒则不能召外寒。君子平日宁可不以命门之火为宝，而用啬道乎。

山田宗俊：以下十九条后人之言。

【附注】

欲吐，心烦，自利而渴皆少阴兼见证。渴是阳亡津不继，虽渴不能多饮，且喜热饮，有别于三阳实邪作渴也。本证阴盛于下，阳扰于上。自利为本证，溺白为寒微，烦渴虽属热证，少阴见之，非戴阳即格阳，无不以寒断而从温治之。

小便赤为热，白为寒，然事实上小便赤有服姜附转清者，此津亏甚之赤，非热感也。又，小便白如米泔，小儿多见于食积，成人多见于淋浊、糖尿，此验小便之色时须当注意者也。

自 290 至 308 条似非经文，不释。

291. 汗出亡阳之上热下寒证

【原文】

病人脉阴阳俱紧，反汗出者，亡阳也。此属少阴，法当咽痛，而复吐利。

【征引】

方有执：阴阳俱紧，伤寒也。伤寒不当有汗，故谓为反。

周扬俊：此真阳素亏，无以固其外，遂致腠理疏泄，不发热而汗自出也。此属少阴，正用四逆温之。否则阴邪上逆则为咽痛，为吐；阴寒下泄而复为利。

【附注】

脉阴阳俱紧，见于少阴者，古说阴寒极矣。寒即不得有汗，今反汗出，是表气不固，故曰少阴亡阳。咽痛是孤阳上犯，吐利是阴寒下聚，急救欲亡之阳，津液自能复出，真武、四逆、附子等汤酌用之可也。

292. 少阴不可汗证之一

【原文】

少阴病，咳而下利，谵语者，被火气劫故也。小便必难，以强责少阴汗也。

【征引】

张锡驹：以下三条俱论少阴不可发汗。《平脉篇》云：肾气微，少精血，奔气促迫上入胸膈，是咳者，少阴精血少，奔气上逆也。下利者，少阴肾气微，津液下注也。复以大劫其汗，则少阴精气妄泄，神气浮越。水不胜火则发谵语，然不特谵语，小便必难，以强责少阴肾脏之精而为汗，竭其津液之源也。

薛：少阴下利极多，何曾皆因被火，且被火未必下利。又，下利不应谵语，今并见之，岂咳而下利为原始证，谵语是被火劫后之证乎。

【附注】

夫机能衰弱者概不可以火劫发汗，犯之则咳。下利，谵语，皆火之过也。小便必难，是汗之过也。凡病皆然，少阴为甚，故以为戒耳。

293. 少阴不可汗证之二

【原文】

少阴病，脉细沉数，病为在里，不可发汗。

【征引】

程知：何谓之里，少阴病脉沉是也。无论沉细沉数，但是脏阴受邪，与表阳无干，法当固密肾根为主。其不可发汗从脉上断，非从证上断，麻黄附子细辛汤不可持为常法也。

薛：人知数为热，不知沉细中见数为寒甚。真阴寒证脉常有一息七八至者，但按之无力而散平。

【附注】

少阴病而见脉细（血虚）、沉（里证）、数（血流甚速），为病在里。非正气向表之证不可投催汗剂，况血虚者，必误汗夺血也。

294. 少阴之不可汗下证

【原文】

少阴病，脉微，不可发汗，亡阳故也。阳已虚，尺脉弱涩者，复不可下之。

【征引】

钱天来：微者，细小软弱，似有若无之称也。脉微则阳气大虚，卫阳衰弱，故不可发汗以更竭其阳。以汗虽阴液，为阳气所蒸而为汗，汗泄而阳气亦泄矣。今阳气已虚，故曰亡阳故也。若阳已虚，而其尺脉又弱涩者，为命门之真火衰微。肾家之津液不足，不惟不可发汗，复不可下之，又竭其阴精、阳气也。此条本为少阴禁汗、禁下而设，故不言治，然温经补阳之附子汤之类即其治也。

【附注】

少阴本无汗下法，是不可用大青龙汤、麻黄汤发汗，篇中麻黄附子微发汗二方在所不禁。至少阴篇中急下三条，乃阳明之似少阴证者，令人鉴别，非少阴也。今云脉微不可发汗，脉弱涩不可下，不可误解作脉不微、不弱涩即可汗下，当解作少阴病不可发汗，脉微亡阳故也。复不可下之，尺脉弱涩故也。盖脉微为阳虚，尺脉弱涩为阴虚血少，阴阳俱虚，故汗下并禁也。阳已虚，尺脉弱涩者复下之，则脉绝矣。

295. 少阴之阳回自愈证

【原文】

少阴病，脉紧，至七八日，自下利，脉暴微，手足反温，脉紧反去者，为欲解也，虽烦下利，必自愈。

【征引】

钱天来：脉紧见于太阳则发热恶寒而为寒邪在表，见于少阴则无热恶寒而为寒邪在里。至七八日则阴阳相持已久，而始下利则阳气耐久，足以自守矣。虽至下利，而以绞索之紧忽变而为微脉，乃宽缓之象，寒邪弛解之兆也。手足反温，脉紧得去，故为欲解。虽其人心烦，属阳气已回，阴寒之利必自愈也。

【附注】

脉紧与太阳篇暴烦下利同理，故脉紧去而弱。少阴病脉暴微，疑其病进，故以手足反温决其病为欲解。若病进之脉微，手足必厥逆。

296. 少阴手足温者可治

【原文】

少阴病，下利，若利自止，恶寒而蜷卧，手足温者，可治。

【征引】

程知：少阴病下利而利自止，则阴寒亦得下祛，而又不至于脱。虽有恶寒蜷（不伸也）卧之证，但使手足温者，阳气有挽回之机，故曰可治。

【附注】

本条可治之机在利止、手足温。阳气未败，尚能暖及四肢也。

297. 少阴阳回可治证

【原文】

少阴病，恶寒而蜷，时自烦，欲去衣被者，可治。

【征引】

钱天来：但恶寒而不发热为寒初所中也。蜷卧者，蜷曲而卧，诸寒收引，恶寒之甚也。

程知：少阴病不必尽下利也，只恶寒而蜷，已知入脏已深。烦而去衣被，阳势当皆力争，又非虚阳暴脱者比。

【附注】

下文屡言烦躁者死。本条时自烦，欲去衣被。时与欲，非虚阳暴脱之烦躁可比，获治之机在于阳回。

298. 少阴欲愈脉

【原文】

少阳中风，脉阳微阴浮者，为欲愈。

【征引】

太阳中风，阳浮而阴弱，盖以浮沉分阴阳也。此所谓阳微阴浮者，是以尺寸分阴阳也。少阴中风者，风邪中少阴之经也。脉法浮则为风，风为阳邪，阳已微，主风欲解。阴脉不沉反浮，则邪不入里，故为欲愈也。

299. 少阴病解时

【原文】

少阴病欲解时，从子至寅上。

【征引】

成无己：阳生于子，子为一阳。少阴解于此者，阴得阳则解也。

喻昌：各经皆解于所主之时，而少阴独解于阳生之时。阳进则阴退，阳长则阴消，正所谓阴得阳则解也。

300. 脉不至灸少阴

【原文】

少阴病，吐利，手足不逆冷，反发热者，不死。脉不至者，灸少阴七壮。

【征引】

程知：少阴病吐而且利，里阴盛矣。以胃阳不衰，故手足不逆冷。夫手足逆冷之发热为肾阳外脱，手足不逆冷之发热为卫阳外持。前不发热，今反发热，自非死候。脉之不至，由于吐利而阴阳不相接续，非脉绝之比。灸少阴七壮，治从急也。

【附注】

少阴病吐利，手足不逆冷，无虚脱证候。反发热者，不死，乃抗病能力甚强，阴证回阳是也。脉不至，灸少阴、肾俞，脉自复矣。

301. 少阴回阳之便血证

【原文】

少阴病八九日，一身手足尽热者，以热在膀胱，必便血也。

【征引】

钱天来：大凡寒邪入少阴必恶寒逆冷，故以反发热者为阳回阴解而不死。此因邪气入少阴，至八九日之久，一身手足尽热者，为自阴还阳。以太阳主表，故一身手足先热也。

【附注】

本证若系阴证转阳证者，热在膀胱，即热结下焦之义。便血属桃核承气汤。若少腹不急结，下鲜血者，则宜黄连阿胶汤、芍药地黄汤。

302. 少阴汗后变证

【原文】

少阴病，但厥无汗而强发之，必动其血，未知从何道出，或从口鼻，或从目者，是名下厥上竭，为难治。

【征引】

张锡驹：此论少阴生阳衰于下，而真阴竭于上也。少阴病但厥无汗者，阳气微也。夫汗虽血液，皆由阳气之熏蒸宣发而出也。今少阴生阳衰微，不能蒸发，故无汗。强发之不能作汗，反动其经之血，未知从何道而出。阳气厥于下，阴血竭于上，少阴阴阳气血俱伤，故为难治。

【附注】

少阴病，汗出肤冷者为亡阳急证，无汗但厥者为阳亡津不继。其势虽较缓，实血燥无以为汗，其病尤重。少阴本无大发汗法，若强发之，汗出而血亦随亡，汗不出而血已先动。汗之与血均属体液，《内经》云夺血者无汗是也。难治者，下厥非温不可，而上竭复不能用温故也。

夫气与血两相维附。气不得血则散而无统，血不得气则凝而不流。故阴火动而阴气不得不上奔，阴血不得不从之上溢而竭矣。血既上溢，其随血之气散于胸中，不得复反于本位，则下厥矣。阴既厥于下，火愈逆于上，如此循环，血不尽竭不止也。应以健脾之阳为治，景岳用六味回阳饮，归、地、参、附、干、甘为滋阴回阳两全之方也。

303. 阳败不治证

【原文】

少阴病，恶寒身蜷而利，手足逆冷者，不治。

【征引】

钱天来：前条恶寒而蜷，因有烦而欲去衣被之证为阳气犹在，故为可治。又，下利自止，恶寒而蜷，以手足温者，亦为阳气未败，而曰可治。本条恶寒身蜷而利且手足逆冷，则四肢之阳气已败，故不治。又，无烦与欲去衣被之阳回机转，况下利又（疑漏不）能止，是为阳气已竭，故为不治。虽有附子、四逆、白通等法，恐亦不能挽回既绝之阳矣。

舒绍：尚未至汗出息高，犹为可治。急投四逆加人参，或可不死。

【附注】

本证亡阳、亡阴虚脱证，故不治也。

304. 胃败主死

【原文】

少阴病，吐利躁烦，四逆者，死。

【征引】

喻昌：上吐下利，因致烦躁，则阴阳扰乱而竭绝可虞，更加四肢逆冷，是中州之土先败，上下交争，中气立断，故主死也。早用温中可治。

【附注】

本条与吴茱萸汤（317条）不殊，何彼可治，而此不可治耶？温中诸汤不愈，从药测证，盖本条躁烦、逆冷是主证，吐是副证。317条吐是主证，利与逆冷是副证，于不用干姜、附子故知之。证状虽同，轻重有殊，吴茱萸汤证非纯乎少阴证也。

305. 阳上脱证

【原文】

少阴病，下利止而头眩，时时自冒者，死。

【征引】

钱天来：前条利止而手足温则为可治。此则下利止而头眩，且时时自冒。冒者，蒙冒昏晕也。虚阳上冒于顶，则阳已离根而上脱。下利无因而自止，则阴寒凝闭下竭。于此可见，阳回之利止可治，阳脱之利止为死矣。

【附注】

有阳则生，无阳则死。虚性冲逆，阳上虚脱而死也。

306. 阴极无阳主死

【原文】

少阴病，四逆，恶寒而身蜷，脉不至，不烦而躁者，死。

【征引】

钱天来：恶寒身蜷而利，手足逆冷者固为不治，此条但不利耳。上文吐利烦躁、四逆者死。此虽不利，而已不见阳烦，但见阴躁，则有阴无阳矣，故主死，况脉不至乎。前已有脉不至者，因反发热，故云不死。又有脉不出者，虽里寒而犹有外热，身反不恶寒而面赤，其阳气未绝，故有通脉四逆之治。此则皆现阴极无阳之证，且不烦而躁，并虚阳上逆之烦亦不可得矣，故曰死。

【附注】

烦是自觉证，躁是扰动见于外者也。病人呻吟多是烦，卧中时时转侧，手足擗床有声者多是躁。小儿脉细肢冷，两目无神，时而扬手掷足者，躁也，病多不治。

307. 少阴气绝者死

【原文】

少阴病，六七日，息高者，死。

【征引】

程知：夫肺主气，而肾为生气之源。盖呼吸之门也，关系人生死者最巨。息高者，生死已绝于下而不复纳，故游息仅呼于上而无所吸也。死虽成于六七日之后，而机自兆于六七日之前。既值少阴受病，何不预为固护，预为提防，迨至真阳涣散，走而莫追，谁任杀人之咎。

【附注】

息高，谓呼吸之动作但见于胸咽部，而胁下及腹部皆不动，西医所谓呼吸浅表也，为虚脱之证。少阴病，息高或喘者皆极危。

308. 少阴利烦不得卧者死

【原文】少阴病，脉微细沉，但欲卧，汗出不烦，自欲吐，至五六日，自利，复烦躁不得卧寐者，死。

【征引】

程知：今时论治不至恶寒蜷卧、四肢逆冷等证迭见则不取温，不知证已至此，温之何及，况诸证有至死不一见者。少阴病脉必沉而微细，盖示人以可温亡脉矣。少阴病但欲卧，已示可温之证矣。汗出在阳经不可温，在少阴宜急温，论中又切示人以亡阳之故矣。况复有不烦自欲吐，阴邪上逆之证乎。乃不知预作绸缪，延续至五六日，前欲吐，今且利矣，前不烦，今烦且躁矣，前欲卧，今不得卧矣。阳虚扰乱，阴盛转加，焉有不死者乎。

【附注】

少阴历言死证，知少阴病是生死关。他经虽亦有死证，但不如此经之多也。

309. 麻黄附子细辛汤证

【原文】

少阴病，始得之，反发热，脉沉者，麻黄附子细辛汤主之。

【征引】

钱天来：始得之即称少阴病，知非阳经传邪，亦非直入内脏，乃本经自感也。麻黄发汗以解在表寒邪，附子温里以补命门真阳，又以细辛之气温味辛，助其发散。三者合用，补散兼施，虽微发汗，无损于阳气，故为温经散寒之神剂云。

【讲义】

少阴病于始得之初，除提纲中见证外，反发热、脉沉。"反"字连脉沉而言（反发热，反脉沉）。夫阴证属正气不足，不应发热，故曰反。发热者自不当脉沉，亦曰反也。本证属正气不足之人感受风寒，故治法以助正气驱邪，使由表解，麻黄附子细辛汤主之也。

【附注】

四逆汤为少阴之主方，干姜、生附补中有发。本方发中有补，皆于表邪深浅，正气微甚，斟酌用之。仲师启示后学之旨微矣。

少阴证脉沉欲寐，始得之发热、肢厥、无汗，多见于房后伤寒。后世以本方去麻黄，名附子细辛汤，治里证重者。麻黄、细辛合用，治喘咳痰饮。

【方剂】

麻黄附子细辛汤方

麻黄三两（去节），细辛二两，附子一枚（炮，去皮，破八片）。

上三味，以水一斗，先煮麻黄，减二升，去上沫，内诸药，煮取三升，去滓，温服一升，日三服。

【治验】

各家医案：暴哑声不出，咽痛异常，卒然而起，或欲咳而不能咳，或无痰，或清痰上溢，脉多弦紧，或数疾无伦，此大寒犯肾。本方温之，并以蜜制附子噙之，慎不可轻用寒凉之剂。又，肺气冷痹，恶风者，非术、附、麻黄并用必不能开，本方加桂枝、白术。风冷头痛，痛连脑，如风所吹，如水所湿，遇风寒则极，常欲得热物熨之，其脉微弦而紧，本方加川芎、生姜。一老人咳唾，午后背洒渐恶寒，复微汗不止，一医与补中益气汤不效（黄芪、甘草、人参、升麻、柴胡、橘皮、当归、白术），与本方愈。

【习题】

1. 试述麻黄附子细辛汤之方义。

2. 本方与四逆汤同治少阴病，其不同之点安在？

310. 麻黄附子甘草汤证

【原文】

少阴病，得之二三日，麻黄附子甘草汤微发汗。以二三日无里证，故微发汗也。

【征引】

周扬俊：本条当与上条合看，补出"无里证"三字，知上节原无吐利、躁渴里证也，而本条专言无里证，知本条只有发热表证也。易细辛以甘草，只因得之二三日，津液渐耗，比始得者不同，故去细辛之辛散，益甘草之甘和。相机施治，分毫不爽。

【讲义】

本条承上条而言，若少阴病于得之二三日不见自利、呕吐之里证，是寒邪尚未入里，以麻黄附子甘草汤微发其汗可也。病有新久，治分缓急，二三日为病向里传之期，今无里证，故微汗也。

【附注】

少阴证见当用附子，表热证见可用麻黄，此定法也。始得之证，乘其盘踞未稳，以细辛之辛散攻之以急也。二三日后，津液渐伤，易以甘和，治之以缓也。无里证，独用麻黄足以胜任。

【方剂】

麻黄附子甘草汤方

麻黄二两（去节），甘草二两（炙），附子一枚（炮，去皮，破八片）。

上三味，以水七升，先煮麻黄一两沸，去上沫，内诸药，煮取三升，去
滓，温服一升，日三服。

【治验】

各家医案：治麻黄甘草汤证而恶寒或身微痛者，治麻黄附子细辛汤之头
不痛者。

【习题】

本方与麻黄附子细辛汤有何异同？

311. 黄连阿胶汤证

【原文】

少阴病，得之二三日以上，心中烦，不得卧，黄连阿胶汤主之。

【征引】

柯琴：此少阴之泻心汤也。凡泻心必借芩、连而导引，有阴阳之别。病
在三阳，胃中不和而心下痞硬者，虚则加参、甘补之，实则加大黄下之。病
在少阴而心烦不得卧者，既不得用参、甘以助阳，亦不得用大黄以伤胃也，
故用芩、连以直折心火，用阿胶以补肾阴，鸡子黄佐芩、连，于泻心中补心
血，芍药佐阿胶，于补阴中敛阴气。斯则心肾交合，水升火降，是以扶阴泻
阳之方而变为滋阴和阳之剂也。

【讲义】

少阴病，得之二三日以上血虚热高。不得卧乃精神不安，心烦之甚也。
黄连、黄芩清热除烦，阿胶乃治血虚热高之良药，鸡子黄滋养血液，芍药敛
阴血，故本方以清热滋血为治也。

【附注】

本方与栀子豉汤同为清热，而本方以滋血润燥为主也。

按：少阴为阳不足证，而本方主治为阴不足证，故本方非少阴本病之
方，乃少阴变证之方耳。幸勿以之治少阴正证也。

【方剂】

黄连阿胶汤方

黄连四两，黄芩二两，芍药三两，鸡子黄二枚，阿胶三两。

上五味，以水六升，先煮三物，取二升，去滓，内胶烊尽，小冷，内鸡子黄，搅令相得，温服七合，日三服。

【药物】

鸡子黄 味甘，性温。

药能：清热解毒。

药征：阴血少，须滋润者用之。

调剂：入药时，待药温后入，搅食相得。《日华本草》载：本药治腹痛下利。

【治验】

各家医案：时气差后，虚烦不得眠，目痛懊恼。治温毒下利脓血，少阴烦躁不得卧。治久痢，腹中热痛，心中烦不得眠，或便脓血者。治痘疮内陷，热气炽盛，咽燥口渴，心悸烦，圊血者。诸失血证，胸悸身热，腹痛微利，舌干唇燥，烦悸不能寐，身体困惫，面无血色，或面热潮红者。淋沥证，小便如热汤，茎中焮而血多者，本方有奇效。吐血咯血，心烦不眠，五心热，渐肉脱者，热浸血分，诸证皆验。少阴下利脓血，本方与桃花汤皆治之。唯本方主心烦，桃花汤主肠出血，有上下之辨。

【习题】

1. 本方主治是否少阴证？

2. 本方与栀子豉汤有何异同？

312. 附子汤证之一

【原文】

少阴病，得之一二日，口中和，其背恶寒者，当灸之，附子汤主之。

【征引】

魏荔彤："少阴病"三字中，赅脉沉细而微之诊，见但欲寐之证，却不发热，而单背恶寒，此少阴里证之确据也。

成无己：少阴客热则口燥舌干而渴。口中和者，不苦不燥，是无热也。背为阳，背恶寒者，阳气弱，阴气盛也。灸之助阳消阴，与附子汤温经散寒。

【讲义】

少阴病，得之一二日，口中和，背恶寒虽系阴证之恶寒，未必即是附子汤证。且据铜人图，灸背俞第三行膈关穴（在第七椎下两旁，相去各三寸陷中，正坐取之，专治背恶寒）即可治背恶寒证。余证文略，未具耳。

【附注】

经中云某汤主之者，必见某汤之证。今曰附子汤主之而仅示口中和、背恶寒，是证略之也。以药测证，本方与真武汤较，倍术、附，以参代姜。真武汤有小便不利，或疼痛，或下利，本方当亦有之，且心下痞而不呕也。

阳明证阳气内陷，无大热，口燥渴，心烦，背微恶寒，白虎加人参汤主之。与本方较，同是背恶寒，一是阴寒气盛，一为阳气内陷，当于口中润燥辨之。

【习题】

1. 附子汤症状是否即见口中和、背恶寒？

2. 背恶寒有阴有阳，当于何处辨之？

313. 附子汤证之二

【原文】

少阴病，身体痛，手足寒，骨节痛，脉沉者，附子汤主之。

【征引】

钱天来：身体骨节痛，乃太阳寒伤营之表证也。然在太阳则脉紧而无手足寒之证，故有麻黄汤发汗之治。此以脉沉而手足寒，则知寒邪过盛，阳气不疏，营阴滞涩，故身体骨节皆痛耳。且四肢为诸阳之本，阳虚不能充实于四肢，所以手足寒，此皆沉脉之见证也，故以附子汤主之，以温补其虚寒也。即此推之，太阳篇之发汗病不解，虚故也，以芍药甘草附子汤。及发汗后，身疼痛、脉沉迟者，桂枝加芍药生姜人参新加汤主之者，皆汗多亡阳，阴盛阳虚之证，即此义也。

【讲义】

少阴病，身体痛，骨节痛，表里俱有之证。今伴以脉沉、无热、手足寒，乃是里寒，非表热也，主以附子汤温里散寒。

【附注】

本证用附子振肾阳，人参壮胃阴，苓、术利尿，芍药缓解拘挛以止痛。

【方剂】

附子汤方

附子二枚（炮，去皮，破八片），茯苓三两，人参二两，白术四两，芍药三两。

上五味，以水八升，煮取三升，去滓，温服一升，日三服。

【治验】

各家医案：治湿痹缓风，身体疼痛如欲折，肉如锥刺刀割；身体挛痛，小便不利，心下痞硬，若腹痛者；水病遍身肿满，小便不利，心下痞硬，下利腹痛，体痛，或麻痹，或恶风寒者。本方加甘草用苍术，名术附汤，以治寒湿。附子之性，雄悍燥热，散沉寒，壮元阳。生则力猛，救里阳于垂脱之际；炮则其性稍缓，走表温经逐寒。盖里虚骤脱非急救不可，所以用生附，寒湿缠绵，过发则无功，所以用炮附也。仲师用附子与干姜配者皆生用，如四逆、通脉四逆、白通加猪胆汁、茯苓四逆等汤是也。余皆炮用，重证皆缓。

一男子，两足疼痛不得屈伸，手足寒，腹拘挛，食颇减，羸瘦，时痔血，本方间服黄解丸，愈。

一僧，二十年前患淋浊，二三年愈后，诸证杂出，既而腰以下冷，如坐冰雪中，虽盛夏，必重絮衣覆其上。每发时，心腹疞痛不可近手，腰脊痉痛不得反侧，甚则不得息，忽忽少气，终夜卧不安，大抵每夜必发。幼年有痔漏，遇寒乃发，今已十四年。诊其心下悸而痞硬，腹皮拘挛，与本方，时与下剂攻之，半载痊愈。

一儿十岁，脊曲伛偻，两足挛急不能起已二年，与本方及下剂，两月愈。

【习题】

归纳各家医案，本方主治哪些证？

314. 桃花汤证之一

【原文】

少阴病，下利便脓血者，桃花汤主之。

【征引】

成无己：阳病下利，便脓血者，协热也；少阴病，下利便脓血者，下焦不约而里寒也。与桃花汤固下散寒。

汪琥：本节乃少阴中寒，即成下利之证。下利便脓血，协热者多。今言少阴病下利，必脉微细，但欲寐，而复下利也。下利日久，至便脓血，乃里寒而滑脱也。

钱天来：少阴证下利为阴寒之邪在里，湿滞下焦，大肠受伤，故皮折血滞变为脓血，滑利下脱，故以温中固脱之桃花汤主之。

【讲义】

有少阴病脉微细、但欲寐之见证而兼下利脓血者，属阳证突变为面薄肢厥、息促脉微之少阴病，故以桃花汤主治之也。

【附注】

本方治虚寒带血、滑脱失禁之痢病，罕见里急后重者，传染性赤痢（亦急性热病）属伤寒范围者。

肠出血证多见于阳明时期，及至出血，则变阴证。吾人治伤寒病以早下为戒，故患肠出血者甚少。

【方剂】

桃花汤方

赤石脂一斤（一半全用，一半筛末），干姜一两，粳米一升。

上三味，以水七升，煮米令熟，去滓，温服七合，内赤石脂末方寸匕，日三服。若一服愈，余勿服。

【治验】

各家医案：一妇，腹微痛，下溏粪及黏液，杂以鲜红血星，舌苔非常垢腻，脉沉数，手足微冷，胸腹有白色小水泡，细视始见，殆俗所谓白瘖软，与桃花汤加附子、阿胶，增干姜至三两，两服血止。此证，今之湿温证。大肠受伤，皮折血滞，非肠穿孔。夫穿孔者必出血，出血者未必尽穿孔。出血者可救，穿孔者必死。脐下痛者，加当归、芍药。痢疾热势已减，只便脓血者，用本方，其脓血不甚而下和。不止者，宜赤石脂禹余粮汤。若柏皮汤证误用赤石汤及本方，则更增腹满，或为痞气，为块，为痿躄鹤膝，宜细审用。痢疾经久入阴证者，若痛在大腹，是理中、四逆、白通等汤所主。只下脓血者，本方证也。若下脓血，身热里急后重者，白头翁汤证也。下重一证有热性者，有寒性者，后重而遗尿，宜止之证也。

【习题】

下利便脓血，阴阳之分于何辨之？

315. 桃花汤证之二

【原文】

少阴（疑漏"病"）二三日至四五日，腹痛，小便不利，下利不止，便脓血者，桃花汤主之。

【征引】

成无己：二三日以至四五日，寒邪入里深也。腹痛者，里寒也。小便不利者，水谷不别也。下利不止，便脓血者，肠胃虚弱，下焦不固也，与桃花汤固肠止利。

【讲义】

少阴病二三日至四五日，寒邪入里之时。冠以少阴，明其病属虚寒。腹痛是气滞肠间，拘急而痛。小便不利是下焦火衰，气化不行。下利不止是水既不得分利，以肠代行也。便脓血因肠管内壁糜烂，故以固脱散寒之桃花汤主治之。利止而脓血亦止，腹痛自除矣。

【附注】

本条为痢疾通常证候，其病不剧，且不拒按，与实痛异。虽便脓血，属里寒证，非里热也。里寒便血，其色必暗，乃寒邪、水谷津液凝于肠。非若火性急速，其色必鲜明也，且寒利喜温欲按，腹痛时作，其间不难分别。

【习题】

腹痛有虚实寒热，于何处鉴别？

316. 下利便脓者可用刺法

【原文】

少阴病，下利便脓血者，可刺。

【征引】

《医宗金鉴》：邪入少阴而下利，则下焦壅滞而不流行，气血腐化而为脓血，故可刺之以泄真邪。通行其脉络，则其病可已。不曰刺何经穴者，盖刺少阴之井、荥、俞、经、合也。

张兼善：先下利日久而后便脓血，则用桃花汤。若不先下利而下利便脓血，则可刺经穴。若刺经穴不愈，则当从事白头翁汤。设更咽干心烦，不得眠，则又须黄连阿胶汤为合法也。

【讲义】

本条重申上条少阴病下利便脓血者，以刺法亦可，恢复正气而固下散寒也。

【附注】

注家谓本条但云可刺，不言刺某穴，疑为后人之言。

按：痢病每多刺之救急。

317. 吴茱萸汤证

【原文】

少阴病，吐利，手足逆冷，烦躁欲死者，吴茱萸汤主之。

【征引】

钱天来：吐利，阴证之本证也，或但吐，或但利者犹可。若寒邪伤胃，上逆而吐，下攻而利，乃至手足厥冷。盖四肢皆禀气于胃而为诸阳之本，阴邪纵肆，胃阳衰败而不守，阴阳不相顺接而厥逆，阳受阴迫而烦，阴盛格阳而躁，且烦躁甚而至于欲死。用吴茱萸之辛苦温热以泄其厥气之逆而温中散寒，人参以补吐利虚损之胃气，又宣之以辛散止呕之生姜，和之以甘缓益脾之大枣，为阴经急救之方也。

【讲义】

少阴病以无热、恶寒、脉微言之。吐利，逆冷，烦躁欲死者，里证见也。吴茱萸汤之用有三：阳明食谷欲呕用之，少阴吐利用之，厥阴干呕、吐涎沫者亦用之，要皆以呕吐逆气为主。与304条不同，与四逆汤证之吐利、厥逆亦异。吴茱萸者，降逆镇呕也。

【附注】

吴茱萸汤以吐为主，四逆汤以利为主。吴茱萸汤主治胃中虚寒而饮水停蓄，阳气为之闭而厥逆者也。

【习题】

吴茱萸汤与四逆汤主治之异同安在？

318. 猪肤汤证

【原文】

少阴病，下利咽痛，胸满心烦者，猪肤汤主之。

【征引】

程知：下利虽是阴邪，咽痛实为急候，况兼胸满心烦，谁不曰急则治标哉。然究其由来，实是阴中阳乏，液从下溜而不能上蒸，故有此，只宜猪肤汤润以滋其土，而苦寒在所禁也。虽是润剂，却加白粉，少阴经所重者，趺阳也。

【讲义】

少阴病，内寒则下利，上热则咽痛。胸满心烦，上热下寒，虽似黄连汤证而真寒假热，非黄连所宜。真寒固宜培本，咽痛急则治标，故以滋润解热之猪肤汤主之也。

【附注】

胸满心烦，胸中扰扰而困，心中郁郁而热，皆上焦有热之候，权与猪肤汤以治其标。此少阴异证而胸中有假热者，非芩、连所宜，是以用猪肤、白粉、白蜜等。其性能解热者，以调中解热也。下利咽痛，通脉四逆汤亦有之证，宜参考。

此非感寒之肠炎，乃轻度胃实下利也。猪肤含脂肪最富，滋养阴液而除咽痛。白蜜催大便制腐，亦缓急迫。

【方剂】

猪肤汤方

猪肤一斤。

上一味，以水一斗，煮取五升，去滓，加白蜜一升，白粉五合，熬香，和令相得，温分六服。

【药物】

猪肤　味甘，性寒。滋润药。

药能：润喉，滋肾，解热毒。

药征：少阴下利，咽痛。

调剂：本药集各家说以猪膏脂为当，近皮白腻者，以之治少阴咽痛，其效最捷。

按：猪肤即猪肉，非皮也。《本草》明称性平，解热毒。白粉即米粉，与粳米同义。本方滑润而甘，以治阴虚咽痛，其咽当不肿。其病虽虚而不甚寒，非亡阳证也。

【治验】

《张氏医通》：一生，素禀阴虚多火，且有脾约便血证。十月间患冬温，发热咽痛，里医用麻仁、杏仁、半夏、枳、橘之属，遂喘逆倚息不得卧，声哑面赤，肢厥，右寸关虚火微数，与葳蕤、甘草等不应，与本方声清而痛失。

【习题】

本条之证与黄连汤证有何异同？

319. 甘草汤与桔梗汤证

【原文】

少阴病，二三日咽痛者，可与甘草汤。不差者，与桔梗汤。

【征引】

程知：若咽痛而不兼下利，则自无胸满心烦之证。虽不由于肾寒上逆，然只客热，故宜甘缓。不差者，经气阻而不通也，加桔梗以开之。

喻昌：此在二三日，他证未具，故用之。若五六日，则少阴之下利呕逆，诸证蜂起，此法即未可用。

【讲义】

咽痛未必即属少阴，以其外证观察颇似少阴，故名。盖咽痛属经中客热，用甘草汤者，甘以发其热，缓其痛也。邪气重者服之不差，加桔梗开通其气，排其黏液脓汁，疾病自愈。

【附注】

二汤所治主证为声音之变化。语音钝浊粗糙，甚则嘶曳，喉头自觉灼热，干燥而痒痛。初时干咳，继乃生白色润浊痰，终则黄厚若脓。在小儿则夜突发剧，喘鸣息迫，极似白喉风，然饮以热汤即轻。喉头红肿，有膜汁黏附，或黏固成膜，颇似白喉证，唯不发热为异耳。此证非少阴病，故不用少阴药也。

按：俗传白喉忌表，即系指此证而言。此系喉炎，非白喉也。又有争，白喉当表者，则指白喉，非指喉炎也。实际白喉证多，喉炎之证少，故白喉忌表之说误人不少。盖白喉菌毒漫于全身，故宜汗解。喉炎乃局部病变，但取甘草、桔梗之缓急排脓已足矣。

【方剂】

甘草汤方

甘草二两。

上一味，以水三升，煮取一升半，去滓，温服七合，日二服。

桔梗汤方

桔梗一两，甘草二两。

上二味，以水三升，煮取一升，去滓，分温再服。

【药物】

桔梗 味苦、辛，性微温，有小毒。宣畅药。

药能：开提气血，除胸膈滞气，痛如刀割，散寒邪，排脓血。

药征：浊唾腥脓，或痰或血，咽喉肿痛。

调剂：历观诸方之有本药者，曰肺痈，曰浊唾，曰吐脓，曰咽痛。由是可知，本药可配用于肺结核、胸膜炎等证。

按：根中有心者曰苦桔梗，根中无心者曰甜桔梗，本方为苦桔梗。经中各方甘草俱炙，唯此用生。炙主守中，生则和经脉而流通。

【治验】

名家医案：甘草一味单行，最能和阴清热，痈疮煎服可防毒气内攻。凡服汤呕不能入者，先以甘草三两，水三升，煮取三升，服之得吐，但不吐亦佳。消息定，然后服余汤，即不吐也。独胜散（即本方），解药毒，蛊毒，虫蛇诸毒，疗赤白痢，日数十行，无问日数多少，年岁老幼。国老膏（即本药一味），一切痈疽将发，预期饮之，能消肿逐毒，功效不可具述。又，热毒肿，舌卒肿，满口塞，喉气不通，顷刻杀人。凡服吐下剂不得快吐利，恶心腹痛，与本方痛立止。喉痹神效方，桔梗、甘草各一两，以水一升，煮服即愈，有脓即出，治少阴咽痛失音。

按：失音无声，急性喉炎之特征也。

【习题】

本条咽痛属今何病？

320. 苦酒汤证

【原文】

少阴病，咽中生疮，不能语言，声不出者，苦酒汤主之。

【征引】

《医宗金鉴》：咽痛不愈，剧则咽中为痛所伤，渐乃生疮，不能语言，声音不出。

钱天来：今之优人每遇声哑即以生鸡子白啖之，声音即出，即此方之遗意也。

【讲义】

本较上条为重，咽喉腐烂至不能语言。声音不出亦是喉炎，以半夏豁其咽之不利，涤痰，鸡子白润咽除热，苦酒敛降消肿。三物协力以治咽中生疮。

【附注】

咽病经中治法有三：邪气轻微者，但用甘、桔以和之。邪气未解，痰热锁闭者，以半夏开之，桂枝散之，甘草缓之。至邪已深入，阴火已炽，咽伤生疮，不必治表，和亦无益，用本方以清之也。

【方剂】

苦酒汤方

半夏十四枚（洗，破如枣核），鸡子一枚（去黄，内上苦酒著鸡子壳中）。

上二味，内半夏著苦酒中，以鸡子壳置刀环上，安火上，令三沸，去滓，少少食咽之，不差，更作三剂。

按：刀环即古钱。

【药物】

鸡子白 味甘，性微寒。解热药。

药能：清风热，治肿毒，疮疡目痛。

药征：大烦热，口燥咽肿。

调剂：醋浸，疗黄疸。

苦酒 即醋。味酸苦，性温。

药能：散瘀血，消痈肿积块，解鱼肉菜诸虫毒，治盗汗、黄汗。

药征：泻利、自汗温汗、体热。

调剂：合青木香止卒心痛、血气痛，浸黄柏治口疮。

【习题】

本条之药物何以能治咽中生疮?

321. 半夏散及汤证

【原文】

少阴病,咽中痛,半夏散及汤主之。

【征引】

钱天来:半夏桂枝甘草汤治伏气之病,谓非时有暴寒中人,伏气于少阴经,始不觉病,旬日乃发。脉便微弱,法先咽痛,次必下利,始用本汤,次四逆散。此病只二日便差,古方谓之肾伤寒也。

【讲义】

咽痛者,咽之一部分疼痛也。咽中痛者,咽之全部分皆痛也,属急性咽炎、扁桃腺炎等病。虽与白喉相似,预后甚佳,不若白喉之危险。证属少阴,虽有一二表证,亦不可徒攻其表。经中以咽痛病不载之太阳而列于少阴者,盖有深意存焉。

【附注】

咽痛之证至急,甚则痰涎缠咽不得息,或生疮滴水不下,故有急喉痹、走马喉风之名,皆言其速也,宜与319条参看。咽痛不肿,甘草汤证。咽痛而肿,涎缠咽中,桔梗汤证。咽中伤生疮,咽中痛楚不堪者,苦酒汤及半夏汤证也。

【方剂】

半夏散及汤方

半夏(洗),桂枝(去皮),甘草(炙)。

上三味,等分,各别捣筛已,合治之,白饮合服方寸匕,日三服。若不能散服者,以水一升,煎七沸,内散两方寸匕,更煮三沸,下火令小冷,少少咽之。半夏有毒,不当散服。

【习题】

试述治咽痛各方之不同?

322. 白通汤证

【原文】

少阴病，下利，白通汤主之。

【征引】

钱天来：但云下利而用白通汤者，观下条则知其脉象与平常下利不同。本方以葱易甘草，甘草所以缓阴气之逆，和姜、附而调护中州，葱则辛滑行气，可以通行阳气而解散寒邪。二者相较，一缓一速，故其治亦颇有缓急之殊也。

【讲义】

治下利之法甚多，治少阴下利之法以四逆汤为主。今本条但云下利，而不用四逆汤者，盖少阴下利多种，不可不辨。若阳气虚甚，寒邪太盛，致下利清谷者，用四逆以扶阳为治。若肾阳不振，水不行而下利者，用真武汤振兴肾阳，必兼行水。若阳气为阴寒所闭，气郁脉微，所谓体循环发生障碍者，用葱之辛滑行气开闭而复兴其机能，甘草之甘反嫌其滞。三方方义明了后，本条下利可知矣。

【附注】

用葱白而曰白通者，通其阳则阴自消也。又，古有谓白通为人尿之别称。本方以人尿为主，故名，但本方中并无人尿。又，下条云白通加猪胆汁而方中有人尿，则本方似有脱字。究何为正，阙疑待考。

【方剂】

白通汤方

葱白四茎，干姜一两，附子一枚（生用，去皮，破八片）。

上三味，以水三升，煮取一升，去滓，分温再服。

【药物】

葱白 味辛，性温。亢奋药。

药能：发汗解肌，杀菌解毒，回阳通气，杀鱼肉毒。

药证：下利脉微，面目多见浮肿。

调剂：亢进消化机能之剂配用之，或四逆证而有头痛者。

【治验】

各家医案：伤寒泄利不已，口渴食不下，虚烦；下利腹痛，厥而头痛。

【习题】

少阴病下利多用四逆汤，今用本方，其区别安在？

323. 白通加猪胆汁汤证

【原文】

少阴病，下利脉微者，与白通汤。利不止，厥逆无脉，干呕烦者，白通加猪胆汁汤主之。服汤脉暴出者死，微续者生。

【征引】

张志聪：少阴病下利，阴寒在下也，脉微，邪在下而生阳气微也，故当白通汤接在表在上之阳以下济。如利不止，阴气泄而欲下脱矣。干呕而烦，阳无所附而欲上脱矣。厥逆无脉，阴阳之气不相交接矣。是当用白通汤以通阳，加水畜之胆引阴中之阳以上升，取人尿之能行故道，导阳气以下接。阴阳和而阳气复矣。

【讲义】

既言少阴病，今重言脉微，自当较少阴病之微为尤甚也，与白通汤治之。此段与上条之证相同，若证由下利而至利不止，脉中微甚而至于无脉，且真寒之厥逆、假热之心烦并见，肾阳匪但损，肾阴亦涸竭虞。胆汁、人尿助理生化，白通通气去寒。脉暴出者，烛欲尽而炎反烈，药力尽则气仍绝。脉微续者，真阳回而津续生，正气借药力以俱旺矣。

【附注】

本条属阳亡而津不继，胃中无黏液，故干呕而烦也。前云脉即出者愈，此云脉暴出者死。即出与暴出不同，本证已为极危之候。仲师用胆汁、人尿，盖其人已无生化之能力矣。

【方剂】

白通加猪胆汁汤方

葱白四茎，干姜一两，附子一枚（生用，去皮，破八片），人尿五合，猪胆汁一合。

上五味，以水三升，煮取一升，去滓，内胆汁、人尿，和令相得，分温再服。若无胆，亦可用。

【药物】

人尿 味咸，性寒。清热药。

药能：滋阴降火，止血消瘀，治久嗽，癥积。

药征：寒热，头痛，温气。

调剂：取十二岁以下无病童男，不茹荤辛者之小便，去其头尾。

【治验】

各家医案：治久坐湿地伤肾，肾伤则短气腰痛，厥逆下冷，阴脉微者宜之。大吐泻后，面目无神，虚寒厥冷，心下膨满烦躁，夏月霍乱，间有此证，脉欲绝或全绝，医知用附子理中（盖回阳之药）而忘治其心下之膨满，故投药不效。若用此方，胜参、附、理中十倍。在吐泻后，心下所以痞塞者，以脾胃暴虚，与余邪抟结，聚于心下故也。本方以附、干回阳，猪胆汁主痞塞，葱白温下元，人尿镇坠下行，引肾中欲飞腾之阳气归原。一方而四能备，凡霍乱、中风卒倒、小儿慢惊，一切卒暴脱阳之病，皆建奇效，要以心下痞塞为标准耳。

【习题】

1. 本条属何病证？

2. 脉暴出与脉即出有何不同？

324. 真武汤证之二

【原文】

少阴病，二三日不已，至四五日，腹痛，小便不利，四肢沉重疼痛，自下利者，此为有水气。其人或咳，或小便利，或下利，或呕者，真武汤主之。

【征引】

《医宗金鉴》：论中心下有水气，发热有汗，烦渴引饮，小便不利者，属太阳中风，五苓散证也。发热无汗，干呕不渴，小便不利者，属太阳伤寒，小青龙汤证也。今少阴病二三日不已，至四五日腹痛下利，阴寒深矣。设小便利，是纯寒而无水，乃附子汤证。今小便不利，或咳或呕，此为阴寒兼有水气之证。故水寒之气外攻于表则四肢沉重疼痛，内盛于里则腹痛自利，水气停于上焦胸肺则咳喘而不能卧，停于中焦胃腑则呕而或下利，停于下焦膀胱则小便不利而或少腹满。种种诸证，总不外乎阴寒之水。而不用五苓者，以非表热之饮也。不用小青龙者，以非表寒之饮也。故惟主以真武汤，温寒以制水也。

【讲义】

少阴病，二三日服药不愈，至四五日，以下见证皆属停水之证。凡停水之证，不去其水，服药必无效。于前28条"仍头项强痛"，84条"其人仍发热"，均系水证，行对证治疗，不去其水，病仍不愈者，足证本条。二三日不愈亦系服药后不愈，至四五日，水证迭见也。腹痛拘挛，芍药证也。小便不利，苓术证也。四肢沉重疼痛，水停肢体，术、附能并走体表以驱水。自下利者，附子温肾治其本，苓术利水治其标，生姜散寒止呕，芍药解挛镇痛。协力以赴，或证自除。与84条同属中虚饮动，见证虽异，而温散驱水之手段则一也。

【附注】

本方原名玄武汤，宋版改名真武，避宣祖讳。元金以降，因蹈袭习惯，遂难改易。今人每见寒热，多用归、地、鹿茸补益精血，不知甘药恋膈，易伤胃少食。夫血气由谷气而生，未见生血之利，先见损谷之弊矣。若脾胃充实之人，服之滋养，非尽无利。前贤谓补肾不如补脾，意在使饮食不减则气血自生。

夫人身之营养在于饮食，非药物所能为力。今人每于冬令服膏方滋补，方取甘凉滋腻，药列百数十味，名贵杂陈如批货单，服之胀满损食，不能尽剂。若以甘凉药治急性热病，小则延长经过，大则横遭夭折。喜其药性和缓，人多近之。盖甘寒药之败事系受害于无形，觉察最难，至死不悟；而古方误施为害立见，倘按法治之，则效如桴鼓。故吾辈不可斥今世畏古方者之为失，而知熟读经文之为勉。

【习题】

1. 本方药物各主何治？

2. 见何主证适用本方？

325. 通脉四逆汤证之一

【原文】

少阴病，下利清谷，里寒外热，手足厥逆，脉微欲绝，身反不恶寒，其人面色赤，或腹痛，或干呕，或咽痛，或利止脉不出者，通脉四逆汤主之。

【征引】

成无己：下利清谷，手足厥逆，脉微欲绝，为里寒。身热不恶寒，面色赤，为外热。此阴甚于内，格阳于外，不相通也，与通脉四逆汤散阴通阳。

林澜：格，拒格也，亦曰隔阳，阴阳隔离也，又曰戴阳，浮于上，如戴也。夫真寒入里，阴气未有不盛者，然其剧，不遏阳愈微，阴愈盛耳。

【讲义】

少阴病，下利清谷，四逆汤证也。里寒外热，里寒是真，外热是假。手足厥逆，脉微欲绝者，白通汤证也。本方即四逆汤倍干姜，较四逆汤证为重。更有身反不恶寒、面色赤等格阳证，较白通汤证亦重。方后有面赤加葱九茎之说，虽系后人所加，不无见地。盖本方兼二方之义，与322条合观，其义自明。

【附注】

或见各证固属阳亡而津不继，干呕者，胃中津枯也。咽痛者，咽喉枯燥，水阻津不上布也。故格阳之证有顷刻毙命之虞，阳亡之证有寒水欲犯之因。

【方剂】

通脉四逆汤方

甘草二两（炙），附子大者一枚（生用，去皮，破八片），干姜三两（强人可四两）。

上三味，以水三升，煮取一升二合，去滓，分温再服。其脉即出者愈，面色赤者，加葱九茎；腹中痛者，去葱，加芍药二两；呕者，加生姜二两；咽痛者，去芍药，加桔梗一两；利止脉不出者，去桔梗，加人参二两。病皆与方相应者，乃服之。

按： 自面色赤者以次，后人所加。

【治验】

各家医案：治四逆汤证而吐利厥冷甚者，少阴兼厥阴证者。本方以干姜为君，当能续脉。温里，故脉自出。干呕不止加粳米，又云加葱白，大有效验。

【习题】

1. 试述本方与四逆汤之不同点。

2. 本方何以有或见各证？

326. 四逆散证

【原文】

少阴病，四逆，其人或咳，或悸，或小便不利，或腹中痛，或泄利下重者，四逆散主之。

【征引】

张锡驹：凡少阴病四逆俱属阳气虚寒，然亦有阳气内郁，不得外达而四逆者，又宜四逆散主之。枳实胃家之宣品，所以宣通胃络，芍药疏泄经络之血脉，甘草调中，柴胡启达阳气于外行，阳气通而四逆温矣。

《医宗金鉴》：四逆，虽阴盛不能外温，然亦有阳为阴郁，不得宣达而令四肢逆冷者。但四逆而无诸寒热证，是既无可温之寒，又无可下之热，惟宜疏畅其阳，故用四逆散主之。

【讲义】

少阴病四逆，虽有少阴之病型，而或见诸证则属阳气内郁不得宣，非机能衰弱之阴证。四逆散者，亦柴胡剂之类变，殆后世所设肝郁病欤。

【附注】

本节病证由七情所发者率多，外望似阴，实有郁热。施治之法，既不可温，复不可下，只宜和法。不用大、小柴胡汤者，本方兼寓二方方义也。

【方剂】

四逆散方

甘草（炙），枳实（破，水渍，炙干），柴胡，芍药。

上四味，各十分，捣筛，白饮和服方寸匕，日三服。咳者，加五味子、干姜各五分，并主下利；悸者，加桂枝五分；小便不利者，加茯苓五分；腹中痛者，加附子一枚，炮令坼；制下重者，先以水五升，煮薤白三升，煮取三升，去滓，以散三方寸匕内汤中，煮取一升半，分温再服。

按：加减法后人所增。

【治验】

各家医案：治痢疾累日，下利不止，胸胁苦满，心下痞塞，腹中结实而痛，里急后重者。治周身百节痛，及胸腹胀满，目闭肢厥，爪甲青黑。医以伤寒治之，七日昏沉弗效。此得之怒火与痰相抟，本方加连、芩泄三焦火而愈。一妇四十许，得病十八年，其证头痛，头眩，郁冒，艰于行而失血色，十年来经水不行，右脐旁有疝块，胁下拘挛，用本方加良姜、牡蛎，兼用灸法，期年而愈。一人鼻渊，流浊涕甚多，与本方加吴茱萸、牡蛎。本证乃肝火上蒸肺部，上下气阻所成。一少年十四，气宇闭塞，颜色青惨，体瘦，医以为劳。诊其胸动悸，自左乳下至鸠尾满闷，癖疾。与本方加鳖甲、茯苓，数日间去，拘急解，气宇大开，惟肢倦，与千金茯苓汤（苓桂芍参麦地柴）而愈。

【习题】

本证是否少阴证，从何知之？

327. 猪苓汤证

【原文】

少阴病，下利六七日，咳而呕渴，心烦不得眠者，猪苓汤主之。

【征引】

《医宗金鉴》：凡少阴下利清谷，咳呕不渴，属寒饮也。今少阴病六七日，下利黏秽，咳而呕，渴烦不得眠，是少阴热饮为病也。饮热相拎，上攻则咳，中攻则呕，下攻则利。热耗津液故渴。热扰于心，故烦不得眠。宜猪苓汤利水滋燥，饮热之证皆可愈矣。

汪琥：此方乃治阳明病热渴引饮，小便不利之剂，本节亦借用之，何也？盖阳明病发热、渴欲饮水、小便不利者，乃水热相结而不行。兹者少阴病下利、咳而呕渴、心烦不得眠者，亦水热拎结而不行也。病名虽异而病源则同，故同用猪苓汤主之，不过清热利水兼润燥滋阴之义。

【讲义】

前290条云："欲吐不吐，心烦，但欲寐，五六日自利而渴者，属少阴也。"少阴病但欲寐，机能衰减也。自利属真寒，心烦属假热。虽有欲吐之势而津液不足，无水为吐，故口中渴仍属少阴。本节虽冠以少阴病名，实系湿热病证，其病变在膀胱尿道不利。欲呕，下利，皆胃肠停饮，水不循尿道排除之证。凡水郁不行者，寒水外形常似阴证。水蓄生热则类阳明，举猪苓汤以示例耳。

【附注】

本方之证较290条有不得眠及小便色不白之异，此寒热之分别处。又，311条黄连阿胶汤之心烦不得眠属血虚热盛，栀子豉汤之懊憹不得眠属胃虚生热，本方则属水蓄生热。病形相似，治法不同也。

【习题】

1. 少阴病用猪苓汤，其理由安在？

2. 黄连阿胶汤、栀子豉汤、猪苓汤同治心烦不得眠，其区别安在？

328. 急下证之四

【原文】

少阴病，得之二三日，口燥咽干者，急下之，宜大承气汤。

【征引】

钱天来：口燥咽干未必即是急下之证，亦未必有胃实之证，实热之脉也。

【讲义】

阳明下证病形似少阴者，不可不知。医每遇此病最易误治，唯口燥咽干，未可适施急下，大承气汤之腹诊脉象必系略去。夫下证而至于形同少阴者，乃阳极似阴。口燥咽干者，是津液将竭。得之二三日者，言其病变之急。故当急下以存阴，宜大承气汤。

【附注】

少阴篇中三急下证皆是阳明证之形似少阴者，非少阴病也。有谓先是少阴后转阳明者，若然，则太阳、少阳之转入阳明者必仍称太阳病或少阳病，而不曰阳明病也。

【习题】

本条凭何证而施急下法，理由安在？

329. 急下证之五

【原文】

少阴病，自利清水，色纯青，心下必痛，口干燥者，急下之，宜大承气汤。

【征引】

《医宗金鉴》：自利清水，谓下利无糟粕也。色纯青，谓所下皆污水也。

山田宗俊：心下痛，似结胸而非结胸，盖彼有硬满，此无之也。

【讲义】

本条亦阳极似阴证。自利清水，即热结旁流，肠中有燥屎。色纯青，心下必痛，口干燥者，体液大量排除，故须去其燥屎之病因，急宜大承气汤下之，早存其阴也。

【附注】

上条胃热为甚，本条阴液大伤，急下存津，其义则同。

【习题】

试述本条急下之故？

330. 急下证之六

【原文】

少阴病六七日，腹胀不大便者，急下之，宜大承气汤。

【征引】

山田宗俊：胃中有燥屎也。

按：本证必兼见舌苔干燥、恶热饮凉方为实证。

【讲义】

阳明病六七日之久必也下证悉具。若更见不大便而腹胀满，属胃家实甚，阳极似阴者，急宜下之，以大承气汤也。

【附注】

本条属大实满甚者。以上三条皆有阳明可下之证，而更兼各条所言之证者，非仅据其一二证即当急下之也。

【习题】

以上三急下证之区别点安在？

331. 四逆汤证之五

【原文】

少阴病，脉沉者，急温之，宜四逆汤。

【征引】

汪琥：少阴病，脉伏匿而至于沉。此寒邪深中于里，殆将入脏，温之不容不急。迟则恶寒身蜷，吐利躁烦，不得卧寐，手足逆冷，脉不至等，死证立至矣。四逆汤之用，其可缓乎。

成无己：既吐且利，小便复利而大汗出，下利清谷，内寒外热，脉微欲绝者不云急温，此少阴病脉沉而云急温者，彼虽寒甚而证已形于外，治之则有成法，此初显脉沉，未有形证，不知邪气所之将发何病，是急与四逆汤温之。

【讲义】

少阴病脉自微细，若微细兼沉，是里气衰微已极，阳气将脱之象，宜急温之以救垂绝之阳。四逆汤为少阴正方，故宜四逆汤也。

【附注】

本条不言病证，独言脉者，承上三条而发。若少阴病不见上三条所述之急下证，虽脉沉属里，不可下，宜急温之也。

【习题】

1. 本条之脉沉，何以宜四逆汤急温之？

2. 若浮取之应见何脉象？

332. 四逆汤证之六

【原文】

少阴病，饮食入口则吐，心中温温欲吐复不能吐，始得之，手足寒，脉弦迟者，此胸中实，不可下也，当吐之。若膈上有寒饮，干呕者，不可吐也，当温之，宜四逆汤。

【征引】

《医宗金鉴》：饮食入口即吐，且心中温温欲吐复不能吐。恶心不已，非少阴寒虚吐也，乃胸中寒实吐也，故始得之脉弦迟。弦者饮也，迟者寒也。而手足寒者，乃胸中阳气为寒饮所阻，不能通于四肢也。寒实在胸当因而越之，不可下也。

【讲义】

少阴病，饮食入口即吐，吐后仍温温欲吐复不能吐者，是病有上越之机矣。更于始得之，手足寒而不厥逆，脉弦迟而不微细，知非少阴病，此胸中寒邪窒塞而呈少阴病型，非少阴正证也。病在上者，不可使之下，当因其势以药助其吐也，此为一段。

若膈上，当作若膈下。若寒饮在膈下，虽见干呕，亦不可使之吐，因寒饮在膈下而不在胸中也。此病当温之以四逆汤，寒饮自消。不用下法，恐伤胃气也。

【附注】

《脉经·不可吐篇》云："若脑下有寒饮干呕者，不可吐，当温之。"本条膈上当系膈下之误。邪实在胸中则阳气闭而不达四末，故令手足寒。当吐之者，以瓜蒂散吐之也。寒饮干呕，胃中虚冷不能传化也。

【习题】

1. 少阴病不可发汗，何以能用吐法？

2. 胸中实可吐，膈下实何以不用下法？

333. 少阴灸法

【原文】

少阴病，下利，脉微涩，呕而汗出，必数更衣，反少者，当温其上，灸之。

【征引】

钱天来：阳气衰少则脉微，寒邪在经则脉涩。阴邪下走则利，上逆则呕。肾脏之真阳衰微，不能升越而为卫气，卫外不密，故汗出也。必数更衣，反少者，下焦阳虚，阴气内迫，欲下走而不得，当温其上。前注皆谓灸顶上之百会穴，以升其阳。或谓当以药温其胃且灸之，水谷分消，下利自止。

【讲义】

少阴病下利已属可温之证，若其人脉微涩者，胃气衰微之脉也。呕而汗出，言呕之甚而至于汗出，胃寒之证也。必数更衣反少者，肠寒之证也。治宜温其肠胃，且灸其上。胃气回复，呕利自愈。

【附注】

灸之，虽未言明某穴，当温其胃，非灸顶上百会穴也。注家有谓本条系后人之言。

【习题】

本证宜用何方施治?

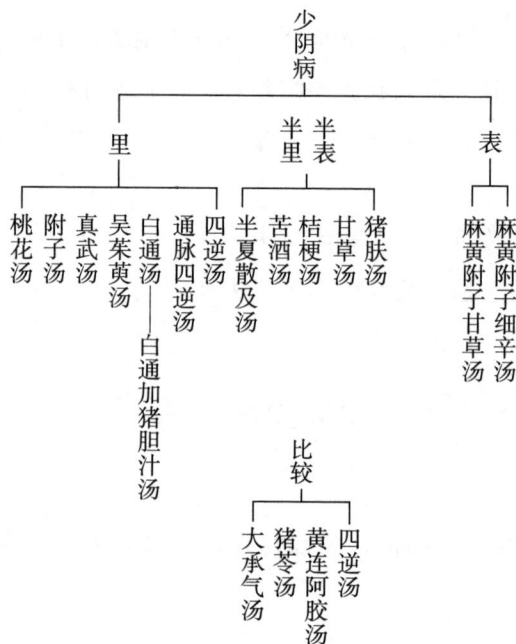

少阴病
├─ 里：桃花汤、附子汤、真武汤、吴茱萸汤、白通汤、通脉四逆汤、四逆汤
│　　　白通汤——白通加猪胆汁汤
├─ 半里半表：半夏散及汤、苦酒汤、桔梗汤、甘草汤、猪肤汤
│　　　比较：大承气汤、猪苓汤、黄连阿胶汤、四逆汤
└─ 表：麻黄附子甘草汤、麻黄附子细辛汤

少阴病小结

本篇共四十五条，择要分述如下：

少阴病脉象：微、细、沉、数、弱、紧、涩等。

少阴病症状：吐、利、肢厥、小便白、难、恶寒、蜷卧、身疼、骨痛、腹痛、下重、咳、烦、渴、汗出、便脓血、面赤、咽痛。

少阴欲愈证：手足温、自烦、发热、脉浮。

少阴不治证：下利眩冒、息高、不得寐、汗后动血、身蜷肢厥、吐利烦躁四逆、烦躁不得寐、厥逆、呕烦、脉暴出。

肢厥，是循环系统发生障碍，故肢厥各条多难治、不治等证。

手足温，则多自愈、可愈，不死之证。

脉微，属心脏衰弱，不可汗下。

息高，心力衰弱所致之肺水肿。

少阴病有起病即见循环系统障碍者，为少阴病始得之（309条），少阴病得之二三（疑漏"日"）（370条），少阴病得之一二日（312条）等是也。

附子、人参虽各有主治，然确有强心而改善脉象之能。

第六部分

厥阴病篇

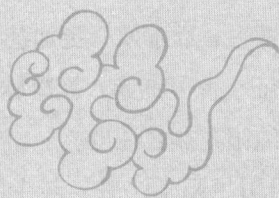

辨厥阴病脉证并治

334. 厥阴病提纲

【原文】

厥阴之为病，消渴，气上撞心，心中疼热，饥而不欲食，食则吐蛔。下之利不止。

【征引】

舒诏：厥阴为阴阳杂错之证。消渴者，膈有热也。厥阴邪气上逆，故气上撞心。疼热者，热甚也。心中疼热，阳热在上也。饥而不欲食者，阴寒在胃也，强与之食亦不能纳，必与饥蛔俱出，故食则吐蛔也。此证上热下寒，若因上热误下之，则上热未必即去，而下寒必更加甚，故利不止也。

张卿子：尝见厥阴消渴数证，舌尽红赤，厥冷脉微，渴甚，服白虎、黄连等汤皆不效，盖厥阴消渴非纯阳亢热之证也。

《医宗金鉴》：厥阴者，为阴尽阳生之脏，与少阳为表里者也。邪至其经，从阴化寒，从阳化热，故其为病阴阳错杂，寒热混淆也。

【讲义】

厥阴病者，里虚而寒热错杂互见之证，有属上热下寒者，有属寒热胜复者，非寒热相结也。消渴、气上撞心、心中疼热、饥而不欲食者，上热之证也。食则吐蛔、下之利不止者，下寒之证也。据提纲所示，证属上热下寒，病属肝胃疾患。夫肝脏发炎则消渴。肝脏充血，胁下必有压迫挛急之感。其自觉证，则气上撞心，心中疼热。凡血液循环人体各部者，恒此盈彼绌，肝部充血，致影响胃部之贫血。无食则饥，乃胃之惯性也。饥不能食，胃机能衰弱也。机能弱则胃寒，胃寒则吐蛔，若误用下剂，肠吸收亦减退，而为慢性下利不止。然本病以肝证为主，胃肠证为客。前贤以厥阴为肝病者，信有因也。

【附注】

本篇冠厥阴病者仅有四条，以下皆不称厥阴病。在《玉函》则另为一篇，名曰"辨厥利呕哕病形证治第十"，此寒热胜复之类也。唯乌梅丸一条，证见吐蛔，为治上热下寒之方。余证治法，因寒热不同时并见，在人身阴阳消长与邪气之弛张，厥热各发，则于发热时用凉药，发厥时用温药，调停审酌，勿失病机。倘失其机，必为偏害，此厥阴证治之概要也。

三阴病证，以全身机能虚寒为少阴，肠胃虚寒为太阴。此外，虚寒之变不属于少阴、太阴，而证见上热下寒、寒热胜复者，皆厥阴之类也。注家有以厥阴属阴证之极，至深至急者，盖属非是。若然则少阴之剧证殆不可辨。前贤以厥阴为肝病，理皆可通。

【习题】

1. 试述三阴病之区别。

2. 厥阴提纲所举各证属何疾患？

335. 厥阴中风脉别

【原文】

厥阴中风，脉微浮为欲愈，不浮为未愈。

【征引】

《医宗金鉴》：厥阴中风，赅伤寒而言也。脉微，厥阴脉也。浮，表阳脉也。厥阴之病既得阳浮之脉，是其邪已还于表，故为欲愈也。不浮则沉，沉，里阴脉也，是其邪仍在于里，故为未愈也。

张锡驹：阳病得阴脉者死，不浮未必即是阴脉，故止未愈，不曰沉而曰不浮，下字极活。

张兼善：三阴皆有中风，然但言欲愈之脉，而未及于证治者，以风为阳邪，阴经之中得风气流动，反为欲愈之机。

【讲义】

厥阴，阴证也，乃机能衰弱证。若其人机能衰弱而脉呈浮象，则邪有从表解之机，为欲愈之征。经云阴病得阳脉者愈，病从内之外者吉是也。反之则为未愈之征。

【附注】

六经篇中皆有中风一条。12条太阳中风有脉证，有治法，义最明晰。199条阳明中风，"口苦咽干，腹满微喘（少原文恶寒发热），脉浮而紧，若下之，则腹满，小便难也"，有脉证而无治法，当是三阳合病。272条少阳中风，"两耳无所闻，目赤，胸中满而烦者，不可吐下，吐下则悸而惊"，有证无脉及治法，仍属柴胡证。至三阴中风，唯太阴有证有脉。282条太阴中风，"四肢烦疼，阳微阴涩而长者，为欲愈"。298条少阴中风"脉阳微阴浮者，为欲愈"及厥阴中风（即本条），皆有脉无证。考之三阳三条皆有热候，三阴三条亦皆阴证见阳脉者，为欲愈之证。风为阳邪，盖有因也。唯此六条颇似后人附益，不类经文耳。

【习题】

1. 六经中各有中风一条，试述其异同。

2. 厥阴中风脉微浮，何以为欲愈之脉？

336. 厥阴病解时

【原文】

厥阴病欲解时，从丑至卯上。

【征引】

张锡驹：少阳旺于寅卯，从丑至卯，阴尽而阳生。厥阴病解于此时者，中见少阳之化也。

王旭高：三阳解时，在三阳旺时而解；三阴解时，亦从三阳旺时而解。伤寒以生阳为主也。

【附注】

六经之中各有病解之时。太阳从巳至未，阳明从申至戌，少阳从寅至辰，太阴从亥至丑，少阴从子至寅，厥阴从丑至卯。

以十二时分配于各经，其次序应为：少阳、太阳、阳明、太阴，至少阴则生于太阴，厥阴则生于少阴，而少阳则生于厥阴矣。总之，六经病解时各条皆非经文。

337. 厥阴之渴

【原文】

厥阴病，渴欲饮水者，少少与之，愈。

【征引】

程知：厥阴之见上热，由阴极于下而阳阻于上，阴阳不相顺接使然，非少阴阳亡于外者比。寒凉不可犯下焦而不妨济上焦。欲饮水者，少少与之，使阳神得以下通，而复不犯及中下二焦，亦阴阳交接之一法也。

【讲义】

厥阴病之渴非壮热之渴，不可与白虎。非蓄水之渴，不可与五苓。阴证见热多属佳兆，少少与之，畏饮多生寒，少饮则原因除而疾病愈矣。

【附注】

本条之渴乃厥阴阳回热胜，不可治其热，非如提纲所举消渴之甚，且上热与下寒同时并见也。

【习题】

本条与 71 条少少与饮之病理是否相同？

338. 厥逆及虚家皆不可下

【原文】

诸四逆厥者，不可下之，虚家亦然。

【征引】

张锡驹：诸病凡四逆厥者，俱属阴寒之证，故不可下。然不特厥逆为不可下，即凡属虚家而不厥逆者亦不可下也。又，虚家伤寒未必尽皆厥逆，恐只知厥逆为不可下，而不知虚家虽不厥逆亦不可下，故并及之。

【讲义】

诸四逆厥者，总括一般阴证及以次诸条厥热往来者而言。当其厥逆正发之际，明知属厥深热深，下法亦不可轻试。所以然者，厥阴属机能衰减，其人未病之前气血本虚，不可云阳极似阴，治以白虎、承气等汤。应以虚家治法为例，故曰虚家亦然。

【附注】

《玉函》自本条至篇末题曰"辨厥利呕哕病形证治第十"，是厥阴篇，大部经文散失，仅录四条耳。自本条以次，按证别为一篇，法亦可从。虚家有下证者不可适用承气汤，尤不可甘寒滋补，凭证选用河间之当归承气（小承气加当归、姜、枣），又可之承气养荣（小承气加归、芍、知、地）及节厂之黄龙汤（大承气加归、参、草、桔、姜、枣）等法较为适当。

【习题】

1. 诸四逆厥者何以不可用下法？

2. 虚家患可下之证，宜如何施治？

339. 厥热与下利

【原文】

伤寒，先厥后发热而利者，必自止，见厥复利。

【征引】

成无己：阴气胜则厥逆而利，阳气复则发热，利必自止。见厥则阴气还胜而复利也。

张兼善：伤寒先厥后发热而利，言伤寒表证罢，先见厥利而后发热，非阴证始病便见厥利也。先厥后发热而利必自止，乃厥阴之常候。下文见厥复利，乃预为防变之辞。设厥利止而热不已，反见咽痛喉痹，或便脓血，又为阳热有余之证矣。

【讲义】

伤寒先厥后发热为寒热胜复证。寒胜则厥，见厥则利。热复则厥，止而发热，发热利必自止。若更见厥则复下利，故厥热与利如影随形。所以然者，邪正纷争，必然之势也。

【附注】

凡阴病正气恢复，肠壁吸收之机能亦恢复，故发热而利止。若正不胜邪，肠胃虚脱，必厥而复利也。

厥者，阴阳气不相顺接耳。

【习题】

1. 试述厥热与下利之关系？

2. 厥热往复是何原因？

340. 厥热胜复证

【原文】

伤寒，始发热六日，厥反九日而利。凡厥利者，当不能食，今反能食者，恐为除中。食以索饼，不发热者，知胃气尚在，必愈，恐暴热来出而复去也。后三日脉之，其热续在者，期之旦日夜半愈。所以然者，本发热六日，厥反九日，后发热三日，并前六日，亦为九日，与厥相应，故期之旦日夜半愈。后三日脉之而脉数，其热不罢者，此为热气有余，必发痈脓也。

【征引】

钱天来："厥反九日而利"之句下疑脱"后发热三日利止"七字，不然如何下文有"恐暴热来出而复去"二句。

山田宗俊：以上三条，后人之言。

【讲义】

厥热相应，日数相当，为阴阳相均，故为病愈。但暴食除中虽亦发热，不可视为阳回。其热暴来而后去，胃绝之证也。期之旦日夜半愈者，即前条厥阴欲解时，从丑至卯上也。夫阴极阳回，其病当愈。病愈者，其热当止。若脉仍数，热仍不罢者，此为热气有余，阳邪太过。复病热而阳邪外溢于形，俗所谓伤寒留毒，必发痈脓矣。

【附注】

除中，病名，是胃中真气已衰，得食尽泻，来而骤去。既名除中，必死之候也。索饼，古以面食为饼，索饼者，面条也。食索饼以试之，若发热者，乃暴来出而复去之热，终必仍厥，与脉暴出同义。盖厥阴证胃气极虚，阴已极盛于内，忽得暴热，孤阳外走，此顷刻不救之证也。

本条经文自首句至"期之旦日夜半愈"止。自"所以然者"至条末，注文也。

厥热日数，举例言之，如发热七八日，厥反七八日亦可，厥发五六日，热反五六日，亦未为不可。厥热多寡以见阴阳胜候，约略之辞，不可泥于六日、九日也。

热复之中有假热除中与热甚发痈，不可不知也。

【习题】

1. 试述厥热胜复之理及其见症。

2. 何谓除中？

341. 误服黄芩汤之变证

【原文】

伤寒脉迟六七日，而反与黄芩汤彻其热。脉迟为寒，今与黄芩汤复除其热，腹中应冷，当不能食，今反能食，此名除中，必死。

【征引】

汪琥：脉迟为寒，反与黄芩汤者，必其病初起便发厥而利，至六七日阳气回复，乃乍发热而利未止之时。粗工不知，但见其发热下利，误认为太少合病，因与黄芩汤以彻其热也。

【讲义】

厥阴病之治法，方其厥利温其寒，方其发热清其热，上热下寒则温清并施。今脉迟，虽经六七日而阳气未复，医者计日施治，误与黄芩汤以除其热，邪气本盛（中寒当不能食），胃气复除（中空则引食自救），暴食之后必发热、躁烦而死，名曰除中。除中者，胃气将绝之证也。

【附注】

上条言厥利能食，恐为除中。本条是寒证误服寒药，致胃败能食而成除中，死证。

【习题】

本条何以误服黄芩汤？

342. 发热太过之见证

【原文】

伤寒，先厥后发热，下利必自止。而反汗出，咽中痛者，为喉为痹。发热无汗而利必自止，若不止，必便脓血者，其喉不痹。

【征引】

汪琥：先厥后发热，下利必自止。阳回变热，热邪太过而反汗出。咽中痛者，此热伤上焦气分也。其喉为痹，此解咽中痛甚，其喉必闭而不通，以厥阴经循喉之后也。又，热邪太过，无汗而利不止，便脓血者，此热伤下焦血分也。热邪泄于下则不干于上，故云其喉不痹。厥阴病发热而至于喉痹、便脓血，此阳气虽复而太过，其力不能胜邪热，全赖凉药以平之也。本条或发厥之时过服热药而至于此，临证宜细辨之。

山田宗俊：以下三条，后人之言。

【附注】

先厥而利者，见高热而利必自止。高热回阳固能止利，高热太过亦致利止。热外泄作汗，上炎则咽痛，喉闭不通。若发热无汗，是热不得外出，下聚于肠而下利止。若肠因热而发痈，溃疡便脓血不止者，病由肠出，必无喉痹之患也。以下三条不类经文，不释。

343. 厥证中之应下证

【原文】

伤寒，一二日至四五日，厥者必发热，前热者后必厥，厥深者热亦深，

厥微者热亦微。厥应下之，而反发汗者，必口伤烂赤。

【征引】

程知：此证由阳陷于里，格阴于外，不相接也，须下其热。就以发热为表寒，反发其汗，不知热得辛温，助其升散，必口伤烂赤矣。

【附注】

前云诸四逆厥者不可下，今云应下，此属阳明胃家实证，以其热深厥深与厥阴相似，故揭于此。

344. 厥热相平，其证自愈

【原文】

伤寒病，厥五日，热亦五日，设六日当复厥，不厥者自愈。厥终不过五日，以热五日，故知自愈。

【征引】

《医宗金鉴》：伤寒邪传厥阴，阴阳错杂为病。若阳交于阴，是阴中有阳，则不厥冷；阴交于阳，是阳中有阴，则不发热。惟阴盛不交于阳，阴自为阴则厥冷也；阳充不交于阴，阳自为阳则发热也。盖厥热相胜则逆，逆则病进；厥热相平则顺，顺则病愈。今厥与热日相等，气自平，故知阴阳和而病自愈也。

【附注】

本条与 342 条类 340 条之注文。

345. 阴阳气不相顺接为厥

【原文】

凡厥者，阴阳气不相顺接，便为厥。厥者，手足逆冷者是也。

【征引】

魏荔彤：寒可致厥，热亦可致厥。凡厥当详其热因或寒因，而不可概论也。手足逆冷，为厥。在阴经，以手足温冷分寒热。今凡厥皆应为寒矣，不知大寒似热，大热似寒，阴阳凡不顺接，皆厥也，不可概言寒邪。

【讲义】

阴阳不相顺接者，即气血阻滞，不能升降，一时闭塞，致手足逆冷也。凡厥者，非专论厥阴证，阳证之厥亦属之矣。

【附注】

凡血液循环发生障碍，有因体温生成减少，不能传达四末者，有因放射过速不及补充者，有血中水分被夺，血液浓厚流行不利者，更有因内部急剧变化，气血内趋以事救济，血不外行者，皆足致手足厥冷。其性质有 288 条阴阳虚实之不同。本条总括言之。

【习题】

1. 厥证应作何解？

2. 何谓阴阳气不相顺接？

346. 乌梅丸证

【原文】

伤寒脉微而厥，至七八日肤冷，其人躁无暂安时者，此为脏厥，非为蛔厥也。蛔厥者，其人当吐蛔。今病者静，而复时烦者，此为脏寒，蛔上入其膈，故烦，须臾复止。得食而呕，又烦者，蛔闻食臭出，其人当自吐蛔。蛔厥者，乌梅丸主之，又主久利。

【征引】

《医宗金鉴》：伤寒脉微而厥，厥阴脉证也。至七八日不回，手足厥冷，而更通身肤冷，躁无暂安之时者，此为厥阴阳虚阴盛之脏厥，非阴阳错杂之蛔厥也。若蛔厥者，其人当吐蛔，今病者静而复时烦，不似脏厥之躁无暂安时，知蛔上膈之上也，故其烦须臾复止也。得食而吐又烦者，是蛔闻食臭而出，故又烦也。得食蛔动而呕，蛔因呕吐而出，故曰其人当自吐蛔也。蛔厥主以乌梅丸，又主久利者，以此药性味酸苦辛温，寒热并用，能解阴阳错杂、寒热混淆之邪也。

柯琴：脏厥蛔厥，细辨在烦躁。此条与"气上撞心，心中疼热，饮不能食，食即吐蛔"者，互文也。下之利不止与又主久利句合，则乌梅丸非只为蛔厥之剂，又为厥阴主方。

【讲义】

伤寒脉微而厥，至七八日者有两种病变：一为脏厥，宜灸厥阴，其厥不还者死（见 351 条）。一为脏寒，乌梅丸主治之。脏厥见症，肌肤俱冷，躁无暂时之安。脏寒即胃寒，又名蛔厥。脏寒之证当自吐蛔，时症而复时烦，此其别也。自"蛔上入其膈，故烦"至"其人当自吐蛔"二十九字，自注之文也。首解烦之故，次言时烦之状，又次解吐蛔之因，宜用括弧符号。最后接上文，示乌梅丸非唯治蛔厥，且主治厥阴久利之方也。

【附注】

古人有以腑为脏者，故脏寒指胃寒而言。又，古人以厥阴主肝，肝为木，木主风，风生虫，故以虫为厥阴所生也。夫虫之生自有其卵子，非肝之所能生。唯肝为门脉循环之主要器官，肝病能使局部循环障碍而淤血。淤血者，寄生虫类最好之培养基也，虫类得之遂繁殖为害，此肝与虫之关系也。

【方剂】

乌梅丸方

乌梅三百枚，细辛六两，干姜一两（应为十两），黄连十六两，当归四两，附子六两（炮，去皮），蜀椒四两（出汗），桂枝六两（去皮），人参六两，黄柏六两。

上十味，异捣筛，合治之，以苦酒浸乌梅一宿，去核蒸之五斗米下，饭熟捣成泥，和药令相得，内臼中，与蜜杵二千下，丸如梧桐子大，先食饮服十丸，日三服，稍加至二十丸。禁生冷滑物、臭食。

按：附子皆以枚计，独本方用六两，疑非上法。

【药物】

乌梅　味酸、涩，性温。收敛药。

药能：止霍乱，涩肠止利。敛肺，杀虫，杀菌，止休息利。

药征：久嗽，虚劳骨蒸，噎膈反胃，消肿，蚀恶肉。

调剂：解鱼毒、硫黄毒。忌猪肉。

【治验】

各家医案：冷利久下，产后冷热，利久不止，呕甚出虫；反胃噎膈奇方。厥阴多寒热错杂证，除茯苓四逆汤、吴茱萸汤外，凡用本方奏效者多。无蛔虫候，但胸际略痛者亦用之。腹痛，脉反浮大者，蛔证也。

【习题】

1. 脏厥与蛔厥之区别？

2. 古人以厥阴病能生虫，其理安在？

347. 厥热证变

【原文】

伤寒热少厥微，指头寒，嘿嘿不欲食，烦躁，数日小便利，色白者，此热除也。欲得食，其病为愈。若厥而呕，胸胁烦满者，其后必便血。

【征引】

程知：热少微厥而仅指头寒，虽属热厥之轻者，然热与厥并现，实与热微厥微同例。故阴阳胜复，以嘿嘿不欲食，烦躁，定为阳胜，小便利，色白，欲得食，定为阴复。若不仅指头寒而厥，不但嘿嘿不欲食而呕，不但烦躁，而加胸胁满，自是厥深热深，热不除而便血。

刘栋：此后人之言也。

按：本条文义重复，不似经文，不释。

348. 冷结膀胱证

【原文】

病者手足厥冷，言我不结胸，小腹满，按之痛者，此冷结在膀胱关元也。

【征引】

《医宗金鉴》：病者手足厥冷，言我不结胸，是谓大腹不满，而唯小腹满，按之痛也。论中有小腹满，按之痛，小便自利者，是血结膀胱证。小便不利者，是水结膀胱证。手足热，小便赤涩者，是热结膀胱证。此则手足冷，小便数而白，知是冷结膀胱证。

【讲义】

结胸属水与热结证，今见手足厥冷，是水不结胸而在小腹，证不属热而属寒。言冷结膀胱者，必有小便不利可证。手足厥冷者，乃真寒之象矣。关元在脐下三寸，本证可灸其穴，膀胱冷结可解，腹痛可除。

【附注】

小腹满，按之痛
{ 小便自利者——血结膀胱证
{ 小便不利者——水结膀胱证

小腹满痛
{ 手足热，小便赤者——热结膀胱证
{ 手足冷，小便色白或不利——冷结膀胱证

手足厥冷
{ 热甚而厥，心下满痛者——结胸证
{ 寒甚而厥，小腹满痛者——冷结膀胱证

【习题】

证见少腹满，按之痛，有寒热血水之异，由何区别？

349. 厥少热多

【原文】

伤寒发热四日，厥反三日，复热四日，厥少热多者，其病当愈。四日至七日，热不除者，必便脓血。

【附注】

热多厥少乃阳胜阴退，故病当愈。若热不止，则热郁于阴，必便脓。义同 340 条。

350. 厥多热少

【原文】

伤寒厥四日，热反三日，复厥五日，其病为进。寒多热少，阳气退，故为进也。

【附注】

厥多热少，知阴胜阳退，故病为进。若阳不复，则成阳亡之危证。与上条证相对而言，阳气之消长，疾病之进退系之。

351. 阳不复者死

【原文】

伤寒六七日，脉微，手足厥冷，烦躁，灸厥阴，厥不还者，死。

【附注】

本条重申脏厥证。阳气之有无，生死以之，喜用寒凉攻伐者当引为戒也。灸厥阴太冲穴，在足大趾下后二寸或一寸半陷中。陈氏谓灸关元、气海。关元脐下三寸，气海脐下一寸五分。

按：以上三条文义重复，后人之注文误入，非经文也。

352. 阴阳隔绝证

【原文】

伤寒发热，下利厥逆，躁不得卧者，死。

【征引】

喻昌：厥证但发热则不死，以发热则邪出于表而里证自除，下利自止也。若反下利厥逆，烦躁有加，则其发热又为阳气外散之候。阴阳两绝，亦主死也。

【讲义】

伤寒发热是表有热，下利是里有寒，同时更有厥逆与躁不得卧两证，是里寒迫真阳外散。阳离于上，阴绝于下，故不可生。

【习题】

发热下利，厥逆而躁，何以主死？

353. 腑脏气绝证

【原文】

伤寒发热，下利至甚，厥不止者，死。

【征引】

成无己：《金匮》云：六腑气绝于外者，手足寒；五脏气绝于内者，利下不禁。伤寒发热为邪气独甚，下利至甚，厥不止，为腑脏气绝，故死。

山田宗俊：厥阴病，一般皆发热时阳回利止。今发热时反下利甚，厥不止，是里阴极盛，阳不能回而浮越于外。腑脏气绝，故主死也。

【附注】

本条与上条皆是阴阳隔绝证，唯上条是阳隔于外，本条是阳绝于内也。

【习题】

发热利甚，厥不止，何以主死？

354. 有阴无阳证

【原文】

伤寒六七日不利，便发热而利，其人汗出不止者，死。有阴无阳故也。

【征引】

魏荔彤：伤寒六七日不下利，此必见阳微之证。而人不觉，延误扶阳，忽而发热，利行、汗出且不止，则孤阳为盛阴所逼，自内而出亡于外，为汗为热，自上而随阴下泄，为利。顷刻之间，阳不守其宅，阴独于里，有阴无阳而死。

【讲义】

伤寒六七日不利，盖言手足厥逆时而不下利。至六七日后，乃于发热时下利。前者阴无从出，后者阳随利泄，更加汗出不止。多汗亡阳，故曰有阴无阳。

【附注】

厥阴病发热者皆不死。以上三条均有发热而亦死者：352 条在躁不得卧，阳隔于外；353 条在利甚厥不止，阴绝于内；本条在汗出不止，有阴无阳。总之，皆属格阳之证也。注家有谓"世间无厥热并见之病"，盖身热肢厥屡见不鲜矣。

【习题】

试述 352 条至本条之异同点。

355. 亡血不可下

【原文】

伤寒五六日，不结胸，腹濡，脉虚，复厥者，不可下。此为亡血，下之死。

【征引】

程知：诸四逆、厥不可下，虚家亦然，已言于前矣。今外无阳证，内无胸腹证，脉虚复厥，人知虚寒，谁复议下，误在肝虚则燥而闭。

【讲义】

"腹濡"当为"腹满"之误，方与腹满、虚家不可下相合。脉虚、肢厥、腹满示血虚燥结，非阳明证，亦非水热结胸证，故不可下。此亡血便秘，下之则犯诸厥与虚家不可下之禁。

【附注】

腹濡不可下为当然之事，不必戒之，知为腹满之误。血虚燥闭而腹满最足误下，所以禁之也。后世有以当归治便秘者，此其类也。

【习题】

亡血便秘宜见何证？是何病理？

356. 发热厥利并见证

【原文】

发热而厥，七日下利者，为难治。

【征引】

钱天来：厥多而寒盛于里，复至下利，则腔腹之内脏腑经络纯是阴邪，全无阳气，虽真武、四逆、白通等温经复阳之法，恐亦未能挽回阳气，故曰难治。

【讲义】

本条总括上述之肢厥、身热并发者，若兼下利，是有阴无阳证。虽无他证，已属难治，况兼躁扰或厥利不止者乎。七日为六经已传遍一周之期，约略之辞也。

【附注】

自 351 条至 355 条五条，言热，言厥，言下利，或五六日，或六七日等，属死证之已见者。本条是言未至死证之先机，但不似经文。

【习题】

本证属何病变？

357. 通阳温经之法

【原文】

伤寒脉促，手足厥逆者，可灸之。

【征引】

喻昌：伤寒脉促，则阳气局蹐可知。更加手足厥逆，其阳必为阴所格拒而不能返，故宜灸以通其阳也。

【讲义】

脉促为数中一止，血行不畅也。手足厥冷者，因血行不畅，致阳气不达四末。灸之，所以通阳温经者，厥逆自愈矣。

【附注】

经云：脉促者，表未解也。今与手足厥逆证并见，非表不解，乃血液自身流行不利，阳为阴拒所致也。

【习题】

1. 本条厥逆是否亡阳，何以知之？

2. 本条脉促是否表不解，何以知之？

358. 白虎汤证之三

【原文】

伤寒，脉滑而厥者，里有热也，白虎汤主之。

【征引】

程知：脉滑而厥，乃阳实拒阴之厥，可舍证而治脉也。

《医宗金鉴》：滑为阳脉，里热可知，是热厥也。然内无腹痛、不大便之证，是虽有热而里未实，不可下而可清，故以白虎汤主之。

【讲义】

厥有寒实者，有热深者。寒厥脉必沉微，热厥脉必滑大。以脉定证，厥证见滑脉者，为热深厥深，当以白虎汤主治之。

【附注】

厥逆脉为寒，宜四逆汤。脉滑大为热，宜白虎汤。气血内趋能致里热外寒，亦致厥冷。

诸厥证治：脉微细，身无热，小便清白而厥者，寒虚厥，当温；脉乍紧，身无热，胸满而烦兼厥者，寒实厥，当吐；脉实大，小便闭，腹满硬痛而厥者，热实厥，当下；脉滑大，自汗出，烦渴引饮，手足厥，热虚厥，当清。

热厥，初病必身热头痛，外别有阳证。至二三日乃至四五日方发厥，厥至半日却发热，盖热深发厥须在二三日后也。若脉滑而沉伏，亦里有热（但必见热证）。若下证恶臭而厥者，是失下后，血气不通。大抵脉沉伏而滑，头上有汗，手足虽冷，时复指爪温，便用承气下之，不必拘忌。若以厥治，祸如反掌。

【习题】

1. 试述诸厥寒热虚实辨证及治。

2. 试述一般热厥之病历。

359. 当归四逆汤证

【原文】

手足厥寒，脉细欲绝者，当归四逆汤主之。

【征引】

钱天来：四肢为诸阳之本。邪入阴经，致手足厥而寒冷，则真阳衰弱可知，其脉微细欲绝者。《素问·脉要精微论》云：脉者，血之府也。盖气非血不附，血非气不行。阳气既已虚衰，阴血自不充实，当养其阴血。

【讲义】

手足厥寒较厥逆为轻，脉细欲绝是血不充，故以当归桂枝辈养其阴血，四逆可愈。虽名曰四逆，而不用姜附者，盖以养血为主，其阳自回也。

【附注】

前贤有谓宜四逆汤中加当归。如茯苓四逆汤之例，按诸方义，为肌表活血之剂，血被外寒凝束，致手足厥寒，脉细欲绝，初非阳虚所致。东医以本方治冻疮大验，可见其活血之功。

平素气虚之人，外邪侵入，心胸正气为之所抑。此方抗心胸寒邪，导水下行，舒畅正气，则厥寒复温。至三味四逆汤有下利清谷证，故称四肢厥冷。冷者，属内之词。此云厥寒，寒者，外来之义。

【方剂】

当归四逆汤方

当归三两，桂枝三两（去皮），芍药三两，细辛三两，甘草二两（炙），通草二两，大枣二十五枚（擘）。

上七味，以水八升，煮取三升，去滓，温服一升，日三服。

【药物】

通草 味甘，性微寒。利尿药。

药能：消炎镇痛，排脓通经，破积聚血块，利尿下乳，去水肿五淋。

药征：诸湿热，浊饮上逆，烦渴，小便不利。

调剂：本药为消炎利尿药，兼有镇痛、排脓、通经之作用，故于饮证而小便不利，或头痛，或有痈脓，或经闭，以利尿为目的者用之佳。本药夺水之力强，汗出多者禁用，气虚孕妇禁忌。

当归 味苦，性温。驱瘀药。

药能：和血驱瘀，除血寒，排脓止痛，助心散寒，补妇人诸不足及一切血证，使血气有所归，故名。

药征：一般血证腹痛，身体萎黄无力，无热实证者。

调剂：强壮性，于贫血性瘀血证多用。

蜀椒 味辛，性温，有毒。散寒药。

药能：散寒除湿，驱风解凝，健胃杀菌，消食利尿，去心腹冷痛，痰饮水肿。

药征：心腹中大寒痛，上冲皮起如波纹者。

调剂：治心胸痛如神，但非上述证候或腹中无寒者均不可用。

【治验】

各家医案：纯血痢，虽为恶候，本方佳。五更泄，本方与真武所主。二方如不效，死证也。休息痢未自疝者，黑便与血交下者。本方证以手按腹则蛙鸣。又，病人自觉腹中或左或右有冷虚，或自腰至股，或一体一足觉冷者，用本方之标准也。本证有多年不愈者，妇女血气病，腰腹拘挛者，经水不调，腹中挛急，四肢酸痛，或一身如虫行，每日头痛者。

【习题】

本方命名四逆，何以不用姜附？

360. 当归四逆加吴茱萸生姜汤证

【原文】

若其人内有久寒者，宜当归四逆加吴茱萸生姜汤。

【征引】

钱天来：此承上文言，手足厥寒，脉细欲绝，固当以当归四逆治之矣。若其人平素内有久寒者，而又为客寒所中，故更加吴茱萸之性燥苦热，及生姜之辛热以泄之，而又以清酒扶助其阳气，流通其血脉也。

【讲义】

久寒乃下焦虚寒，即疝毒、宿饮之类集于胃口，抑塞阳气而妨饮食消化。若其人手足厥寒，脉细欲绝，兼下焦虚寒者，以当归四逆汤加吴茱萸生姜，于理血剂中加扶胃阳之法。

【附注】

所谓久寒者，必其人有宿饮停滞。虽未言证，而吞酸冲逆、干呕、吐涎沫，或腹痛吐利、肩背强急、转筋，妇人冷积血滞、经血短少等证皆久寒所及，本方无不效也。吴茱萸、生姜、细辛协力，亦可抗胸膈之宿饮停水，散寒降逆。

【方剂】

当归四逆加吴茱萸生姜汤方

当归四逆汤原方加吴茱萸二升，生姜半斤（切）。

上九味，以水六升，清酒六升和，煮取五升，去滓，温分三服。

【治验】

各家医案：霍乱多寒，手足厥冷，脉绝，男子疝瘕。妇人带下，痛引脐腹腰胯，本方良。产妇恶露绵延不止，身热头痛，腹中冷病，腰脚酸麻或微肿，转筋，四肢惰痛。浊饮上逆之头痛。本方为后世治疝积之基剂，水疝（阴囊水肿），肠疝（小肠疝气），本方与大黄附子汤、芍药甘草汤合方间用皆可。

【习题】

1. 久寒应作何解？

2. 本方主治何病？

361. 四逆汤证之七

【原文】

大汗出，热不去，内拘急，四肢疼，又下利，厥逆而恶寒者，四逆汤主之。

【征引】

《医宗金鉴》：通身大汗出，热当去矣。热仍不去而无他证，则为邪未尽而不解也。今大汗出，热不去，而更见拘急肢疼，且下利厥逆而恶寒，是阳亡于表，寒盛于里也，故主四逆汤。温经以胜寒，回阳而敛汗也。

【讲义】

大汗出则身热当去，今热不去，明其热是格阳之热。热在体表是假热，寒盛于里是真寒（体内寒引拘急至四肢皆疼）。或更变内急为下利，四肢疼为厥逆，表不热而恶寒者，又属纯阴里证，二者皆以四逆汤主治之。

【附注】

上段是汗后，下段是下后。虽病因及见证有异，而皆因夺体液以致虚衰，血液循环障碍之病理则一也。霍乱吐泻而致厥逆者亦同此类。

【习题】

本条分两段，各属何病？有何异同？

362. 四逆汤证之八

【原文】

大汗，若大下利而厥冷者，四逆汤主之。

【征引】

钱天来：上条大汗出而热不去，此大汗出而不言热，是无热矣。上文下利厥逆而恶寒，此亦大下利厥冷而不恶寒。不言热多，是阳气更微。大利则阴邪更盛，故亦以四逆汤主之。

【讲义】

本条回应上条，且为一般立法。大汗或大下利而致厥冷，属体液亡失，血行不畅。推其病因，仍属阳衰阴盛，故生厥逆。以四逆回阳者，培其本也。

【附注】

大汗、大利内外虽殊，其亡津液、损阳气则一也。阳虚阴盛，故生厥逆，本乎阴阳消长之理。固阳所以退阴，回阳所以滋阴，前之阴阳属寒热，后之阴阳为气血。

【习题】

大汗大利亡阴液也，何以用姜附而不用归芍？

363. 瓜蒂散证之二

【原文】

病人手足厥冷，脉乍紧者，邪结在胸中。心下满而烦，饥不能食者，病在胸中，当须吐之，宜瓜蒂散。

【征引】

张志聪：病人者，非厥阴之为病，亦非外受之寒邪，以手足厥冷，故列于此。

《医宗金鉴》：病人手足厥冷，若脉微而细，是寒虚也。寒虚者，可温可补。今脉乍紧，是寒实也，寒实者，宜温宜吐也。时烦吐蛔，饥不能食，乃病在胃。今心下烦满，饥不能食，是病在胸中也。寒饮实邪壅塞胸中，则胸中阳气为邪所遏，不能外达四肢，当吐之，涌其在上之邪则满厥回矣。

【讲义】

"病人"非患伤寒病者，以手足厥冷列于此以作比较。本证系寒实结胸，指痰饮而言。脉乍紧者，因邪结于胸，血液循环流行障碍，故而手足厥冷，古人所谓阳气为邪所遏，不能外达四肢者是也。虽见心下满而烦、饥不能食等，不可误认胃实而下之。以手足厥冷、脉乍紧，知病在胸不在腹。当吐之，宜瓜蒂散也。

【附注】

总括言之，心下满烦、饥不能食是水饮所作。分别言之，是胃有工作习惯，故饥；胃分泌黏液过多，故满。满则不能食，病痰饮者必烦而不能食也。

【习题】

手足厥冷，心下烦满，饥不能食是何病理？

364. 茯苓甘草汤证

【原文】

伤寒厥而心下悸者，宜先治水，当服茯苓甘草汤，却治其厥。不尔，水渍入胃，必作利也。

【征引】

钱天来：《金匮》云：水停心下，甚者则悸。《太阳篇》中饮水多者心下必悸。本条不言饮水，盖以伤寒见厥则阴寒在里，里寒则胃气不行，水液不布，必停蓄于心下，阻绝气道，所以筑筑然而悸动。故宜先治其水，当服茯苓甘草汤以渗利之，然后却与治厥之药。不尔，则水液既不流行，必渐渍入胃。寒厥之邪在里，胃阳不守，必下走而作利也。

【讲义】

上条邪结胸中之厥，吐之则饮去而厥自除。本条邪不在胸而在心下之厥，下之则水去而厥亦可除。设不除，再治其厥。病有先后，治有本末。本证若先施吐法，治上而遗下，则在下之水无所出，渍入胃中，必致下利，良非保胃之法也。

【附注】

73 条伤寒汗出不渴，本条伤寒厥而心下悸，皆用本方。证虽不同，而表未和、里有停水则相同也。小便不利虽未明言，亦必相同。前者和营卫以利水，本条解表通阳以利水。本条与上条水之部位有上下之不同也。通利则水不停，心悸自除，其厥自愈。不愈者，再。

【习题】

1. 本条与 73 条何以同用本方？

2. 辨本条与上条之异同点？

365. 麻黄升麻汤证

【原文】

伤寒六七日，大下后，寸脉沉而迟，手足厥逆，下部脉不至，喉咽不利，唾脓血，泄利不止者，为难治，麻黄升麻汤主之。

【征引】

柯琴：寸脉沉迟，气口脉平矣，下部脉不至，根本已绝矣。六腑气绝于外者，手足寒。五脏气绝于内者，利下不禁。喉咽不利，水谷之道绝矣。此为下厥上渴，阴阳离决之候。

【附注】

本方药味多而分量轻。此证此脉急用参附回阳犹恐不及，今以治阳实之品治亡阳之证，恐汗出而危矣。疑非经文，不详。

【方剂】

麻黄升麻汤方

麻黄二两半（去节），升麻一两一分，当归一两一分，知母十八铢，黄芩十八铢，葳蕤十八铢，芍药六铢，天门冬六铢（去心），桂枝六铢，甘草六铢（炙），石膏六铢（碎，绵裹），白术六铢，干姜六铢。

上十四味，以水一斗，先煮麻黄一两沸，去上沫，内诸药，煮取三升，去滓，分温三服，相去如饮三斗米顷令尽，汗出愈。

【药物】

升麻 味甘、苦、平，性微寒。解毒药。

药能：升清降浊，散风解毒，升提，治疮疡。

药征：百毒，瘟疫。

调剂：凡阴虚火炎、上实下虚者禁用。

葳蕤　又名玉竹。味甘，性平。祛风药。

药能：补劳伤，治邪热头痛，腰痛，身痛。

药征：风热、风湿入肌作痛，心腹结气，虚热湿毒。

调剂：本药有滋润颜色之效。近人学说有强心作用，如毛地黄。

天门冬　味甘、苦，性平。强壮性滋润药。

药能：清虚热，润燥痰，滋肾润肺。

药征：咳逆，消渴，咳血。

调剂：燥火盛，阴液亏者宜之。阳气微者不可用。脾胃虚，下利者禁用。

按：本条方证不合，似非经文。《伤寒选系》云：若瘟毒瘴利，表里不分，毒邪沉积，或咳或脓或血者，宜本方。

366. 寒邪气盛之下利

【原文】

伤寒四五日，腹中痛，若转气下趋少腹者，此欲自利也。

【征引】

钱天来：伤寒四五日，邪气入里，传阴之时也。腹中痛，寒邪入里，胃寒而太阴脾土病也。转气下趋少腹者，言寒邪盛，胃阳不守，水谷不别，声响下奔，故为欲作自利也。

【讲义】

下利证有因水渍入胃者，有因寒邪下入于肠者。伤寒四五日但见腹中痛，乃寒邪内入。若下趋入肠，则肠因寒而蠕动甚，水谷不及分别，故欲自利也。

【附注】

腹痛有寒热之别：热痛，火性炎上，必上逆而胸结烦满。寒痛，无烦满上炎，必能气下趋而见虚寒自利矣。转气下趋，肠鸣之类也。腹鸣必下，但有水与寒之不同，以腹痛为别。166条生姜泻心汤证云"胁下有水气，腹中雷鸣下利者"，是因水而鸣也。《金匮》云"腹中寒气，雷鸣切痛，附子粳米汤主之"，是因寒而鸣也。本条之证既属寒气腹鸣，犹兼虚寒下利者。

【习题】

本条属何证？宜用何方？

367. 干姜黄芩黄连人参汤证

【原文】

伤寒本自寒下，医复吐下之，寒格更逆吐下，若食入口即吐，干姜黄芩黄连人参汤主之。

【征引】

王三阳：本自寒下，恐是本自吐下，玩复字可见。盖胃寒则吐，下寒则利。胃寒者不宜吐，医反吐之，则伤胃气，遂成寒格。下文文气不贯，当有阙文。

《医宗金鉴》：经中无寒下之病，亦无寒下之文，玩本条下文寒格更逆吐下，可知寒下之下字当是格字，文义始属。

【讲义】

非有阙文。辞义虽简，盖详于前而略于后。

本条从《医宗金鉴》"寒下"作"寒格"。伤寒本自寒格，下有寒也。医以其心下痞误施吐下，故曰寒格。更逆吐下，则胃亦寒而成朝食暮吐矣。若饮食入口即吐，乃属胃热。胃热肠寒者，干姜黄芩黄连人参汤主治之。

【附注】

本条不似阙文，盖详于前者而略于后也。饮食有间而吐者，多因胃寒。入口即吐者，多因胃热。本方之证是胃热肠寒，故连芩与连干并用。以其上热下寒，故列于此。寒格者，寒邪拒热于上也。去姜夏者，心下无水气也。不用甘草、大枣者，呕家不宜甘也。

【方剂】

干姜黄芩黄连人参汤方

干姜、黄芩、黄连、人参各三两。

上四味，以水六升，煮取二升，去滓，分温再服。

【治验】

各家医案：伤寒脉迟，翻胃之初，亦可用止逆和中。凡呕家夹热宜之，胃反者主之。骨蒸劳热，心胸烦闷，咳嗽、干呕或下利，噤口痢，吐逆不受食者，服姜夏无效者，本方特效。

【习题】

1. 食入即吐是何病理？水入即吐是何病证？各用何治法？

2. 本方与半夏泻心汤有何异同点？

368. 正复邪退自愈证

【原文】

下利，有微热而渴，脉弱者，今自愈。

【征引】

程知：下利，脉绝者死，脉实者亦死。厥阴下利为阴寒胜，微热而渴，则阳热复也。脉弱，知邪已退，故自愈。

山田宗俊：本条及下条系后人之言。

【附注】

脉弱者，正虚邪亦退。微热者热复不太过也。因无偏胜，故可自愈。本条不类经文，不释。

369. 寒热证与病变

【原文】

下利脉数，有微热汗出，今自愈。设复紧，为未解。

【征引】

成无己：下利，阴病也，脉数，阳脉也，阴病见阳脉者生。微热汗出，阳气得通也，利必自愈。诸紧为寒，设复紧，阴气犹胜，故云未解。

【附注】

本证虽列于此，而颇类葛根汤证，故微热汗出者下利自愈。设脉复紧，是汗不得出，故为未解。本节不类经文，不释。

370. 心肺交病之证

【原文】

下利，手足厥冷，无脉者，灸之不温，若脉不还，反微喘者，死。

【征引】

钱天来：阴寒下利，手足厥冷，至于无脉，是真阳已竭，已成死证，故虽灸之亦不温也。若脉不还，反见微喘，乃阳气已绝，其未尽之虚阳随呼吸而上脱。

【讲义】

下利厥冷，无脉，乃白通加猪胆汁汤证也。灸之，脉还者可治。若脉不还，是大循环麻痹。灸之不温，是已失反应力。微喘者，是小循环虽依然进行，而肺部已呈瘀血性水肿矣。心肺交病，故为死证。

【附注】

灸之，常之器谓当灸关元、气海二穴。

【习题】

1. 下利，厥逆无脉，灸之脉不还，当用何治法？

2. 脉不还、微喘何以主死？

371. 有胃气者生

【原文】

少阴负趺阳者，为顺也。

【征引】

钱天来：少阴负趺阳句，疑有脱字。

372. 以脉测证

【原文】

下利，寸脉反浮数，尺中自涩者，必圊脓血。

【征引】

成无己：下利者脉当沉迟，反浮数者，里有热也。涩为失血，尺中涩，肠胃血散也，随利下必便脓血。

【附注】

下利脉数常见于热利。不足为反，下利、浮脉则为反矣。今寸脉浮数，是在里之邪热不敛。尺中涩则阴血复虚，其血必瘀而为脓血。总之，以脉测证，仲师不取。以上二条皆不类经文，不释。

373. 不可汗证

【原文】

下利清谷，不可攻表，汗出必胀满。

【征引】

成无己：下利者，脾胃虚也。胃为津液之主，发汗亡津液，则胃气愈虚，必胀满。

【讲义】

下利清谷，里寒也。攻表汗出者，泄表热也。里已寒矣，反泄表热，必累及在里之阳气而使之外泄。内寒更甚，必生胀满。

【附注】

四逆汤证虽有表不解，亦不可发汗，宜先里后表，太阳篇中已详之矣。汗出则表里俱虚，中气不能宣通，此胀满之所生也。胀满多属实证，间有虚者，多从脉辨，腹诊则坚软判然。本证由里寒误汗，原因自明，不待辨矣。

【习题】

1. 本证宜用何方？

2. 胀满是何病理？

374. 下利之脉象

【原文】

下利，脉沉弦者，下重也；脉大者，为未止；脉微弱数者，为欲自止，虽发热不死。

【征引】

汪琥：此辨热利之脉也。脉沉弦者，沉主里，弦主急，故为里急后重，此滞下重证也。脉大者，邪热甚也。经云大则病进，故为利未止也。脉微弱者，此阳邪之热已退，真阴之气将复，故利自止也。

【讲义】

病在里，故脉沉。里急，故脉弦，下重之因也。邪盛病进，故脉大，主病未止。邪去正未衰，故脉微弱中见数，主病欲自止。夫下利证最忌发热，滞下脉大身热者属邪盛极，死候也。今虽发热而脉微弱，非为邪盛，故不主死。

【附注】

厥阴下利当辨阴阳，对证用药，无不立愈。今但言脉，疑非经旨。

【习题】

1. 本条下利是否厥阴证？

2. 痢疾最忌何脉证？

375. 戴阳证

【原文】

下利，脉沉而迟，其人面少赤，身有微热，下利清谷者，必郁冒汗出而解，病人必微厥，所以然者，其面戴阳，下虚故也。

【征引】

汪琥：下利，脉沉而迟，里寒也。下清谷，里寒甚也。面少赤，身微热，下焦虚寒，无根失守之火浮于上，越于表也。以少赤微热之故，其人阳气虽虚，犹能与阴寒相争，必作郁冒汗出而解。郁冒者，头目之际郁然昏冒，乃真阳之气能胜寒邪，里阳回而表和顺，故能解也。病人必微厥者，此指未汗出郁冒时而言。

【附注】

上条云热利，本条是寒利。沉迟，里寒之脉。下利清谷，微厥，里寒之证。面少赤，身微热，戴阳之证。戴阳者，下必虚，理皆可通。唯郁冒汗出而解是阳证热不得越，非阴证戴阳矣，且 305 条"少阴病，下利止而头眩，时时自冒者，死"。今云必郁冒而解，前后参差，似非经文，不详。

按： 戴阳者，面赤如微酣。阴证寒格，发躁面赤，脉沉细，为浮火上冲，古人谓水极似火者是也。凡下元虚惫之人，阳浮于上，与在表之邪相合则为戴阳。阳已戴于面，不知者更行发散，则孤阳飞越，危殆立至。

阳证怫郁，必面赤手足温。阴证戴阳，亦面赤而手足厥。怫郁可汗，戴阳不可汗。

【习题】

戴阳与阳气怫郁不得越之区别安在？

376. 阳复与热盛

【原文】

下利，脉数而渴者，今自愈。设不差，必圊脓血，以有热故也。

【征引】

周扬俊：下利，脉数而渴，邪虽未尽而数为热微，则亦阳气自复之候，而无利久入阴之虞，亦可自愈。不愈者，必热势向盛。此不但利不止，而必至圊脓血耳。以此推之，则其脉必数而有力者也。

【讲义】

下利，脉数而渴为寒去阳复，故下利自愈。设不愈，以有热陷于下焦，为热太盛，使血腐而便脓血也。

【附注】

下利有寒热之别。寒性下利见热为病愈佳兆，如不愈，则属热利。热性下利，复见热为病进之证，宜参阅 266、340 两条。本条疑非经旨。

【习题】

下利阳回与热盛有何区别？

377. 利后脉绝阳回者生

【原文】

下利后脉绝，手足厥冷，晬时脉还，手足温者生，脉不还者死。

【征引】

钱天来：暴注下利，厥冷脉绝者，则真阳未绝，一时为暴寒所中，故阳气尚有还期。本条乃暴利，非利久也。

【讲义】

利有新久，久利脉绝而至厥逆，阳气渐尽，无更生之理。唯洞泄暴利，虽一时阴闭，其阳周时内脉渐还，手足温，为阳回者，生。若周时脉仍不还，为阳不复者，死。

【附注】

本证颇似霍乱，灸丹田、气海可救万一。

【习题】

本条是何病变？

378. 邪盛正虚者死

【原文】

伤寒下利，日十余行，脉反实者，死。

【征引】

成无己：下利者，里虚也，脉当微弱，反实者，病胜脏也，故死。《难经》云：脉不应病，病不应脉，是为死病。

《素问·玉机真脏论》：泻而脉大，脱血而脉实，皆难治。

【讲义】

伤寒下利至日十余行，正气必虚。若脉反实，知邪气尚盛。邪盛当下，不下则邪无从出。正虚不当下，下之是益虚其正。邪盛正虚，故立死也。

【附注】

阴证见阳脉者生，阳证见阴脉者死。本条是阴证见阳脉，反主死者也。又，白虎汤证之暑证脉常弦细芤迟，乃阳证见阴脉之可治者也。夫脉证不相应固属难治，于此等处须详加体会，未可执一。

自 368 条至本条均论下利，有表里寒热、邪正虚实之不同，而立审辨之法。

【习题】

下利证有表里寒热、邪正虚实，试就各篇所习者举例以明之。

379. 通脉四逆汤证之二

【原文】

下利清谷，里寒外热，汗出而厥者，通脉四逆汤主之。

【征引】

张锡驹：阴寒气甚，谷入不能变化，故下利清谷。在 325 条少阴则"下利清谷，里寒外热，手足厥逆，脉微欲绝，身反不恶寒"。本条则"下利清谷，里寒外热，汗出而厥"。俱宜通脉四逆汤，启生阳之气而通心主之脉也。

【讲义】

里寒，指下利清谷及厥而言。外热，指汗出而言。若热为阳回，下利可愈。今汗出而厥，非阳回，乃阳气大虚，为寒邪格阳之证。与通脉四逆汤温经固表，阳气内外交通，则里寒外热皆愈。

【附注】

完谷不化有见之于协热下利者，乃邪热不杀谷，小儿此证最多。其分别要在脉有阴阳虚实不同也。本条虽不言脉，脉微可知。

【习题】

1. 本方能治里寒，何以能兼治外热？

2. 下利清谷有属邪热者，于何处辨识？

380. 白头翁汤证之一

【原文】

热利下重者，白头翁汤主之。

【征引】

《医宗金鉴》：热利下重乃火郁湿蒸，秽气奔肠，重滞难出。《内经》云暴注下迫。

山田宗俊：此今之痢疾。下重，谓下部沉重，又谓后重，后世所谓热毒痢也。《灵》《素》谓之肠澼，《千金》《外台》谓之滞下。白头翁汤主热痢，桃花汤主冷痢。

【讲义】

热利则别于以上之寒利。下重，毒滞下焦大肠、直肠部分，下焦重滞也。白头翁汤主治热利便血。

【附注】

黄连苦寒，能清湿热，黄柏泻下焦之火，秦皮于清热之中取其收涩，白头翁逐血止腹痛，故本方能治今之赤痢也。

下重是肛门括约筋挛缩。热利有赤痢、肠炎之别，赤痢起因又各不相同。中医不问其因，但凭其证治，无不应。此近代医学家所应注意研究者也。

【方剂】

白头翁汤方

白头翁二两，黄柏三两，黄连三两，秦皮三两。

上四味，以水七升，煮取二升，去滓，温服一升，不愈更服一升。

【药物】

白头翁 味苦，性寒。消炎性收敛药。

药能：消炎驱毒，化湿治痢，止血。

药征：下重，腹痛。

调剂：于大肠特能。又，因其消炎，于热毒凝滞于大肠而有上述之证候时用之。捣根取汁，涂肿痛、秃疮。

秦皮　味苦，性微寒而涩。消炎药，收敛药。

药能：收涩津液，止下利崩带，治目疾，止惊痛。

药征：下利、崩带有津液虚损之证者。

调剂：本药与白头翁常相辅，治津损之热利。盖本药收涩力强，消炎力弱；白头翁消炎力强，收涩力弱。

【治验】

各家医案：治热盛而不需下剂者。治目热、赤肿、阵痛，风泪不止。又，为洗、蒸剂亦效。治热利下重心悸者，下利渴欲饮水，心悸腹痛者，肛门灼热如火，阿米巴性痢疾及一般疫痢。

【习题】

1. 何谓下重？病理为何？

2. 白头翁汤于何种下痢特效？试述其理。

381. 表里先后治法

【原文】

下利腹胀满，身体疼痛者，先温其里，乃攻其表。温里宜四逆汤，攻表宜桂枝汤。

【征引】

喻昌：此与太阳中篇93条伤寒医下之，下利身痛，用先里后表之法大同。彼因误下而致下利，此因下利而致腹胀，总以温里为急。身痛有里有表，必清便已调，其痛仍不减，方属于表。

【讲义】

下利腹胀满者，里有虚寒；身体疼痛者，表有风寒。表里兼病，先表后里者，指攻下而言，恐邪气内陷也。今里寒盛，若里气不达，正气不足以驱邪达表，故须先温其里也。

【附注】

上条热利证见下重，本条寒利证见腹满。下利腹胀满者，以里虚而气不能宣通也。66 条是发汗腹胀满，本条是下利腹胀满。同一见证，治法不同，盖阴阳虚实、轻重缓急之不同。粗工于此等处每多忽视，率尔施治，贻误匪浅。必深思详考，旁求佐证，不可执"但见一证施治"之文，死于句下也。

【习题】

试述本条与 66、93 两条之异同点？

382. 白头翁汤之二

【原文】

下利欲饮水者，以有热故也，白头翁汤主之。

【征引】

钱天来：此又申上文热利之见证。渴与不渴，乃有热无热之大分别。里无热邪，口必不渴。设或口干，乃下焦无火，气液不得蒸腾，致口无津液耳，然虽渴亦不能多饮。若胃果热燥，自当渴欲饮水，此必然之理也。

【讲义】

下利不渴多为寒利，下利而渴多为热利。凡诸热利，以白头翁汤主治之。

【附注】

本条引申 380 条之义，非唯热利下重者宜白头翁汤，一切热利皆宜本方主治之，故今之赤痢多宜本方也。下利而渴虽属内有热邪，间亦有津液内竭而渴者，汗吐下或痘灌浆后往往有之。热渴欲饮，寒渴不欲饮。本条云欲饮而不云渴者，以有热故也。

【习题】

渴证有寒热之不同，试辨述之。

383. 小承气汤证

【原文】

下利谵语者，有燥屎也，宜小承气汤。

【征引】

《医宗金鉴》：下利里虚，谵语里实。若脉滑大，证兼里急，知其中必有宿食也。其下利之物，又必稠黏臭秽，知热与宿食合而为之也。此可决其有燥屎也，宜以小承气汤下之。于此可知，燥屎不在大便硬与不硬，而在里之急与不急，便之臭与不臭也。

【讲义】

谵语为有燥屎之证，下利为肠中之患。与小承气汤者，排除肠内腐败发酵之物也。

【附注】

《少阴篇》：少阴病，自利清水，色纯青，心下必痛，口干燥者，急下之，宜大承气汤。辨可下篇：下利心下硬者，急下之，宜大承气汤；下利，脉迟而滑者，内实也，宜大承气汤；下利不欲食者，有宿食故也，当下之，宜大承气汤。此皆下利当下之证，应与本条互参。要之，当下之证腹诊必拒按也。

【习题】

已见下利，更用下法，其理安在，试详言之。

384. 栀子豉汤证之四

【原文】

下利后更烦，按之心下濡者，为虚烦也，宜栀子豉汤。

【征引】

方有执：更烦，言本有烦，不为利除而转甚也。

柯琴：虚烦对实热而言，是空虚之虚，非虚弱之虚。

【讲义】

下利后，今必利止。更烦者，言原有烦证，利时不烦，利止后烦。利止而烦者，非虚寒之烦，乃遗热于胸也，按之心下濡，知非实热，故曰为虚烦也。栀子豉汤治虚烦，已见78条。

【附注】

伤寒汗吐下后，邪去心烦者乃正气暴虚而余热内伏也。心下濡者，内无物也，为一时假虚，故以本方解余热则愈。《金鉴》以本方证为虚烦，大黄黄连泻心汤证为实烦。

【习题】

下利后更烦与352条"伤寒发热，下利厥逆，躁不得卧者死"之主要区别安在？

385. 有痈脓而作呕不可止呕

【原文】

呕家有痈脓者，不可治呕，脓尽自愈。

【征引】

《医宗金鉴》：心烦而呕者，内热之呕也。渴而饮水呕者，停水之呕也。今呕而有脓者，此必内有痈脓，故曰不可治，但俟呕脓尽自愈也。

【讲义】

痈脓腐秽常欲去而呕者，不当逆其排除之机而止呕，否则阻其出路，热邪内壅，必生他变。脓尽自愈者，亦即383条，去其有害之痈脓则热随脓去。病因除，呕亦自愈。

【附注】

肝炎、肺痈、胃或十二指肠溃疡多见此证。呕是病理排毒之自然疗能，当与排脓汤助其祛脓为当。

【习题】

1. 有痈脓而作呕何以不可治呕？

2. 脓尽何以呕自愈？

386. 四逆汤证之九

【原文】

呕家脉弱，小便复利，身有微热，见厥者难治，四逆汤主之。

【征引】

成无己：呕而脉弱为邪气传里。呕则气上逆，小便当不利，而小便复利者，里虚也。身有微热见厥者，阴胜阳也，为难治，与四逆汤温里助阳。

【附注】

诸厥利证皆大便利。本条以呕为主证，小便利为兼证，前后不能关锁。既云难治，复以四逆汤主之，论中无此体例，似非经文，不释。

387. 吴茱萸汤证之二

【原文】

干呕吐涎沫，头痛者，吴茱萸汤主之。

【征引】

张兼善：凡用本方者有三：一为阳明食谷欲呕；一为少阴吐利，手足厥冷，烦躁欲死；此则干呕吐涎沫，头痛。证候各殊而治则一者，总以下焦浊阴之气上乘于胸清阳之界，真气反郁在下，不能安其本位，有时欲上不能，但冲动浊气，所以干呕吐涎沫也。头痛者，厥阴之经与督脉会于颠也。食谷欲呕者，浊气在上也。吐利者，清气在下也。手足厥冷者，阴寒内盛也。烦躁欲死者，虚阳扰乱也，故立吴茱萸汤。以吴茱萸专主开豁胸中逆气，兼人参姜枣以助胃中之清阳，共襄祛浊之功，由是清阳得以上升而浊阳自必下降矣。

【讲义】

干呕吐涎沫者，乃干呕之后续吐出黏饮白沫也，属胃虚寒而蓄饮者。头痛为寒邪上攻，与吴茱萸汤温里散寒。

【附注】

少阴篇332条若膈下有寒饮，干呕者，与四逆汤。406条大病差后喜唾，久不了了者，胃上有寒，宜理中丸。二者同属胃寒有饮之证，可参阅。

【习题】

1. 干呕是无物吐出，复曰吐涎沫，是否有误？

2. 本条属何病证，是何病理？

388. 小柴胡汤证之十一

【原文】

呕而发热者，小柴胡汤主之。

【征引】

钱天来：邪在厥阴，唯恐其厥逆下利。若见呕而发热，是厥阴与少阳脏腑相连，乃脏邪还腑，自阴出阳，无阴邪变逆之患矣，故当从少阳治之。

【讲义】

呕而发热者，少阳证也。小柴胡汤为少阳主方，故用以治之。

【附注】

本篇内设此一条，系按手足十二经立论，疑非经文。

389. 胃虚寒之哕

【原文】

伤寒大吐大下之，极虚，复极汗出者，以其人外气怫郁，复与之水以发其汗，因得哕。所以然者，胃中寒冷故也。

【征引】

钱天来：伤寒而大吐大下，则胃中阳气极虚。真阳已虚，卫外不固，所以复极汗出。医未达其义，以其人外气怫郁，虚阳外越，疑表未解，复与暖水发汗，因得哕。吐下后，阳虚胃冷，不能运行其水，水壅胃中，中气遏绝，气逆而作呃逆。治法当拟五苓散、理中汤，甚者四逆汤。

【讲义】

伤寒经大吐大下之后，致肠胃极虚。在大吐大下之时，因吐下冲动，复大汗出矣。汗出热越，有似外气怫郁，复行熏蒸之法以发其汗，虚以实治，因得虚寒之哕。所以然者，以胃中寒冷，水不行而上逆故耳。

【附注】

哕证有虚实之异，本条属虚寒性者。

【习题】

本条与 48 条之怫郁证相同否？

390. 胃实热之哕

【原文】

伤寒，哕而腹满，视其前后，知何部不利，利之则愈。

【征引】

张锡驹：伤寒至哕，非中土败绝，即胃中寒冷。然亦有里实不通，气不得下泄，反上逆而为哕者。《玉机真脏论》曰：脉盛，皮热腹胀，前后不通，闷瞀，此谓五实。身汗得复利，则实者活。今哕而腹满，前后不利，五实中之二实也，实者泻之。

【讲义】

伤寒哕而腹满乃因实满而作哕。视其大小便何部不利，利之则气通而不上逆，腹满除而哕亦愈。

【附注】

伤寒，哕而不腹满者为正气虚，哕而腹满者为邪气实。本条属实热，实者泻之。前部不利，猪苓、五苓；后部不利，三承气汤。

哕多属虚寒，而亦有实证存焉。诸实热证而亦有虚证存焉。如能辨其寒热虚实，施以温凉补泻，且以胃气作结，六经大法尽备于斯。

【习题】

哕证虚实由何辨之？详述其治法。

厥阴病小结

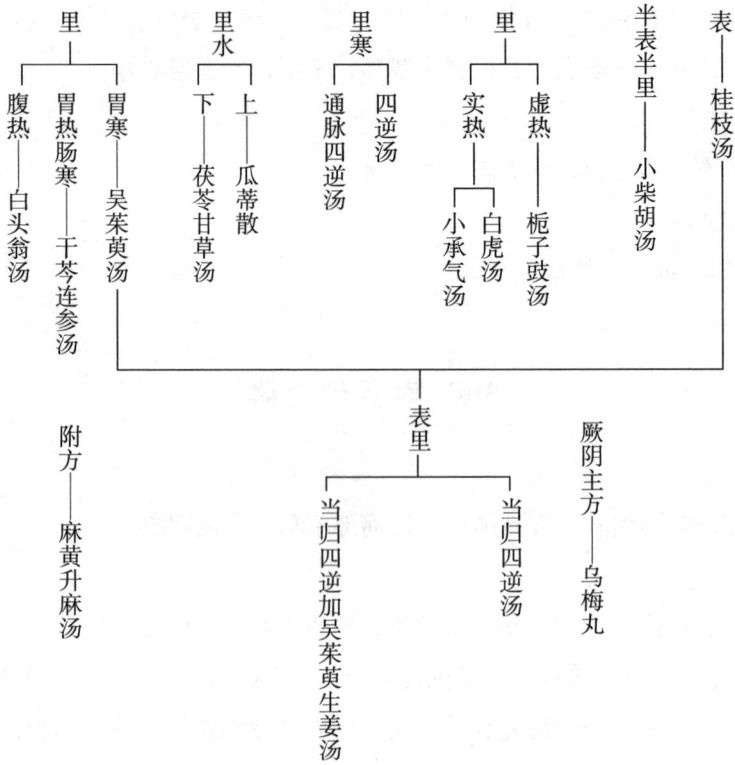

第七部分

霍乱病篇

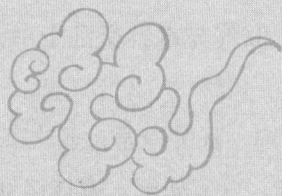

辨霍乱病脉证并治

391. 霍乱提纲

【原文】

问曰：病有霍乱者何？答曰：呕吐而利，此名霍乱。

【征引】

成无己：三焦者，水谷之道路。邪在上焦则吐而不利。邪在下焦则利而不吐。邪在中焦则既吐且利。以饮食不节，寒热不调，清浊相干，阴阳乖隔，遂成霍乱。轻者只曰吐利，重者挥霍撩乱，名曰霍乱。

张锡驹：霍乱者，忽也，谓邪气忽然而至，防备不及，正气为之仓忙错乱也。胃居中土，容物所归，邪气与水谷交乱于中，故吐利齐作，正邪纷争，是名霍乱。

孙思邈：霍乱皆因饮食过饱，眠卧冷席，多饮寒浆，胃食结而不消，阴阳乖隔，变成吐利。头痛如破，百节如解，遍体诸筋皆不回转。本病之中，最为可畏。

王焘：上吐下利者，名湿霍乱。

伤寒发秘：《左传》闵公元年，晋献公作二军，公将上军，太子将下军，以伐霍（周文王之子霍叔之国），此役军士多病此证，时人呼为霍乱病。

【讲义】

伤寒吐利，邪气所致。霍乱吐利，饮食所伤。若夜餐未泻，平旦便餐，旦食不消，午时还食。若饱食生冷，杂以酒肉油腻，多食多劳，复当风履湿，薄衣露坐，或夜卧失覆，而发霍乱。

【附注】

今之"虎列拉"，其语来自希腊，有吐利之义，即霍乱也。霍乱见证不一，而以吐利为主证。间有不吐利，但腹满烦乱，绞痛短气者，名干霍乱，不出数小时即死。古方以盐汤备急丸取快吐利，往往获救。

霍乱起因，经现代医家诊断，证明有霍乱菌者，方为真霍乱。古说以饮食、露宿为病因，征之事实，皆有至理。盖传染病无自家中毒性，虽有细菌之侵入，疾病亦不能成立。又，纵有自家中毒性，若无霍乱菌侵入，虽有吐利，亦非真性霍乱。在两种条件俱备时，尚有证不显著。但眠食不健，消瘦甚速之真性霍乱，迨诊断明确，治之已晚，此证极危。

就上而论，病起于暴饮食者胃肠证候最剧。先心痛者则先吐，先腹痛者则先利，心腹并痛者，吐利并发。露卧取冷者，夹实不吐利，胃弱则腹满绞痛，夹风则吐利，身热体痛，故霍乱之证有表里之殊，真假之别。设仅染菌而胃肠无弱点，则正气自能抗毒，不致成病。若但伤饮食，未染病菌，仅伤食而已，亦不为病。

【习题】

1. 试述真性霍乱之病因？

2. 霍乱之主证为何？

3. 何谓干霍乱？

392. 霍乱兼证

【原文】

问曰：病发热头痛，身疼恶寒，吐利者，此属何病？答曰：此名霍乱。霍乱自吐下，又利止，复更发热也。

【征引】

《医宗金鉴》：此承上条以详出其证也。头痛身疼，发热恶寒，在表之风、寒、暑、热为病也。呕吐泻利，在里之饮食、生冷为病也。具此证者，名曰霍乱。若自呕吐已，又泻利止，仍有头痛、身疼、恶寒，更复发热，是里解而表不解也，当从解表之法。

【讲义】

呕吐而利名曰霍乱，上条已言之矣。今更兼表证，是霍乱夹风寒者也。虽夹风寒，亦名霍乱。霍乱者，自有吐下证，又利止，复更发热者，因津液复亏，亦常见之。

【附注】

霍乱初起但见胃肠证候者多，故上条但云吐利。今兼风寒者为兼表证，更有全身症状之形似伤寒表证者，有原发证因吐利而病除，因津亏而发热者，此不属霍乱之兼证，而属于变证者也。

【习题】

1. 霍乱兼见表证者与似表证者之病因有何不同？

2. 霍乱是否肠胃病？

393. 霍乱变证

【原文】

伤寒，其脉微涩者，本是霍乱，今是伤寒，却四五日，至阴经上，转入阴必利，本呕下利者，不可治也。欲似大便，而反矢气，仍不利者，此属阳明也，便必硬，十三日愈。所以然者，经尽故也。

【征引】

《医宗金鉴》：此承上条，霍乱初病即有吐利，却在四五日后，邪传阴经之时始吐利也。此本是霍乱之呕吐下利，故不可作伤寒治之，俟之自止也。若止后似欲大便，仍不大便，此属阳明也。然属阳明者大便必硬，乃伤津液之硬，未可下也，当俟至十三日经尽，胃和津回，便利自可愈矣。

【讲义】

霍乱以吐利为提纲。吐利后，脉必气虚而微，血虚而涩。气血俱虚者最易伤寒，伤寒脉必浮紧。今伤寒而脉微涩者系由霍乱吐利后转变而来，故脉证不符也。伤寒之里证必在四五日后有两种病变：①转入阴经，必利（因在霍乱篇内，故专论利证）；②转属阳明，欲似大便而反矢气，必仍不利也。"本呕下利者，不可治也"是自注"本是霍乱"句。"便必硬，十三日愈"是自注"阳明证"。"所以然者，经尽故也"是自注传经二周尽，病自愈也。

【附注】

霍乱里证，得病之初本有呕利，不似伤寒由表转里必在四五日后也。不可治，言不可治其呕利，阻病毒之出路也。

【习题】

伤寒脉不浮紧而微涩，是何病理？

394. 阳明病经尽者愈

【原文】

下利后当便硬，硬则能食者愈。今反不能食，到后经中，颇能食，复过一经能食，过之一日当愈。不愈者，不属阳明也。

【征引】

《医宗金鉴》：下利后肠胃空虚，津液匮乏，当大便硬。硬则能食者，是胃气复，至十三日津回自愈。今反不能食，是为未复，俟到十三日后，过经之日，若颇能食，亦当愈也。如其不愈，是为当愈不愈，则知不属十三日过经便硬之阳明，当属吐利后胃中虚寒不食之阳明，或属吐利后胃中虚燥之阳明也。此则非药不可，俟之终不能自愈也，宜理中辈。

刘栋曰：以上三条，后人之言。

【讲义】

此承上条，下利伤津，大便当硬。大便虽硬，能食者愈，以其胃液复生也。今反不能食，是说明在第一周时胃气未复，其病未愈。到后经中颇能食，言在二周时胃气恢复。"复过一经能食"是自注语。过之一日，言经二周后过一日，其病当愈（一周六日，二周十二日，再过一日为十三日，即上条十三日愈之义）。十三日不愈者，则不属阳明病也。

【附注】

伤寒传经，经尽自愈之说，考之西医治伤寒病亦如此。保持病家体力，于三周内不生他变，便可不治而愈，理相同也。

【习题】

1. 下利何以当便硬？

2. 便硬何以能食者愈？

395. 四逆加人参汤证

【原文】

恶寒脉微而复利，利止，亡血也，四逆加人参汤主之。

【征引】

成无己：恶寒脉微而利者，阳虚阴盛也。利止则津液内竭，故云亡血。《玉函》云水竭则无血，与四逆汤温经助阳，加人参生津益血。

【讲义】

霍乱吐利后阴阳俱损，恶寒脉微者，常见之证也。下利复见于阴阳俱损之后，终至无可利而利止。非阳复利止，乃亡血利止，故主以四逆加人参汤，于回阳之中兼复其阴。

【附注】

利止而脉微如故，则知非阳回而利止，乃津竭之利止也。本证为下利之重证。霍乱利下者多系血清，故曰亡血，非见红色者方为亡血也。故治霍乱注射大量生理盐水，以复其津液也。

【方剂】

四逆加人参汤方

甘草二两（炙），附子一枚（生，去皮，破八片），干姜一两半，人参一两。

上四味，以水三升，煮取一升二合，去滓，分温再服。

【治验】

各家医案：治元阳虚脱，危在顷刻者。治伤寒阴证，身凉，额上手背有冷汗者。

按：本方主下利脱证，茯苓四逆主汗下脱证。

【习题】

阳回利止与本条之利止有何不同，由何处区别?

396. 五苓散及理中丸证之一

【原文】

霍乱，头痛发热，身疼痛，热多欲饮水者，五苓散主之；寒多不用水者，理中丸主之。

【征引】

魏荔彤：伤寒者外感病，霍乱者内伤病也；伤寒表证风寒在表，霍乱表证必兼吐利，风寒在胃也。以平日中虚，暴感风寒，透表入里，此二病之分也。其所以吐利时不热，利止复热者，亦异于伤寒发热在表无作息时也，故治法就其人之寒热施之。热多者，胃虽虚且热，吐利行必大饮水，五苓散主之，导湿清热滋干。寒多者，胃素虚且寒，吐利行必不用水，理中丸主之，温中燥湿补虚。

【讲义】

经中随证施治之法言之详矣，但见表证即以表治，阴阳寒热亦莫不如是。凡言霍乱当有吐利，五苓治水入则吐且下利者，必小便不利。欲饮水者必热而渴，今吐利表不解，渴而小便不利，为湿热津不行，五苓散证也。若吐利不渴，必胃寒肠湿，理中丸证也。

【附注】

霍乱起因皆由寒热气不和，阴阳格拒不通所致。五苓散分利清浊，理中丸温补阴阳，皆健胃即所以驱毒矣。

表证有头痛、发热、身疼等，里证亦有之，霍乱转全身症状时亦有之。今以渴否定寒热，勿惑于病名，凭证而治，则无不愈。

凡霍乱证小便不利者预后多不良，故五苓散为治霍乱之要剂也。

汤本氏以葛根加术汤治初期霍乱颇效（或为夏日流行性肠胃炎，非真性霍乱）。

【方剂】

理中丸方

人参、干姜、甘草（炙）、白术各三两。

上四味，捣筛，密和为丸，如鸡子黄许大。以沸汤数合一丸，研碎，温服之，日三四，夜二服。腹中未热，益至三四丸，然不及汤。汤法：以四物依两数切，用水八升，煮取三升，去滓，温服一升，日三服。若脐上筑者，肾气动也，去术，加桂四两；吐多者，去术，加生姜三两；下多者，还用术；悸者，加茯苓二两；渴欲饮水者，加术，足前四两半；腹中痛者，加人参，足前成四两半；寒者，加干姜，足前成四两半；腹满者，去术，加附子一枚。服汤后如食顷，饮热粥一升许，微自温，勿发揭衣被。

【治验】

各家医案：吐下胀满，食不消化，心腹痛，酒服本丸亦可。若转筋者，加石膏三两。产讫可服，盖新生脏虚，所以养脏气也。饮食过度，伤胃吐血者，腹绞痛，白汗出。五脏中寒，口噤失音，四肢强急，兼治胃脘停痰，冷气刺痛。寒毒下利，脐下寒，腹胀满，大便或黄、白、青、黑、清谷，或吐蛔，非实寒也。小儿吐下后，脾胃弱，肢厥，虚脱，目不开。痈疽溃疡，脏腑中寒，四肢强直。痘，虚寒泄利，若肢厥泄甚者，加附子。暑病，吐下，心下痞者，加泻心。心下痞且吐利者，胃机能衰弱也，参姜主之。腹痛是肠寒，干姜主之。下利者，白术主之。吐利腹痛急迫者，甘草主之。霍乱吐利，胃肠感寒而起，补救本体之弱点，即所以抗毒。阴隔阳，面赤足蜷而利，躁不得眠，以紫雪加理中丸进，徐以水渍甘草干姜汤饮之愈，热因寒用也。

【习题】

1. 五苓散何以治霍乱证？

2. 理中丸主治何证？

397. 桂枝汤证之十七

【原文】

吐利止而身痛不休者，当消息和解其外，宜桂枝汤小和之。

【征引】

成无己：吐利止，里和也。身痛不休，表未解也。与桂枝汤小和之，少少与，不令过度。

【讲义】

承上条身痛而言。本条云吐利止，是霍乱里证已除。上条云霍乱，则吐利当未止。身痛属表，故以桂枝汤以助之。但曾经吐利，不宜过表，少与小和，不令过度也。

【附注】

利用正气治病为中医治疗之大法。执此义以读伤寒，则触类旁通矣。

【习题】

1. 身痛不休是否太阳病？

2. 何以宜桂枝汤小和之？

398. 四逆汤证之十

【原文】

吐利汗出，发热恶寒，四肢拘急，手足厥冷者，四逆汤主之。

【征引】

山田宗俊：此亦霍乱而里寒甚者，故先救其里。

张志聪：吐利汗出乃津液外泄。发热恶寒，表气虚也。四肢拘急，津液竭也。手足厥冷，阳不达也。本方启下焦生阳，温中焦土气。

【讲义】

吐利汗出，津伤而阳亡已多。发热恶寒，表未解也。四肢拘急，手足厥冷，阳亡而津不继也。上述各证是阴阳俱虚，虽有表证未解，亦当先救其里，以四逆汤主治之。

【附注】

本条属霍乱峰极期之正治法。四肢拘急，即转筋之类。凡真性霍乱于峰极期，无有不作四逆证者。俗传霍乱有寒热两种，热者宜黄连剂。本病热者多，寒者少，因谓四逆之不可用，不知所谓热霍乱者乃急性胃肠炎症之属。本方证乃真霍乱之危急证。

【习题】

1. 本条属何病证？

2. 服四逆汤后发热恶寒能痊愈否？

399. 四逆汤证之十一

【原文】

既吐且利，小便复利而大汗出，下利清谷，内寒外热，脉微欲绝者，四逆汤主之。

【征引】

钱天来：吐利则寒邪在里。小便复利，无热可知。而大汗出者，真阳虚衰，卫气不密，阳虚汗出也。下利清谷，胃寒不能杀谷也。内寒外热，非表邪发热，乃寒盛于里，格阳于外也。阴寒太甚，阳气浸微，故脉欲绝。

【讲义】

吐利，小便利，大汗出，下利清谷，较上条阴阳更虚。内真寒太盛，故格阳于外而作假热。脉微欲绝者，为阳气顷刻将尽之证，急主以四逆汤挽其真阳。注家多谓四逆汤上脱"通脉"二字，其说是矣，可从之。

【附注】

霍乱证多小便不利。小便利者，是霍乱证已向愈，步入虚脱证矣。通脉四逆汤较四逆汤之干姜多四分之一，余皆相同。

【习题】

归纳四逆汤之主证。

400. 通脉四逆加猪胆汁汤证

【原文】

吐已下断，汗出而厥，四肢拘急不解，脉微欲绝者，通脉四逆加猪胆汁汤主之。

【征引】

张锡驹：吐已下断者，阴阳气血俱虚，水谷津液俱竭，无有可吐而自已，无有可下而自断也，故汗出而厥。四肢拘急之亡阴证与脉微欲绝之亡阳证仍然不解，更宜通脉四逆加猪胆，启下焦之生阳而助中焦之津液。

【讲义】

吐已下断，是体液已竭，无可吐下，与四逆加人参汤之利止亡血同理。霍乱之证至汗出而厥，四肢拘急不解，脉微欲绝，非但阴寒盛而阳欲亡，且津液竭而血并虚。本方以四逆助阳，加猪胆汁以滋阴。

【附注】

本条之证最为危急，加猪胆汁者，盖将绝之阴液不致为阳药所劫夺也。霍乱之证，投以理中、四逆不能取效，反以明矾少许和凉水服之而即愈。此法见于华佗《危病方》。

【方剂】

通脉四逆加猪胆汁汤方

甘草二两（炙），干姜三两（强人可四两），附子大者一枚（生用，去皮，破八片），猪胆汁半合。

上四味，以水三升，煮取一升二合，去滓，内猪胆汁，分温再服，其脉即来。无猪胆，以羊胆代之。

【治验】

各家医案：治通脉四逆汤证而干呕烦躁不安者。慢惊风危笃者主之，较四逆辈其效如神。

【习题】

设本证用本方不加猪胆汁，其病果将何若？

401. 胃虚不胜谷气证

【原文】

吐利发汗后，脉平，小烦者，以新虚不胜谷气故也。

【征引】

魏荔彤：吐利发汗后，脉遂就平，病遂差可，此尤为素日胃气有余，而病邪轻微之故也。但余小烦，乃胃气暴为吐下所虚，乃新虚也。胃既虚，仍与谷，所以不胜谷而作小烦。

【讲义】

霍乱必暴吐利，暴吐利每多汗。脉平，邪去也。小烦虽属阳回，尤关胃弱，盖本病已差，胃肠大伤，若不戒食，则生他变，最是危险。凡此病后，一日不食为佳。西医治霍乱，必强绝其食至六七日之久，盖有因也。所以然者，以吐利后胃肠新虚，消谷不能胜任之故耳。

【附注】

霍乱危急之证不出篇内各方，或真武加半夏汤，茯苓四逆汤亦四逆辈也，差后调理尤关重要。霍乱差后务在温和将息，若冷即遍体转筋，犹须节其饮食，过饱则消化无力。

【习题】

霍乱病愈后宜如何调理？

霍乱病小结

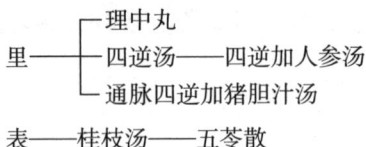

里 ─┬─ 理中丸
   ├─ 四逆汤 ── 四逆加人参汤
   └─ 通脉四逆加猪胆汁汤

表 ── 桂枝汤 ── 五苓散

第八部分

阴阳易差后劳复病篇

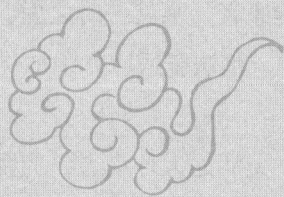

辨阴阳易差后劳复病脉证并治

402. 烧裈散证

【原文】

伤寒阴阳易之为病，其人身体重，少气，小腹里急，或引阴中拘挛，热上冲胸，头重不欲举，眼中生花，膝胫拘急者，烧裈散主之。

【征引】

巢元方：男子新病差未平复，而妇人与之交得病，名曰阳易。妇人新病差未平复，男子与之交得病，名曰阴易。

成无己：阴阳相感，余毒相染，如换易也。

钱天来：男女交后，自然元气空虚。邪入精髓，溢入经络，乘虚而入，则正气因邪而益虚，邪气因虚而益盛，故有此证。邪入阴经，身必重。真阳亏，气不行，则少气。邪从阴窍，故少腹里急，甚则引阴中拘挛。邪在下，虚阳上走，故头重不欲举，眼中生花。下焦虚冷，故膝胫拘急。

【讲义】

伤寒病后男女交合，属直接接触性之传染病。男病传女，女病传男，名阴阳易（易者，交换也）。凡传染病于恢复期，病家虽仍带菌，因其本身已有抵抗力，故不足为患。而接触健康者，乘其一时之虚，最易传，且病原毒力愈传愈大，发病则较重且速也。治法于适应方中加烧裈散。

【附注】

先病之人复病者，为女劳复。无病之人传染者，为阴阳易。见证为传染后之示例，故未详其变。

【方剂】

烧裈散方

妇人中裈，近隐处，取烧作灰。

上一味，水服方寸匕，日三服。小便即利，阴头微肿，此为愈矣。妇人病取男子裈烧服。

【治验】

各家医案：栝楼根竹茹汤、竹皮汤、当归白术散、附子汤、当归四逆加吴茱萸附子汤，随证选用以上各汤，调服烧裈散。要在审察脉证，分冷热而治。一人于寒未复犯房事，命在须臾，用独参汤调烧挥散。凡服参一二斤余，得愈。信哉，用药不可执一也。

按： 本证非阴阳易，乃劳复也。

【习题】

何谓阴阳易病？

403.枳实栀子豉汤证

【原文】

大病差后，劳复者，枳实栀子豉汤主之。

【征引】

钱天来：大病新差，真元大虚，气血未复，精神倦怠，余热未尽，但宜安养，劳之则复热。劳复之热从内所发，虽亦从汗解，不比外感可辛温取汗，故宜本方也。

刘栋：上二条，后人所记。

【讲义】

大病差后，不避风慎食，不清心寡欲，不缄默而忧思，不节劳而多怒，皆足复病。劳复者，内多发热，食不能消，故以本方散热除烦，宽中破结。

【附注】

病复有重感食复、劳复之分。劳复有心劳、力劳、女劳之别。

【方剂】

枳实栀子豉汤方

枳实三枚（炙），栀子十四个（擘），豉一升（绵裹）。

上三味，以清浆水七升，空煮取四升，内枳实、栀子，煮取二升，下豉，更煮五六沸，去滓，温分再服，覆令微似汗。若有宿食者，内大黄如博棋子五六枚，服之愈。

按：浆水，炊粟米热投冷水中，浸五六日，一名酸浆，性凉善走，调中宣气，解烦渴，化滞物，但浸败者害人。

又，博棋子，《千金》谓长二寸，宽一寸。

【习题】

劳复作何解？

404. 小柴胡汤证之十二

【原文】

伤寒差以后，更发热者，小柴胡汤主之。脉浮者，以汗解之；脉沉实者，以下解之。

【征引】

钱天来：伤寒既差以后，更发热者，若病后余气作虚热，固当以柴胡、黄芩清解余热，以人参补其病后之虚，而以姜、枣和之。若复感外邪而发热，亦属病后新虚，理宜和解。脉浮则邪盛于表，但病后新虚不宜麻黄过汗。若脉沉实则为胃实，仍当用下法解之，不宜峻下。

【讲义】

伤寒差以后更见发热者，多因少阳部位余热未净，以小柴胡汤主之者，语其常也。然亦有重感风寒而见脉浮者，辄以汗解之。有饮食失节而见脉沉实者，辄以下解之。夫伤寒差后正气必虚，随脉证以治之，固可不避汗下。消息虚实，随其轻重以为进止，尤关重要。288条已详于前，今经文汗下无方，盖有深意。

【附注】

小柴胡汤者，伤寒差后清热复胃，善后之良方也。上条云劳复，知必有热。本条云发热，是余热未净，非劳复也。虽然，小柴胡汤亦适用于劳复，兼可用于食复。

【习题】

本条之证是何病因？

405. 牡蛎泽泻散证

【原文】

大病差后，从腰以下有水气者，牡蛎泽泻散主之。

【征引】

钱天来：大病后，若气虚则头面皆浮肿，脾虚则胸腹胀满。此大病之后，下焦之气化失常，湿热壅滞，膀胱不泄，水性下流，故但从腰以下膝足皆肿重也。中气未虚，为有余之邪，脉必沉数有力，故但用排决之法。

【讲义】

大病差后腰以下多虚肿，今曰有水气，属水渍为肿。《金匮》云腰以下肿，当利小便，此定法也。虽大病之后，经云有故无殒，故以牡蛎泽泻散主之。

【附注】

本方治实肿阳水大验，不拘于腰以下肿。虚家忌用。病后胃虚、肾虚者慎不可服。

【方剂】

牡蛎泽泻散方

牡蛎（熬）、泽泻、蜀漆（暖水洗，去腥）、葶苈子（熬）、商陆根（熬）、海藻（洗，去碱）、栝楼根各等分。

上七味，异捣，下筛为散，更于臼中治之，白饮和服方寸匕，日三服。小便利，止后服。

【药物】

商陆 味辛，性平，有毒。利尿药。

药能：治水肿腹满及湿热一般症状，除肌表水。二便畅，肿亦随消。

药征：因水毒停滞而腹满或洪肿者。

调剂：与葶苈相同，兼有峻下作用。孕妇及里虚者忌用。

海藻 味苦，咸，性寒。解凝性利尿药。

药能：治水毒凝结，散颈下硬核痛，痈肿，癥瘕积聚，瘿瘤，疝气下坠，痰气壅塞，脚气。

药征：水毒凝结而心下满，或浮肿，或有坚气、瘤结等症者。

调剂：凡因水毒凝结，或洪肿，或小便不利，用其他驱水药不效时，适用本药。

【治验】

各家医案：水体水肿，腹中动，渴而小便不利者。脚气肿满，小便不利，宜八味丸煎汁服此方，又加赤小豆等分尤妙。若无葶苈，宜以甘遂代之。

按：虚肿非本方所主，若肿盛者，先以此方排决其水，衰其六七，从而补益之可也。实者加大黄。

栝楼根可治消渴糖尿病，本方用之不取生津，取其淡渗。

【习题】

本方治水有何宜忌？

406. 理中丸证之二

【原文】

大病差后，喜唾，久不了了者，胃上有寒，当以丸药温之，宜理中丸。

【征引】

方有执：唾，口液也。寒以饮言，不了了，谓无已时也。

《医宗金鉴》：大病差后，胃寒不能运化，津聚而成唾，久无已时，宜理中以温补其胃。

【讲义】

大病差后，胃有寒饮，故津唾上溢，久无已时。痰随去随生，故不用逐饮破滞之剂，而用温胃之理中，培其本也。不用汤而用丸，缓其补之义也。

【附注】

凡痰积膈上者多以胃虚不能健运。温胃培本，阳气展布而积者去，去即不复积，较排痰之法高出一等。经中之寒字，有对热而言，有指留饮而言，有指痰言。膈上有寒饮，有用四逆汤者。肺中冷，多涎唾，有用甘草干姜者。与本方同义。

【习题】

1. 试述本方之方义？

2. 本条属今之何病？

407. 竹叶石膏汤证

【原文】

伤寒解后，虚羸少气，气逆欲吐者，竹叶石膏汤主之。

【征引】

方有执：羸，瘦也；少气，谓短气不足以息，为病后虚热。

【讲义】

伤寒，虽名曰寒，本属热性病。热久必耗津液，津亏元气必虚，故虚羸而少气也。气虚而不消饮，故上逆而欲作吐也。本方虽为病后调理，亦为热盛津亏、气逆胃虚者而设也。

【附注】

本方证见肉脱，疲惫，脉虚数无力，口多干燥，有白苔，烦渴喘咳，腹下陷如盆，食欲不振，或恶心，或排黏稠恶臭，有热状无寒状之机能上疾病，无病菌病灶可征。

【方剂】

竹叶石膏汤方

竹叶二把，石膏一斤，半夏半升（洗），麦门冬一升（去心），人参三两，甘草一两（炙），粳米半升。

上七味，以水一斗，煮取六升，去滓，内粳米，煮米熟汤成，去米。温服一升，日三服。

按:《名医别录》云：一把者，二两为正。

【药物】

竹叶 味苦，性寒。清凉性解热药。

药能：清肺燥，凉血除热，杀虫燥湿，治咳逆。

药征：烦热，咳呕，小便稠脓赤浊者。

调剂：本药止痰作用较竹茹为强，余则相同。

【治验】

各家医案：上半日嗽多，属胃中有火，本方降泄之。唇青有寒热之别，唇爪俱青，烦渴引饮者为热伏，本方主之。若唇青厥冷而畏寒，振振欲擗地者为寒，真武汤主之。霍乱吐泻，肢厥少气，唇爪皆青，六脉俱伏而吐酸泻恶，小便赤，为热极险之候，急作地浆煎本方，误作寒治必死。

按：本方治麦门冬汤之热候较甚，烦冈少气或呕渴咳者。同一石膏剂，本方与竹皮大丸专治上焦，白虎汤专治中焦，麻杏石甘汤、越婢加半夏关系肺部，大青龙汤特专表热。

【习题】

试述本方与理中丸方义之异。

408. 新差胃弱，损谷则愈

【原文】

病人脉已解，而日暮微烦，以病新差，人强与谷，脾胃气当弱，不能消谷，故令微烦，损谷则愈。

【征引】

喻昌：脉已解者，其无表里之邪可知。日暮微烦者，日中不烦可知，乃因脾胃气弱，不能消谷所及。损谷，则脾渐趋于旺而自愈矣。

【讲义】

病伤寒之人，其脉已解，其病当愈，而日暮当有微烦不愈者，非病不解，乃病新差，脾胃当弱，过饱则食物不消，因而作烦。节其食则烦自愈，预防食复之义也。

【附注】

全论四百零八条，脉证千变，治法万殊。一言以蔽之，曰正气自疗。正气生于胃气，经之有胃气者生，盖胃气能自疗其疾也。

明乎此，则全书大旨自得。阴阳寒热，虚实损益，无非保其胃气，使之自疗。故良工不治其疾，但凭证以和之，其疾自愈。庸俗但治其疾而损其胃气，乃愈治而愈危，偶有所中，贪天之功，曰某病我治愈矣。

言法，则论中字字皆法，且无字亦法。乃于全书末节，忽不言一法，且尽拂去前法，而曰损谷则愈，是前说之法无一不与损谷同。病愈之理，无一非自愈也。

仲师之所昭示于吾人者，其在斯乎，其在斯乎！

【习题】

试论损谷则愈。

阴阳易差后劳复病小结

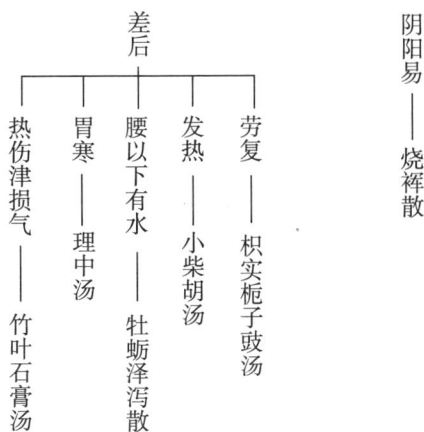

```
                              差                              阴阳易
                              后                               │
      ┌─────┬─────┬─────┬─────┬─────┐                        烧裈散
     热    胃    腰    发    劳
     伤    寒    以    热    复
     津    │    下    │    │
     损    │    有    │    │
     气    │    水    │    │
      │   理    │   小   枳
      │   中    │   柴   实
      │   汤    │   胡   栀
      │         │   汤   子
     竹         牡            豉
     叶         蛎            汤
     石         泽
     膏         泻
     汤         散
```

附：陈慎吾先生生平年表

1898 年，生于福建省闽侯县。

1926 年，子陈大启出生。

1930 年，拜河南儒医朱壶山（唐宗海入室弟子）为师。

1936 年，与胡希恕先生合作，在位于北京西城灵境胡同的寓所开始授徒，讲授《伤寒论》。

1938 年，执教于孔伯华先生创办之北平国医学院，讲授《黄帝内经》和《伤寒论》等课程。

1940 年，因日伪政府迫害，北平国医学院停办，在家边行医，边授课。因学生人数日增，开始分班授课。

1948 年，创办"北平中医研究所"（新中国成立后更名为"北京中医研究所"），任主任。

1950 年，北京市公共卫生局中医师考试，应试学生 30 人中 23 人被录取。

1951 年，参加中央卫生研究院中医研究所工作。

1952 年，参加华北中医实验所工作，重点研究肝病的诊治。

1954 年，中医研究院（现中国中医科学院）成立，华北中医实验所并入内科研究所。

1956 年，经北京市公共卫生局批准，成立"汇通中医讲习所"，任所长。此乃当时唯一一所经政府批准的私立中医院校，与此前施今墨先生之"华北国医学院"和孔伯华先生之"北平国医学院"同为 20 世纪中叶北京地区最重要的三所私立中医院校。

1956 年，调入刚成立的北京中医学院（现北京中医药大学），任伤寒教研组组长。

1958 年，将汇通中医讲习所移交给北京市中医学校。在此期间，共培养学生 1000 余人，遍布全国各地。

1966 年，因"五老上书"事件 ① 受到冲击。

1972 年 5 月，"文革"平反。

1972 年 7 月 2 日，在北京病逝。

---

① 1962 年，因感觉北京中医学院本科生的中医基础课时不够，学生中医基本功不牢，陈慎吾与秦伯未、任应秋、于道济、李重人五位学者联合上书卫生部，提出"先继承好才能有提高"的建议。"文革"中，该报告被四人帮诬陷为"反党纲领"，五位学者因此遭受残酷的迫害，时谓"五老上书"事件。

后 记

日前，大啟师兄主持召集在京的部分陈门弟子在又一顺饭庄商讨整理先师陈翁慎吾之学术思想等一事，吾有幸参加，甚为欣慰。感慨之际，攸然忆起大衍之年前聆听恩师教诲，一幕幕在脑海中荡漾。瞬间半个世纪已过，今日能与诸师兄共叙先师绩就，可谓可庆。

先师的一生是为中医教育呕心沥血的一生，是弘扬中医学圣典（仲景学说）的一生，是济世活人的一生。先师至新中国成立初期仍坚持主办中医研究所，亲授《伤寒论》《金匮要略》，继而扩之为汇通中医讲习所，并经市卫生局批准认同，聘请当时名贤授课。在 20 世纪 50 年代，中央尚未成立中医学院之前，可谓是全国独一无二。

先师办学有始有终，在受聘北京中医学院教授之时，将"汇通"最后一班移交给市中医学校，成为新中国成立后北京市首届中医专科班（在 1960年该班毕业生走上工作岗位时，中医学院的第一届学生尚未毕业）。

如今，在大啟师兄倡议下，陈氏门生团结一致，为弘扬中医学术，将先师毕生业绩整理成文，实为先师教诲及师兄豁达所致。谨此有感，告知大啟师兄。祈望所议之事早结硕果为盼！

师弟 广钧谨上

丁亥孟春

李广钧（1936—2008），北京人，回族。初从师于陈慎吾先生，后继承多家之长，在医、教、研方面均有建树。生前任北京联合大学中医药学院教授，北京市中医管理局副局长。